A. Tjard Holler

Multiple-choice-Prüfungsfragen für die Heilpraktikerprüfung

Für die aktive Unterstützung beim Zustandekommen dieser Arbeit danke ich den Heilpraktikerinnen Amrita Studach, Gyata Ulrike Ohletz und Dietmar Sauer (Physiotherapeut).

Arpana Tjard Holler

Multiple-choice-Prüfungsfragen für die Heilpraktikerprüfung

Erfolg durch intensives Üben

Sonntag

Die Deutsche Bibliothek – CIP-Einheitsaufnahme

Holler, Arpana Tjard:
Multiple-choice-Prüfungsfragen für die Heilpraktikerprüfung : Erfolg durch intensives Üben / Arpana Tjard Holler. – Stuttgart : Sonntag, 1999
(Heilpraxis)
ISBN 3-87758-195-1

Anschrift des Verfassers:
Arpana Tjard Holler
Heilpraxis
Sonnenstraße 28
74388 Talheim

Umschlagbild: Imagebank, Frankfurt

Wichtiger Hinweis
Medizin als Wissenschaft ist ständig im Fluß. Forschung und klinische Erfahrung erweitern unsere Erkenntnisse, insbesondere was Behandlung und medikamentöse Therapie anbelangt. Soweit in diesem Werk eine Dosierung oder eine Applikation erwähnt wird, darf der Leser zwar darauf vertrauen, daß Autoren, Herausgeber und Verlag große Sorgfalt darauf verwandt haben, daß diese Angabe **dem Wissensstand bei Fertigung des Werkes** entspricht. Dennoch ist jeder Benutzer aufgefordert, die Beipackzettel der verwendeten Präparate zu prüfen, um in eigener Verantwortung festzustellen, ob die dort gegebene Empfehlung für Dosierungen oder die Beachtung von Kontraindikationen gegenüber der Angabe in diesem Buch abweicht. Das gilt nur bei selten verwendeten oder neu auf den Markt gebrachten Präparaten, sondern auch bei denjenigen, die vom Bundesgesundheitsamt (BGA) oder Paul-Ehrlich-Institut (PEI) und ihrer Anwendbarkeit eingeschränkt worden sind.
Geschützte Warennamen (Warenzeichen) werden nicht besonders kenntlich gemacht. Aus dem Fehlen eines solchen Hinweises kann also nicht geschlossen werden, daß es sich um einen freien Warennamen handele.

ISBN 3-87758-195-1

Printed in Germany 2000
Satz: primustype Robert Hurler GmbH, Notzingen
Druck: Gulde, Tübingen

Inhaltsverzeichnis

Multiple-choice-Fragen

Vorwort

Die Antragstellung zur Erlaubnis der Ausübung der Heilkunde ohne Bestallung hat in den letzten Jahren enorm zugenommen. Der Druck seitens der Ärzte auf das Gesundheitsamt nimmt immer mehr zu. Die Problematik liegt darin, daß die HP-Anwärter von einem in Konkurrenz stehenden Berufszweig geprüft werden.
Die Überprüfung der Heilpraktiker ist jetzt bundesweit auf eine schriftliche und mündliche Prüfung ausgeweitet worden, wobei die schriftliche mittlerweile fast überall in Form von Multiple-choice-Fragen erfolgt. Erfahrungsgemäß ziehen MC-Fragen eine höhere „Durchfallquote" nach sich, als wenn das Wissen mit schriftlichen Fragen überprüft wird. MC-Fragen zu beantworten ist nicht so leicht, es bedarf neben einem breiten Wissensstand einen geübten Umgang mit diesen Fragen. Einige Fragen muß man vorher gekannt haben um sie richtig beantworten zu können (z. B. „was kann ein einjähriges Kind"). Zu empfehlen ist ein ausgedehntes Training im Umgang mit MC-Fragen. Fast jede HP-Schule hat heute eine MC-Fragensammlung von ehemaligen Schülern aufzuweisen.
Die in diesem Buch aufgeführten Fragen sind alle aus Erinnerungsprotokollen von HP-Prüflingen entstanden und von mir auf den heutigen Prüfungsstand gebracht worden. Ich habe aus meiner Fragensammlung für dieses Buch recht schwierige, teilweise exotische und knifflige MC-Fragen herausgesucht.

Talheim, im Frühjahr 1999

A. Tjard Holler

Die Prüfung – der Weg zum Heilpraktiker

Gyata Ulrike Ohletz-Mayer:

Immer mehr Menschen interessieren sich heute mit einem größeren Bewußtsein für das *Heil-Werden.*
Ausschließlich schulmedizinische Wege zur Gesundung werden mehr und mehr angezweifelt. Vielseitige alternative Heilmethoden, kombiniert mit alten Hausmitteln und der Schulmedizin, sind dagegen ein erstrebenswertes Ziel.

Der Ansatz des Heilpraktikers ist diese Gesinnung, wobei die unerläßliche Voraussetzung zum Heilen eine fundierte medizinische Ausbildung ist, nicht nur für die Überprüfung vor dem Amtsarzt, sondern auch für die Erfüllung der Sorgfaltspflicht. Krankheiten sind auf der körperlichen Ebene zu erkennen und fachgerecht zu entscheiden, ob eine alternative Heilmethode im Moment angebracht ist, oder ob als Erstversorgung bei einem Notfall der Patient in die Hände eines Arztes gehört. Ein verantwortungsvoller Heilpraktiker verneint die Allopathie nicht kategorisch. Um den Menschen ganzheitlich auf allen Ebenen, der körperlichen, geistigen und seelischen Ebene zu helfen, bedarf einer intensiven Eigenentwicklung. Das Erkennen der eigenen Stärken und Schwächen sowie das liebevolle Akzeptieren der eigenen Person ist der Weg zum guten Heilpraktiker.

Die immer höheren Anforderungen der amtsärztlichen Prüfung lehren den angehenden Heilpraktiker selbst seinen Weg zu gehen, der entspannte Ausdauer, positive Einstellung, Glauben an sich selbst, Selbstdisziplin und absolute Fokussierung beinhaltet. Aus eigener Erfahrung kann ich sagen, daß die Lernphase auf die Prüfung eine der wichtigsten Erfahrungen für mich war. Viele Ängste, Zweifel wechselten mit lebendiger Freude an der Sache. Nach jeder zähen Phase kam eine noch stärkere Lust und eine Klarheit über den Weg, den ich gehen wollte. Im nachhinein sehe ich diese Wegstrecke als positive Erfahrung, denn die Verantwortung und der Umgang mit den Patienten wird im Alltag viele Prüfungen und Anforderungen an uns stellen. Diesen Anforderungen können wir nur dann gewachsen sein, wenn wir selbst auf allen Ebenen unseren Weg gegangen sind.
Die Ausbildung wird von den meisten HP-Anwärtern berufsbegleitend gewählt, ein schwieriger Weg, der eine kontinuierliche Eigenarbeit des breiten Lehrstoffes bedeutet. Nach Beendigung der schulischen Ausbildung erfolgt die Vorbereitung auf die Prüfung, erst jetzt können alle Zusammenhänge erfaßt werden. Bei der momentanen Prüfungssituation empfiehlt es sich, zum Ende hauptsächlich mit MC-Fragen zu lernen. Der Umgang mit MC-Fragen kann durch vieles Üben erlernt werden, es erfolgt eine gewisse Routine. In den letzten Jahren wurde der Schwierigkeitsgrad der Prüfungsfragen stetig angehoben, der Heilpraktiker erlangt so ein immer höheres Niveau. Wahrscheinlich aus politischen Gründen finden sich in jeder Prüfung sogenannte *Exotenfragen,* die über das Stoffgebiet hinaus gehen. Zu empfehlen ist das Lesen von Auslagebroschüren aus Apotheken, Gesundheitsämtern und Arztpraxen. Themen aus der Kinderheilkunde und der Krankengymnastik waren ebenfalls in den letzten Prüfungen zu finden. Der richtige Weg ist in diesem Fall die Akzeptanz und nicht die Frage *„was soll das?“*. Der Heilpraktiker von heute hat ein breites und tiefes Wissen, dies führt gesellschaftlich zu einem höheren Status. Die bloße Unbedenklichkeitserklärung (keine Gefahr für die Be-

völkerung) nach Bestehen der Prüfung wird dieser Entwicklung sicherlich nicht mehr gerecht.

Voraussetzung für einen erfolgreichen Weg sind die richtige individuelle Schule, Ausdauer, Lust an der Thematik und ein großer privater Freiraum während der Ausbildung. Partner und Familie sollten ebenfalls auf die Belastung vorbereitet sein. Vor allem in der Vorbereitung auf die Prüfung ist die Unterstützung und das Verständnis der Mitmenschen von großer Notwendigkeit. Bitte gehen Sie nur zur Prüfung, wenn Ihr Umfeld und die familiäre Situation gefestigt und belastbar sind! Ein Aufschieben der Prüfung ist immer möglich und in verschiedenen Situationen sogar empfehlenswert. Ich selber habe von meinem Partner und meinen Kindern absolute Rückendekkung bekommen und konnte mich zielstrebig vorbereiten.

Es ist heute nicht mehr selbstverständlich, die schriftliche sowie die mündliche Prüfung im ersten Anlauf zu bestehen. Sehr hilfreich sind Lerngruppen, gegenseitige Hilfestellung im Lernstoff sowie psychische Unterstützung. Ebenfalls ist am Ende der Ausbildungszeit eine Prüfungsvorbereitung (Repetitorium) zu empfehlen. Das Erkennen von Stofflücken sowie eine mündliche Wiedergabe vor einer fremden Gruppe helfen die Prüfungsangst zu meistern.

Durch die meist monatelange sitzende Haltung ist ein Ausgleich für den Körper sehr wichtig. Sport, Yoga und autogenes Training helfen dem Lernenden im Gleichgewicht zu bleiben. Ein klarer Geist und Kraft können auch durch stille und/oder dynamische Meditationen gewonnen werden. Zur Unterstützung bieten sich **homöopathische Mittel** und **Bachblüten** an.

Ich wünsche allen Anwärtern ein schöne Lernzeit und eine erfolgreiche Prüfung, und vergessen Sie nicht, auch diese harte Zeit zu genießen und zu würdigen.
Fokussierung hat etwas Meditatives.

Homöopathische „Prüfungsmittel“

Anacardium orientale

- Das anerzogene Versagen.
- Der Anacardium-Patient hat gut gelernt, aber seine Nerven flattern vor der Prüfung, weil er im tiefen Inneren davon überzeugt ist, nichts Gutes schaffen zu können.

Argentum nitricum

- Kurz vor der Prüfung: „Ich gehe heute nicht zur Prüfung“ – nichts kann ihn umstimmen, außer einer Gabe **Argentum nitricum C 1000.** Muß kurz vor der Prüfung noch auf die Toilette.

Gelsemium

- Dem Gelsemium – Patienten geht es bei der Prüfung „um Leben und Tod“, er ist gut vorbereitet und möchte die Prüfung gerne bewältigen. In der Prüfung hat er auf einmal eine dunkle Leere in seinem Gehirn. Einnahme am besten frühmorgens **D6.**

Ignatia

- Angst vor dem Versagen wird immer größer, bis er fast hysterisch wird. Der Ignatia-Patient will es gut machen, will Anerkennung (Vater). Ignatia befürchtet, daß genau das in der Prüfung vorkommt, was er nicht gelernt hat. Das Schicksal kann zuschlagen und seine Befürchtungen bewahrheiten, und so ist Ignatia für die nächste Prüfung noch negativer vorprogrammiert.

Lycopodium

- Lycopodium ist geistig sehr aktiv, doch im Moment sehr verwirrt. Lycopodium hat die Tendenz, Schwäche zu überspielen und sich souverän zu geben. Lycopodium ist reizbar und starrköpfig.

Silicea

- Geringes Durchhaltevermögen, geistige Erschöpfung. Silicea flüchtet sich in eine weinerliche selbstmitleidige Stimmung und braucht Schutz und Unterstützung von anderen.

Im Wechsel einzunehmen:

Piper methysticum D4, D12

- 1 Tag vor der Prüfung 4 × 5 Tropfen
- Am Tag der Prüfung alle 2 Stunden 5 Tropfen

Strophantus D2

- 1 Tag vorher 4 × täglich 5 Globuli
- Am gleichen Tag bis zur Prüfung alle 2 Stunden 5 Tropfen oder Globuli

Gegen Schreibkrampf während der Prüfung

Acidum picrinicum D6

- Folgen von Überanstrengung, bei geistigen Schwächezuständen

Bewährte Bach-Blüten

Clematis

- Die Realität ist nicht sonderlich attraktiv, daher zieht sich der Clematis-Patient in seine Luftschlösser zurück. Er wirkt gedankenverloren, ist zerstreut und unaufmerksam, träumt mit offenen Augen und ist selten ganz da. Auf der körperlichen Ebene ist meist wenig Energie vorhanden: kalte Extremitäten und leerer Kopf, die lebhafte Innenwelt läßt nicht viel Konzentrationskraft übrig.

Elm

- Elm berührt das Prinzip der Verantwortlichkeit.
  Elm-Patienten haben in Erschöpfungszuständen das Gefühl, den Anforderungen nicht mehr gerecht zu werden. Bei Elm ist der Zustand der totalen Überforderung immer einen Momentzustand. Elm gibt dem Starken Kraft in den Momenten seiner Schwäche. Das homöopathische Riechsalz.

Gentian

- Unsicherheit durch Mangel an Glauben, der ewige Skeptiker, er scheint seinen Pessimismus fast zu genießen. Unvorhergesehene Schwierigkeiten entmutigen leicht. Gentian bringt Zuversicht, den Glauben an sich selbst und die Gewißheit, daß sich Schwierigkeiten meistern lassen und zum Leben gehören.

Larch

- Seelenqualität des Selbstvertrauens. Larch ist von seiner Unfähigkeit überzeugt, haftet sehr an negativen Erfahrungen. Der Larch-Patient hat Minderwertigkeitsgefühle und die Erwartung zu versagen, obwohl er meist noch fähiger ist als andere. Larch hilft ungenutzte Fähigkeiten zu nutzen und die Dinge lockerer zu sehen.

White Chestnut

- White Chestnut ist verbunden mit den Seelenqualitäten der geistigen Ruhe und der Unterscheidungsfähigkeit. Negativer Zustand: Opfer falsch verstandener, unpassender Gedankenkonzepte.
  Nachts: ständiges Gedankenkarussell, ständige innere Dialoge. White Chestnut hilft, von der Gedankenwelt in die Realität zu kommen und Wichtiges vom Unwichtigen zu trennen.
  White Chestnut wird gebraucht, wenn das Interesse an der gegenwärtigen Situation nicht stark genug ist, um die ganze Kraft zu konzentrieren.

Multiple-choice-Fragen

1. Bewegungsapparat

1.1 Anatomie

1. Aus welchen Teilen besteht ein Brustwirbel?

1. Wirbelkörper
2. Gelenkfortsatz
3. Querfortsatz
4. Dornfortsatz
5. Zwischenwirbelloch
6. Querfortsatzloch

☐ A) Nur die Aussagen 1, 2, 3 und 4 sind richtig
☐ B) Nur die Aussagen 1, 2, 3, 4, und 6 sind richtig
☐ C) Nur die Aussagen 1, 3, 4 und 6 sind richtig
☐ D) Nur die Aussagen 1, 3 und 4 sind richtig
☐ E) Alle Aussagen sind richtig

2. Welche Aussage über die Patella ist richtig?

1. Sie ist das größte Sesambein des Körpers
2. Sie ist am Kniegelenk mit beteiligt
3. Sie ist von der Rückseite mit hyalinen Knorpeln überzogen
4. Die Innenbänder des Kniegelenks sind teilweise mit der Patella verwachsen
5. Die Kreuzbänder des Kniegelenks sind teilweise mit der Patella verwachsen

☐ A) Nur die Aussagen 1, 2, 3 und 4 sind richtig
☐ B) Nur die Aussagen 1, 2 und 3 sind richtig
☐ C) Nur die Aussagen 2 und 3 sind richtig
☐ D) Nur die Aussagen 2, 3, 4 und 5 sind richtig
☐ E) Alle Aussagen sind richtig

Antwort 1

▶ Die Lösung **A** ist richtig.

Aufbau eines Wirbels: Dornfortsatz, Seitenfortsätze, Gelenkfortsätze, Wirbelbogen und Wirbelkörper. Zwischen Wirbelbogen und Wirbelkörper befindet sich der Wirbelkanal (Rückenmark). Die einzelnen Wirbel sind untereinander mit Gelenkfortsätzen und einer Bandscheibe verbunden (Ausnahme: Atlas und Axis). Die Wirbelkörper nehmen von kranial nach kaudal an Masse zu, während der Wirbelkanal an Durchmesser allmählich abnimmt.

Zu 5: Das Zwischenwirbelloch (Foramen intervertebrale) entsteht durch das Aufeinanderlegen zweier Wirbel, hier treten die Spinalnerven aus.

Zu 6: Querfortsatzlöcher existieren nur bei den ersten 6 Halswirbeln, in ihnen verläuft die A. vertebralis

Antwort 2

▶ Die Lösung **B** ist richtig.

Die Kniescheibe ist ein sog. *Sesambein*, ein in eine Sehne eingebauter Knochen. Bei gebeugtem Knie würde die Ansatzsehne des vierköpfigen Oberschenkelstreckers ohne die Kniescheibe ständig am Oberschenkelknochen scheuern. Die Kniescheibe lenkt daher die Zugkraft um und wird dabei in den Einschnitt zwischen den beiden Femurkondylen gepreßt. Kommt es zu einem Erguß innerhalb des Kniegelenks, kann die Patella durch die Flüssigkeit aus dieser Führungsschiene herausgehoben werden: sog. tanzende Patella.

Zu 1+2: Kniegelenk besteht aus Oberschenkelknochen (Femur), Schienbein (Tibia), Kniescheibe, Menisken und Bänderapparat

Zu 4+5: Die Seitenbänder verbinden den Oberschenkelknochen mit dem Schienbein, die Kreuzbänder sind mit den Menisken verwachsen

3. Zur korrekten Ausführung und Dokumentation des Lasegue-Zeichens trifft zu:

1. Wird in Winkelgrad-Einheiten dokumentiert
2. Das Knie bleibt während der Ausführung gebeugt
3. Der Patient sitzt während der Überprüfung und stützt sich mit den Händen auf
4. Das Lasegue-Zeichen ist ein Zeichen des Dehnungsschmerzes

☐ A) Nur die Aussagen 1 und 2 sind richtig
☐ B) Nur die Aussagen 1 und 4 sind richtig
☐ C) Nur die Aussagen 2 und 4 sind richtig
☐ D) Nur die Aussagen 2 und 3 sind richtig
☐ E) Alle Aussagen sind richtig

4. Wie ist die Funktion des Musculus iliopsoas?

☐ A) Streckung des Kniegelenks
☐ B) Kippen des Beckens nach vorne
☐ C) Abduktion des Oberschenkels
☐ D) Beugung des Knies

5. Das Lasegue-Zeichen ist therapeutisch ein wichtiges Zeichen
weil
mit dem Lasegue-Zeichen die genaue Lokalisierung einer Nervenkompression festgestellt werden kann

☐ A) Die Aussage 1 ist richtig, die Aussage 2 ist richtig, die Verknüpfung ist richtig
☐ B) Die Aussage 1 ist richtig, die Aussage 2 ist richtig, die Verknüpfung ist falsch
☐ C) Die Aussage 1 ist richtig, die Aussage 2 ist falsch
☐ D) Die Aussage 1 ist falsch, die Aussage 2 ist richtig
☐ E) Die Aussage 1 ist falsch, die Aussage 2 ist falsch

Antwort 3

▶ Die Lösung **B** ist richtig.

Das Lasegue-Zeichen ist ein klassisches Zeichen zur Schmerz- und Funktionsüberprüfung des N. ischiadicus. Der Patient liegt und die Überprüfung erfolgt am gestreckten, angehobenen Bein mit durchgedrücktem Knie. Das Lasegue-Zeichen wird in Winkelgrad-Einheiten gemessen: Der Beugungswinkel beim Schmerzeintritt soll aufgeschrieben werden; Vorkommen bei Bandscheibenvorfall, Ischiassyndrom, Meningitis.

Antwort 4

▶ Die Lösung **B** ist richtig.

Die grobe Funktion einiger großer Muskelgruppen sollte der HP kennen.

Zu A: Streckung des Kniegelenks: Musculus quadriceps = vierköpfiger Oberschenkelmuskel

Zu B: Kippen des Beckens nach vorne: Musculus iliopsoas; Vereinigung aus Darmbeinmuskel und großem Lendenmuskel; Beugung im Hüftgelenk und in der WS

Zu C: Abduktion des Oberschenkels: Diverse Muskeln, der bekannteste ist der Gluteus = Gesäßmuskel

Zu D: Beugung des Knies: Musculus gastrocnemius = Zwillingswadenmuskel

Antwort 5

▶ Die Lösung **C** ist richtig.

Das Lasegue-Zeichen ist ein klassisches Zeichen zur Schmerz- und Funktionsüberprüfung des N. ischiadicus. Der Patient liegt und die Überprüfung erfolgt am gestreckten angehobenen Bein mit durchgedrücktem Knie. Das Lasegue-Zeichen wird in Winkelgrad-Einheiten gemessen: Der Beugungswinkel beim Schmerzeintritt soll aufgeschrieben werden; Vorkommen bei Bandscheibenvorfall, Ischiassyndrom, Meningitis.

Zu Aussage 2: Die genaue Lokalisation einer Nervenkompression kann mit der Kernspintomographie oder der Computertomographie festgestellt werden.

6. Ein Wanderer hat nach 30 km eine Schwellung am Fuß. Es kann sich nicht um einen Bruch handeln
weil
eine Fraktur immer eine starke Beeinträchtigung von außen benötigt.

☐ A) Die Aussage 1 ist richtig, die Aussage 2 ist richtig, die Verknüpfung ist richtig
☐ B) Die Aussage 1 ist richtig, die Aussage 2 ist richtig, die Verknüpfung ist falsch
☐ C) Die Aussage 1 ist richtig, die Aussage 2 ist falsch
☐ D) Die Aussage 1 ist falsch, die Aussage 2 ist richtig
☐ E) Die Aussage 1 ist falsch, die Aussage 2 ist falsch

7. Bei einem Bandscheibenvorfall zwischen L_4 und L_5 kann es nicht zu neurologischen Ausfällen kommen
weil
das Rückenmark zwischen L_1 und L_2 endet

☐ A) Die Aussage 1 ist richtig, die Aussage 2 ist richtig, die Verknüpfung ist richtig
☐ B) Die Aussage 1 ist richtig, die Aussage 2 ist richtig, die Verknüpfung ist falsch
☐ C) Die Aussage 1 ist richtig, die Aussage 2 ist falsch
☐ D) Die Aussage 1 ist falsch, die Aussage 2 ist richtig
☐ E) Die Aussage 1 ist falsch, die Aussage 2 ist falsch

8. Was trifft auf das Schober – Zeichen zu?

☐ A) Es handelt sich um einen Test für die Beweglichkeit der Halswirbelsäule
☐ B) Es handelt sich um eine Funktionsprüfung des Kniegelenks
☐ C) Es handelt sich um einen pathologischen Reflex
☐ D) Wird gemessen in Grad
☐ E) Wird gemessen in cm

Antwort 6

▶ Die Lösung **E** ist richtig.

Zu Aussage 1: Ein Wanderer hat nach 30 km eine Schwellung am Fuß: Es kann sich um einen *Ermüdungsbruch* handeln, eine sog. *Marschfraktur.* Es kommt zu einer schleichenden Fraktur mit Mikrobrüchen infolge ungewohnter Überbeanspruchung.

Zu Aussage 2: Eine Fraktur benötigt immer eine starke Beeinträchtigung von außen: Das ist nicht richtig. Neben dem Ermüdungsbruch kann auch eine Spontanfraktur (pathologische Fraktur) bei vorgeschädigtem Knochengewebe Ursache sein: z. B. Knochentumore, Knochenzysten, Osteoporose, Rachitis bzw. Osteomalazie, Glasknochenkrankheit (Osteogenesis imperfecta), Osteomyelitis u. a.

Nicht vergessen: Sichere Zeichen einer geschlossenen Fraktur: 1. Abnorme Beweglichkeit; 2. Abnorme Stellung; 3. Knochenreibegeräusch = Crepitatio

Antwort 7

▶ Die Lösung **D** ist richtig.

Zu Aussage 1: Symptomatik »Bandscheibenvorfall«: Schmerzen entlang des Ischias und evtl. verstärkt beim Husten – Niesen oder Pressen, Sensibilitätsstörungen, motorische Ausfälle, Parästhesien, herabgesetzte oder fehlende Reflexe (PSR fehlend bei L_4 –L_5, ASR fehlend bei L_5 – S_1), Bewegungseinschränkung der WS, Verspannung der umliegenden Muskulatur, schmerzbedingte Schonhaltung, Lasegue- und Schober-Zeichen positiv. Diskusprolaps am häufigsten zwischen L_4 – L_5, L_5 – S_1 und C_6 - C_7

Zu Aussage 2: Das Rückenmark erstreckt sich vom großen Hinterhauptsloch (Foramen magnum) bis zum ersten oder zweiten Lendenwirbelkörper. Ab hier verläuft die Cauda equina.

Antwort 8

▶ Die Lösung **E** ist richtig.

Schober-Zeichen = Bei maximaler Vorwärtsneigung vergrößert sich der Abstand zwischen dem Dornfortsatz S1 und einem Punkt 10 cm weiter kranial (kopfwärts) normalerweise um 4 bis 5 cm (laut Pschyrembel). Trifft dies nicht zu, spricht man vom *positiven Schober-Zeichen.* Das Auseinanderweichen der Dornfortsätze beim Beugen ist verringert bei allen Erkrankungen, die zu einer Bewegungseinschränkung der WS führen (z. B. Morbus Bechterew).

Ott-Zeichen (oberes Schober-Zeichen) = Vergrößerung des Abstandes zwischen C7 und einem 30 cm kaudal davon liegendem Punkt, der normal bei etwa 8 cm liegt

Zu C: Pathologische Reflexe sind z. B. Babinski-, Gordon- und Oppenheim-Zeichen

9. Welche Ursache kann eine Myalgie (Muskelschmerz) haben?

1. Muskelkater
2. Rheumatismus
3. Trichinose
4. Haltungsschäden

☐ A) Nur die Aussagen 1, 2 und 4 sind richtig
☐ B) Nur die Aussagen 1 und 2 sind richtig
☐ C) Nur die Aussagen 1 und 4 sind richtig
☐ D) Nur die Aussagen 2 und 4 sind richtig
☐ E) Alle Aussagen sind richtig

10. Als Symptom einer echten Skoliose kann auftreten?

☐ A) Muskulärer Halsschiefstand
☐ B) Ein Bein ist verkürzt
☐ C) Unterschiedlich ausgeprägte Taillendreiecke
☐ D) Schmerzhafte Dornfortsätze
☐ E) Becken nach ventral (bauchwärts) verschoben

s. Ergänzungsheft

Antwort 9

▶ Die Lösung **E** ist richtig.

Myalgie = Muskelschmerz bei vielen Erkrankungen: Muskeltrichinose (meldepflichtige Wurmerkrankung, E+T), Infektionskrankheiten (häufig im Prodromalstadium), Rheumatismus, Autoimmunerkrankungen (z. B. Lupus erythematodes, Polymyalgia rheumatica), Stoffwechselerkrankungen (z. B. Morbus Addison, Hypoparathyreoidismus), arterielle Verschlußkrankheiten, Trauma, Überanstrengung (sog. *Muskelkater*), Überbeanspruchung bei Haltungsschäden, psychischer Streß u. a.

Antwort 10

▶ Die Lösung **C** ist richtig.

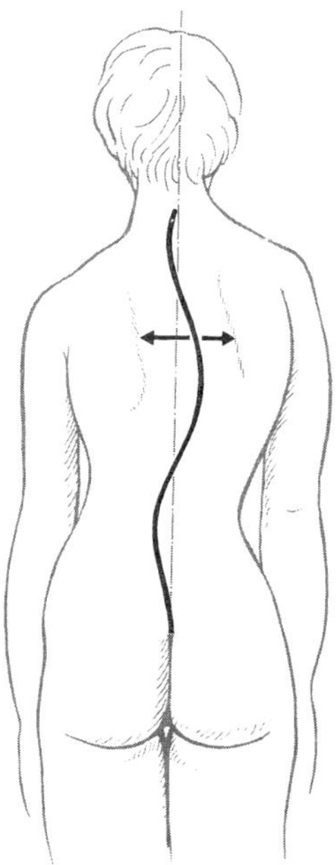

Typischer Befund bei Skoliose: Schultern sind nicht auf gleicher Höhe; die Taillendreiecke sind asymmetrisch; Abstände der Schulterblätter zur Mittellinie sind verschieden.

Abbildungen S. 9, 11 u. 13 aus R. Baumgartner, P. E. Ochsner, A. Schreiber: Checklist Orthopädie, 3. A., Thieme, Stuttgart 1992

11. Ein Patient kann den Ellenbogen bei der Flexion nur bis 130° bewegen, außerdem hat er ein Streckdefizit von 20 Grad. Wie wird diese Gelenkstellung des Patienten bezeichnet?

- ☐ A) Flexion/Extension 130 | 0 | 20
- ☐ B) Flexion/Extension 130 | 20 | 0
- ☐ C) Flexion/Extension 20 | 0 | 130
- ☐ D) Flexion/Extension –20 | 130 | 0
- ☐ E) Flexion/Extension 0 | 20 | 130

12. Welche Aussage über den Morbus Bechterew ist richtig?

- ☐ A) Akute entzündliche Erkrankung der Wirbelsäule
- ☐ B) Der Rheumafaktor ist positiv
- ☐ C) Beginnt an der Brustwirbelsäule
- ☐ D) Allmähliche Versteifung der Wirbelsäule von kaudal nach kranial
- ☐ E) Ungleichgewicht zwischen den Knochenaufbauzellen und den Knochenabbauzellen

Antwort 11

▶ Die Lösung **B** ist richtig.

Die Neutral-Null-Meßmethode dient zur Feststellung der Beweglichkeit eines Gelenkes, wobei alle Gelenkbewegungen von einer einheitlich definierten Ausgangsstellung aus gemessen werden (Patient steht mit parallel geschlossenen Füßen, Blick nach vorn und Daumen nach vorn)

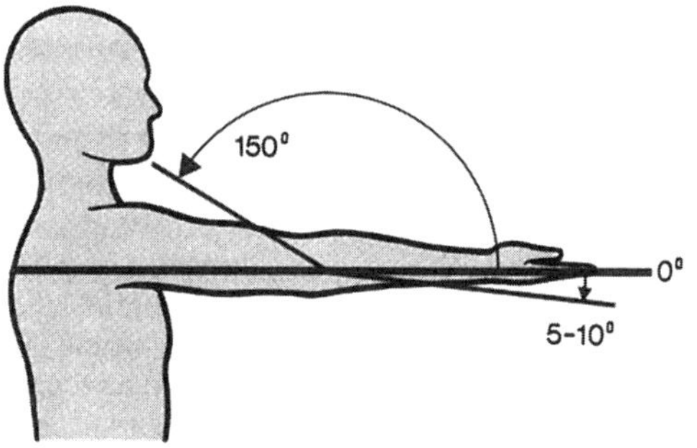

Normalerweise kann der Ellenbogen bis 150° gebeugt werden, eine Überstreckung ist evtl. von 5°–10° möglich. Meßschreibweise eines physiologisch intakten Ellenbogens: 150 | 0 | 5

In unserem Fall kommt der Patient bei der Beugung (Flexion) nur auf 130° und bei der Streckung (Extension) auf 20°. Die Schreibweise sieht in diesem Fall folgendermaßen aus:

130 | 20 | 0

Antwort 12

▶ Die Lösung **D** ist richtig.

Morbus Bechterew (Spondylitis ankylosans): Chronische Entzündung der wirbelsäulennahen Gelenke, Bandscheiben und Bänder mit Verknöcherung und Versteifung, typischerweise an den Ileosakralgelenken anfangend und nach kranial verlaufend. Ursache idiopathisch, kein Rheumafaktor positiv, aber HLA-B27, vor allem bei jungen Männern (90%) zwischen 15 und 30 Jahren.

Zu B: Rheumafaktor positiv bei der rheumatoiden Arthritis

Zu E: Trifft für die Osteoporose zu!

13. Für das Trendelenburg-Zeichen trifft zu:

☐ A) Sicheres Zeichen zum Diagnostizieren eines einseitig verkürzten Beines
☐ B) Beim Einbeinstand verlagert sich der Körper auf die kranke Seite
☐ C) Beim Einbeinstand erfolgt eine Hüftbeugekontraktur
☐ D) Beim Einbeinstand treten Schmerzen im Hüftgelenk wegen Coxarthrose auf
☐ E) Beim Einbeinstand erfolgt ein Absinken des Beckens auf der gesunden Seite

14. Welche Zeichen können beim lumbalen Bandscheibenvorfall auftreten?

1. Parästhesien in Beinen und Füßen
2. Blasenlähmung
3. Lasegue-Zeichen positiv
4. Babinski-Zeichen positiv
5. Brudzinski-Zeichen positiv

☐ A) Nur die Aussagen 1, 2, und 3 sind richtig
☐ B) Nur die Aussagen 1, 2 und 4 sind richtig
☐ C) Nur die Aussagen 1, 3 und 4 sind richtig
☐ D) Nur die Aussagen 2 und 3 sind richtig
☐ E) Alle Aussagen sind richtig

Antwort 13

▶ Die Lösung **E** ist richtig.

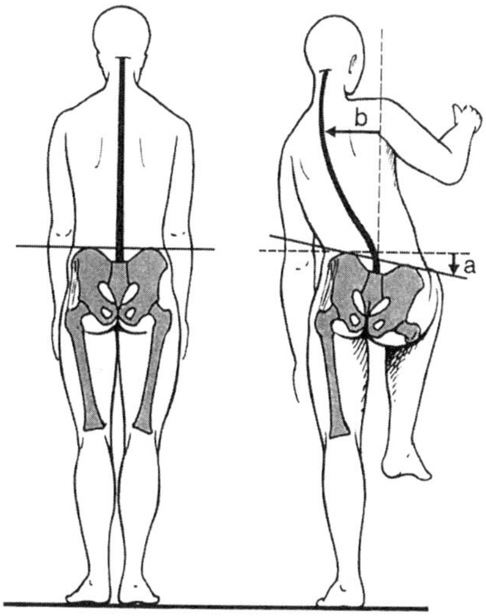

a) Beim Trendelenburg-Zeichen sind die kleinen Glutäen (Gesäßmuskel) zu schwach, um das Becken in der Waagerechten zu halten. Beim Einbeinstand kommt es daher zum Absinken des Beckens auf der gesunden Seite.

b) Das Absinken des Beckens kann durch eine Seitwärtsneigung des Oberkörpers zur Verschiebung des Gleichgewichts ausgeglichen werden = Duchenne-Zeichen

Antwort 14

▶ Die Lösung **A** ist richtig.

Diskusprolaps am häufigsten zwischen $L_4 - L_5$, $L_5 - S_1$ und $C_6 - C_7$ Symptomatik wie beim Bandscheibenvorfall: Schmerzen entlang des Ischias und evtl. verstärkt beim Husten – Niesen oder Pressen, Sensibilitätsstörungen, motorische Ausfälle, Parästhesien, herabgesetzte oder fehlende Reflexe (PSR fehlend bei $L_4 - L_5$, ASR fehlend bei $L_5 - S_1$), Bewegungseinschränkung der WS, Verspannung der umliegenden Muskulatur, schmerzbedingte Schonhaltung, Lasegue- und Schober-Zeichen positiv

Zu 4: Babinski-Zeichen = Pyramidenbahnzeichen bei Läsion des 1. Neurons (z. B. Meningoenzephalitis und intrakraniale Druckerhöhungen, MS, perniziöse Anämie)

Zu 5: Brudzinski-Zeichen ist ein sog. *pathologischer Reflex*, positiv bei Schädigung des 1. Neurons (Pyramidenbahnzeichen)

15. Was stimmt für die Arthritis?

1. Pathologisch herrscht eine Synovitis vor
2. Proliferation (Wucherung) der synovialen Deckzellen
3. Ausbildung von Pannusgewebe (Granulationsgewebe)
4. Bei Arthritis ist der Rheumafaktor immer positiv
5. Führt nie zur vollständigen Zerstörung des Gelenks

A) Nur die Aussagen 1, 2, 3 und 5 sind richtig
B) Nur die Aussagen 1, 2 und 3 sind richtig
C) Nur die Aussagen 2, 3 und 5 sind richtig
D) Nur die Aussage 2 ist richtig
E) Nur die Aussage 3 ist richtig

16. Was sind sichere Zeichen einer geschlossenen Fraktur?

1. Bluterguß
2. Bewegungsunfähigkeit
3. Abnorme Beweglichkeit
4. Crepitatio (Knochenreibegeräusch)
5. Stärkste Schmerzen

A) Nur die Aussagen 1, 2, 3 und 4 sind richtig
B) Nur die Aussagen 2, 3 und 4 sind richtig
C) Nur die Aussagen 2, 3, 4 und 5 sind richtig
D) Nur die Aussagen 3 und 4 sind richtig
E) Alle Aussagen sind richtig

17. Welche Symptome können bei einem Patienten mit Morbus Bechterew auftreten?

1. Morgensteifigkeit
2. Nächtliche Schmerzen an der WS
3. Brustschmerz
4. Schmerzen in der Hüfte
5. Augenentzündungen

☐ A) Nur die Aussagen 1, 2, 3 und 4 sind richtig
☐ B) Nur die Aussagen 1, 2, 3 und 5 sind richtig
☐ C) Nur die Aussagen 1, 2 und 4 sind richtig
☐ D) Nur die Aussagen 2, 3 und 4 sind richtig
☐ E) Alle Aussagen sind richtig

Antwort 15

▶ Die Lösung **B** ist richtig.

Zu 1–3: Arthritis ist pathologisch gesehen eine Entzündung der Synovialmembran. Die Wucherung der synovialen Deckzellen und die Bildung von Granulationsgewebe kommt typischerweise bei der chronischen Arthritis vor (z. B. rheumatoide Arthritis).

Zu 4: Der Rheumafaktor ist immer positiv bei der rheumatoiden Arthritis. Rheumafaktor negativ bei Gicht, Gonarthritis, Reiter-Arthritis, Lyme-Arthritis, M. Bechterew

Antwort 16

▶ Die Lösung **D** ist richtig.

Sichere Zeichen einer geschlossenen Fraktur:

1. Abnorme Beweglichkeit;
2. Abnorme Stellung
3. Knochenreibegeräusch = Crepitatio

Unsichere Zeichen: Starke Schmerzen, Schwellung und Rötung, Hämatom, Unbeweglichkeit, druckschmerzhaft

Antwort 17

▶ Die Lösung **E** ist richtig.

Symptomatik beim Bechterew: Starke Kreuzschmerzen meist nachts oder früh morgendlich, die in das Gesäß oder Oberschenkel ausstrahlen können; Ileosakralgelenk druckschmerzhaft, Schmerzen im Bereich der Wirbelsäule mit zunehmender Bewegungseinschränkung, Gefühl der Thoraxstarre, im fortgeschrittenen Stadium: Atembehinderung durch Thoraxversteifung mit Einschränkung der Herztätigkeit und Zeichen der Rechtsherzinsuffizienz.

Extravertebrale Symptome: Iritis, Arthritis der peripheren Gelenke, schmerzhafte Entzündung der Sehnenansätze (häufig Achillessehne: Fersenschmerz) und Knorpelentzündungen im Brustbereich (Brustschmerzen) und der Schambeinfuge.

Untersuchungen: Schober- und Ott-Zeichen, Finger-Fußboden-Abstand wird größer, Thoraxumfassungsdifferenz zwischen Ein- und Ausatmung wird geringer (normal mehr als 6 cm), Hinterhaupt-Wand-Abstand und Kinn-Sternum-Distanz allmählich größer (normal kein Abstand oder Distanz)

18. Welche Symptome können bei der rheumatoiden Arthritis auftreten?

1. Abgeschlagenheit
2. Appetitlosigkeit
3. Parästhesien
4. Muskelschmerzen
5. Schwellung der Fingergrundgelenke

☐ A) Nur die Aussagen 1, 2, 3 und 4 sind richtig
☐ B) Nur die Aussagen 1, 2 und 5 sind richtig
☐ C) Nur die Aussagen 3, 4 und 5 sind richtig
☐ D) Nur die Aussagen 3 und 5 sind richtig
☐ E) Alle Aussagen sind richtig

19. Welches Gelenk ist bei der rheumatoiden Arthritis nie betroffen?

☐ A) Schultergelenk
☐ B) Ellenbogengelenk
☐ C) Lendenwirbelsäule
☐ D) Kniegelenk
☐ E) Sprunggelenk

20. Welche Aussage stimmt für einen Knochenbruch?

1. Schmerzen und Schwellungen sind keine sicheren Frakturzeichen
2. Am häufigsten sind Brüche am Unterarm
3. Im höheren Lebensalter bricht der Schenkelhals relativ leicht
4. Beim offenen Bruch ist die Gefahr einer Infektion sehr groß
5. Knochenbrüche heilen bei Kindern um so schlechter, je jünger die Kinder sind

☐ A) Nur die Aussagen 1, 2, 3 und 4 sind richtig
☐ B) Nur die Aussagen 1, 3 und 5 sind richtig
☐ C) Nur die Aussagen 2, 3, und 4 sind richtig
☐ D) Nur die Aussagen 2, 3, 4 und 5 sind richtig
☐ E) Alle Aussagen sind richtig

Antwort 18

▶ Die Lösung **E** ist richtig.

Symptomatik der rheumatoiden Arthritis: Häufig im Vorfeld unspezifische Allgemeinsymptome: Abgeschlagenheit, Appetitlosigkeit, subfebrile Temperaturen, Nachtschweiß. Im weiteren Verlauf Zeichen einer chronischen Polyarthritis mit nachfolgender Organzerstörung: meist an den Fingergrund- und Mittelgelenken symmetrisch beginnend, morgendliche Steifigkeit und Parästhesien, Entzündungszeichen, ausstrahlende Schmerzen, Weichteilschwellung, Muskelatrophie, Tendovaginitis, Karpaltunnelsyndrom, Rheumaknoten (besonders an den Streckseiten), seltener sind innere Organe mitbetroffen (Herz, Lunge, Augen, Gefäße)

Zu 5: Schwellung der Fingergrundgelenke: Es sind nie die Fingerendglieder betroffen.

Antwort 19

▶ Die Lösung **C** ist richtig.

Alle Gelenke sind betroffen, außer der Brust- und Lendenwirbelsäule und den Endgliedern der Finger II – V

Antwort 20

▶ Die Lösung **A** ist richtig

Zu 1: Sichere Frakturzeichen: Abnorme Beweglichkeit, abnorme Stellung, Knochenreibegeräusch

Zu 2: Unterarmbrüche sind am häufigsten, Ursache ist ein Ausrutschen bzw. Hinfallen

Zu 3: Bei der Osteoporose sind Schenkelhalsbrüche häufig

Zu 4: Komplikation einer offenen Fraktur ist Osteomyelitis (Knochenmarkentzündung)

Zu 5: Knochenbrüche heilen bei Kindern um so schneller, je jünger sie sind

21. Welche Symptome verursacht das Karpaltunnelsyndrom?

1. Parästhesien der ersten drei Finger
2. Schmerzen in der Handfläche, besonders nachts
3. Atrophie des Daumenballens
4. Ursache ist die Kompression des Nervus medianus
5. Es kann typischerweise zu einer sog. Schwurhand kommen

☐ A) Nur die Aussagen 1, 2, 3 und 4 sind richtig
☐ B) Nur die Aussagen 1, 2 und 3 sind richtig
☐ C) Nur die Aussagen 1 und 3 sind richtig
☐ D) Nur die Aussagen 2, 3 und 5 sind richtig
☐ E) Alle Aussagen sind richtig

22. Was stimmt für die Scheuermann-Krankheit?

1. Ausbildung einer Kyphose
2. Keilwirbelbildung
3. Rheumafaktor positiv
4. Verspannte Rückenmuskulatur
5. Entzündliche Erkrankung

☐ A) Nur die Aussagen 1, 2, 3 und 5 sind richtig
☐ B) Nur die Aussagen 1, 2 und 4 sind richtig
☐ C) Nur die Aussagen 1, 4 und 5 sind richtig
☐ D) Nur die Aussagen 2, 4 und 5 sind richtig
☐ E) Nur die Aussage 2 und 4 sind richtig

23. Was sind die Kennzeichen von Morbus Bechterew?

1. Morgendlicher, tiefsitzender Rückenschmerz
2. Fersenschmerz
3. Gefühl der Thoraxstarre
4. Iridozyklitis (Entzündung der Iris und deren Ziliarkörper)
5. Betrifft meist Männer nach dem 4. Lebensjahrzehnt

☐ A) Nur die Aussagen 1, 2, 3 und 4 sind richtig
☐ B) Nur die Aussagen 1, 2 und 3 sind richtig
☐ C) Nur die Aussagen 1 und 2 sind richtig
☐ D) Nur die Aussagen 1, 3 und 5 sind richtig
☐ E) Alle Aussagen sind richtig

Antwort 21

▶ Die Lösung **E** ist richtig.

Karpaltunnelsyndrom: Durch mechanische Kompression des Nervus medianus im Karpaltunnel (in diesem Handwurzelkanal verlaufen die Sehnen der langen Fingerknochen). Die Ursache ist meist idiopathisch (ohne erkennbare Ursache) oder als Folge von rheumatischer Arthritis, Amyloidose oder Traumen. Frauen sind häufiger betroffen

Symptomatik: Sensible und motorische Ausfälle im Versorgungsgebiet des N. medianus (die ersten drei Finger und die radiale Seite des Ringfingers) führen zu Parästhesien und bei vollständiger Lähmung zur sog. *Schwurhand* (nach Aufforderung die Hand zur Faust zu schließen entsteht diese „Schwurhand"), Daumenballenatrophie, Schmerzen der Hand v.a. nachts

Antwort 22

▶ Die Lösung **B** ist richtig.

Der Morbus Scheuermann ist eine degenerative (nicht entzündliche) Veränderung der jugendlichen WS idiopathischer Ursache. V.a. die Wirbelkörper sind betroffen: Keilwirbelbildung, unregelmäßige Konturen der Boden- und Deckplatten der Wirbelkörper mit Platteneinbrüchen (sog. *Schmorl-Knorpelknötchen* = Bandscheibenmaterial gelangt in die Einbrüche).

Symptomatik: Oft symptomlos, häufig keine Schmerzen, schlechte Haltung, Muskelverspannungen, Kyphosebildung (Rundrücken), Bandscheibenvorfälle und Rückenschmerzen erst im Erwachsenenalter

Zu 3: Rheumafaktor positiv bei rheumatischer Arthritis

Zu 5: Keine Entzündungszeichen

Antwort 23

▶ Die Lösung **A** ist richtig.

Symptomatik beim Bechterew: Starke Kreuzschmerzen meist nachts oder früh morgendlich, die in das Gesäß oder Oberschenkel ausstrahlen können, Ileosakralgelenk druckschmerzhaft, Schmerzen im Bereich der Wirbelsäule mit zunehmender Bewegungseinschränkung, Gefühl der Thoraxstarre.

Extravertebrale Symptome: Iritis, Arthritis der peripheren Gelenke, schmerzhafte Entzündung der Sehnenansätze (häufig Achillessehne: Fersenschmerz) und Knorpelentzündungen im Brustbereich (Brustschmerzen) und der Schambeinfuge.

Untersuchungen: Schober- und Ott-Zeichen, Finger-Fußboden-Abstand wird größer, Thoraxumfassungsdifferenz zwischen Ein- und Ausatmung wird geringer (normal mehr als 6 cm), Hinterhaupt-Wand-Abstand und Kinn-Sternum-Distanz allmählich größer (normal kein Abstand oder Distanz)

Zu 5: Spondylitis ankylosans betrifft meist Männer (90%) mit Manifestation zwischen dem 15. – 30. Lebensjahr

24. Was trifft für den Spreizfuß zu?

1. Flaches Quergewölbe
2. Das Längsgewölbe des Fußes ist überhöht
3. Folge sind Hammerzehen und Krallenzehen
4. Folge ist oft ein Hallux valgus
5. Zehenschmerzen

☐ A) Nur die Aussagen 1, 2, 3 und 5 sind richtig
☐ B) Nur die Aussagen 1, 3, 4 und 5 sind richtig
☐ C) Nur die Aussagen 1 und 5 sind richtig
☐ D) Nur die Aussagen 2, 4 und 5 ist richtig
☐ E) Alle Aussagen sind richtig

25. Ein junger Mann ist die Treppe hinunter gefallen. Bei der Untersuchung ergibt sich eine tanzende Patella. Was vermuten Sie?

☐ A) Flüssigkeitsansammlung im Schleimbeutel
☐ B) Kreuzbandriß
☐ C) Meniskusriß
☐ D) Gelenkerguß
☐ E) Muskelverletzung

Antwort 24

▶ Die Lösung **B** ist richtig.

Beim Spreizfuß kommt es zum Einsinken des Quergewölbes der Fußwurzelknochen mit Verbreiterung des Vorfußes und daraus resultierenden Beschwerden (gespreizter Fuß paßt nicht mehr in normale Schuhe): Zehenschmerzen, Hühneraugen, Hallux valgus (Abknicken der Großzehe im Großzehengrundgelenk nach der Kleinzehenseite hin), Hammerzehe (Beugekontraktur der Zehenmittel bzw. -endglieder), Krallenzehe (Beugekontraktur, die Zehe berührt nicht den Boden)

Zu 2: Das Längsgewölbe ist beim Hohlfuß erhöht

MERKE: Hallux valgus, Hammerzehen und Krallenzehen kommen auch bei der rheumatoiden Arthritis vor.

Antwort 25

▶ Die Lösung **D** ist richtig.

Bei der Untersuchung wird die Kniescheibe mit 2 Daumen und 2 Mittelfingern fixiert, während die Zeigefinger kräftig auf die Kniescheibe drücken; gibt sie nach, „tanzt" sie, so ist das ein Hinweis auf Gelenkerguß (tanzende Patella)

Zu A: Flüssigkeitsansammlung im Schleimbeutel: Bursitis, akut durch Traumen und chronisch z. B. bei Fliesenlegern, Putzfrauen

Zu B: Kreuzbandriß: Schubladenphänomen, das Schienenbein läßt sich bei gebeugtem Knie wie eine Schublade entweder nach hinten (hinterer Kreuzbandriß) oder nach vorne ziehen (vorderer Kreuzbandriß)

Zu C: Meniskusriß: Steinmann-Zeichen, Schmerzangabe im gebeugten Kniegelenk bei Außenrotation des Unterschenkels (Verletzung des inneren Meniskus) oder bei Innenrotation (Verletzung des äußeren Meniskus)

Zu D: Gelenkerguß durch Traumen, Arthrose, Infektionen, rheumatische Erkrankungen

26. Welche Aussage trifft für die chronische Polyarthritis (Rheumatoidarthritis) zu?

1. Beginnt meist an den großen Gelenken
2. Beginnt meist an den Fingergelenken
3. Muskelschwund an den betroffenen Stellen
4. Es handelt sich um eine Systemerkrankung
5. Es handelt sich um eine Infektion

☐ A) Nur die Aussagen 1, 3 und 4 sind richtig
☐ B) Nur die Aussagen 1, 3 und 5 sind richtig
☐ C) Nur die Aussagen 2, 3 und 4 sind richtig
☐ D) Nur die Aussagen 2, 3 und 5 sind richtig
☐ E) Nur die Aussagen 2 und 5 sind richtig

27. Was stimmt für das Schubladenphänomen?

☐ A) Seitenbandriß
☐ B) Kreuzbandriß
☐ C) Tanzende Patella
☐ D) Meniskusriß
☐ E) Gelenkerguß

Antwort 26

▶ Die Lösung **C** ist richtig.

Symptomatik der rheumatoiden Arthritis: Häufig im Vorfeld unspezifische Allgemeinsymptome: Abgeschlagenheit, Appetitlosigkeit, subfebrile Temperaturen, Nachtschweiß. Im weiteren Verlauf Zeichen einer chronischen Polyarthritis mit nachfolgender Organzerstörung: meist an den Fingergrund- und Mittelgelenken symmetrisch beginnend, morgendliche Steifigkeit und Parästhesien, Entzündungszeichen, ausstrahlende Schmerzen, Weichteilschwellung, Muskelatrophie, Tendovaginitis, Karpaltunnelsyndrom, Rheumaknoten (besonders an den Streckseiten), seltener sind innere Organe mitbetroffen (Herz, Lunge, Augen, Gefäße), Gelenkfehlstellungen

Zu 4: Systemerkrankung = es sind mehrere Organe bzw. Gewebe betroffen

Zu 5: Erreger sind nicht nachweisbar. Die Ursache ist unbekannt, es wird eine Autoimmunerkrankung vermutet.

Antwort 27

▶ Die Lösung **B** ist richtig.

Beim Schubladenphänomen wird die horizontale Beweglichkeit des Schienbeins im 90° gebeugten Knie geprüft. Beim Kreuzbandriß kann der Unterschenkel wie eine Schublade entweder nach hinten (hinterer Kreuzbandriß) oder nach vorne gezogen werden (vorderer Kreuzbandriß).

Zu A: Seitenbandriß: Abnorme Beweglichkeit des Kniegelenks im gestreckten Zustand

Zu C: Tanzende Patella: Durch eine Flüssigkeitsansammlung in dem Gelenkspalt wird die Kniescheibe aus der „Führungsschiene" des Oberschenkelknochens gedrückt. Beim Gehen kommt es dadurch zu einer abnormen Beweglichkeit der Kniescheibe, sie bewegt sich hin und her.

Zu D: Meniskusriß: Steinmann-Zeichen, Schmerzangabe im gebeugten Kniegelenk bei Außenrotation des Unterschenkels (Verletzung des inneren Meniskus) oder bei Innenrotation (Verletzung des äußeren Meniskus)

Zu E: Gelenkerguß durch Traumen, Arthrose, Infektionen, rheumatische Erkrankungen; sichtbar als „tanzende" Patella.

28. Was sind Zeichen einer Arthrose?

1. Anlaufschmerz
2. Reflektorische Muskelverspannungen
3. Bewegungseinschränkung
4. Befällt überwiegend Männer
5. Gesteigerte allergische Abwehrreaktion

☐ A) Nur die Aussagen 1, 2, 3 und 4 sind richtig
☐ B) Nur die Aussagen 1, 2 und 3 sind richtig
☐ C) Nur die Aussagen 1, 2 und 5 sind richtig
☐ D) Nur die Aussagen 2, 3 und 4 sind richtig
☐ E) Alle Aussage sind richtig

Antwort 28

▶ Die Lösung **B** ist richtig.

Arthrose = degenerative Abnutzungserscheinungen in einem Gelenk mit Abbau des Gelenkknorpels aufgrund von verminderter Ernährung des bradytrophen Knorpelgewebes.

Unterscheidung:

1. Primäre Arthrose: Übergewicht, Überbeanspruchung bei Schwerarbeit oder Leistungssport, Alter. Häufig auslösender Faktor: Wetterwechsel und Nässe;
2. Sekundäre Arthrose: Angeborene Fehlstellungen, entzündliche Gelenkerkrankungen (z. B. rheumatoide Polyarthritis), Verletzungen, Hormon- und Stoffwechselstörungen

Symptomatik: Morgensteifigkeit und Spannungsgefühl, Anlaufschmerz, ausstrahlende Schmerzen, Belastungsschmerz und bei Fortschreiten Dauerschmerz, betroffene Muskulatur verhärtet, Bewegungseinschränkung

2. Hämatologie

2.1 Anatomie und Physiologie

29. Welcher Test zeigt eine Störung im Gerinnungssystem an?

☐ A) ELISA-Test
☐ B) Weber-Test
☐ C) Quick-Test
☐ D) Schellong-Test

30. Welche Aussagen treffen für die passive Impfung zu?

1. Bei der passiven Immunisierung besteht immer die Gefahr, im schlimmsten Fall an einer allergischen Reaktion lebensbedrohlich zu erkranken
2. Der Arzt spritzt abgeschwächte oder abgetötete Keime in den Körper
3. Immunisierung kann ein Leben lang anhalten
4. Es sind Impfschäden zu befürchten
5. Das Ziel ist die Bildung von Antikörpern

☐ A) Nur die Aussagen 1, 2, 3 und 4 sind richtig
☐ B) Nur die Aussagen 2., 3, 4 und 5 sind richtig
☐ C) Nur die Aussagen 2, 3 und 4 sind richtig
☐ D) Nur die Aussage 1 ist richtig
☐ E) Alle Aussagen sind richtig

31. Welche Aussagen treffen für die aktive Impfung zu?

1. Bei der aktiven Immunisierung werden fertige Antikörper gespritzt
2. Der Arzt spritzt abgeschwächte oder abgetötete Keime in den Körper
3. Eine aktive Immunisierung hält oft ein Leben lang an
4. Impfschäden sind als Komplikationen bei der aktiven Impfung selten
5. Das Ziel der aktiven Impfung ist die Bildung von Antikörpern

☐ A) Nur die Aussagen 1, 3 und 4 sind richtig
☐ B) Nur die Aussagen 1, 4 und 5 sind richtig
☐ C) Nur die Aussagen 2, 3, 4 und 5 sind richtig
☐ D) Nur die Aussagen 2 und 5 sind richtig
☐ E) Nur die Aussagen 2, 4 und 5 sind richtig

Antwort 29
▶ Die Lösung **C** ist richtig.
Zu A: ELISA-Test: Test bei Antikörperbestimmung, z. B. bei AIDS
Zu B: Weber-Test: Methode zur Untersuchung des Hörvermögens
Zu C: Quick-Test: Prüfung des exogenen Systems der Blutgerinnung durch Thromboplastinzeit, wird in Prozent gemessen, Norm: 70 -120%
Zu D: Schellong-Test: Kreislauffunktionsprüfung zur Beurteilung von hypotoner Kreislaufdysregulation

Antwort 30
▶ Die Lösung **D** ist richtig.
Passive Impfung: Fertige Immunglobuline werden dem Körper zugeführt, zur Vorbeugung bei Verdacht auf schwerwiegende Infektionskrankheiten (z. B. Tollwut), sofortiger Schutz gegeben.
Nachteil: Hält relativ kurz an und Gefahr auf anaphylaktischen Schock (sehr selten)
Aktive Impfung: Gabe von nicht vermehrungsfähigen und abgeschwächten Krankheitserregern oder deren Toxine. Immunsystem erlernt aktiv eine länger anhaltende Immunität.
Nachteil: Gefahr auf Impfschäden

Antwort 31
▶ Die Lösung **C** ist richtig.
Zu 3: Aufpassen bei der Formulierung. Eine aktive Immunisierung kann ein Leben lang anhalten, das ist aber nicht bei allen Infektionskrankheiten der Fall.
Zu 4: Bei den heute öffentlich empfohlenen Schutzimpfungen sind Impfschäden selten. **Vorsicht**: Wie auch immer man darüber denken mag, nach wie vor gilt: Das Risiko eines Schadens durch eine Infektionskrankheit ist größer als das Risiko eines Impfschadens.

32. Welche Aussage zum Duktus thoracicus (Milchbrustgang) ist falsch?

1. Sammelt die Lymphe der gesamten unteren und der linken oberen Körperhälfte
2. Sammelt die Lymphe der linken unteren und der gesamten oberen Körperhälfte
3. Tritt zusammen mit der Aorta durch das Zwerchfell (Hiatus aorticus)
4. Die Lymphe der gesamten Baucheingeweide fließt über den Milchbrustgang ab
5. Der Duktus lymphaticus dexter mündet in den Milchbrustgang

☐ A) Nur die Aussagen 1 und 3 sind richtig
☐ B) Nur die Aussagen 1, 3 und 4 richtig
☐ C) Nur die Aussagen 2, 3 und 4 sind richtig
☐ D) Nur die Aussagen 2 und 3 sind richtig
☐ E) Nur die Aussagen 2 und 5 sind richtig

33. Wie wird eine Blutsenkung durchgeführt?

☐ A) 5 Teile Blut und 1 Teil Natriumzitrat
☐ B) 4 Teile Blut und 1 Teil Calciumcitrat
☐ C) 1,5 ml Blut und 0,5 ml Calciumcitrat
☐ D) 1,6 ml Blut und 0,4 ml Natriumzitrat

34. Bei welchen Erkrankungen erwarten Sie eine verlangsamte BSG?

1. Cor pulmonale
2. Polyzythämie
3. Karzinom
4. Rheumatoide Arthritis
5. Rheumatisches Fieber

☐ A) Nur die Aussagen 1, 2, 3 und 4 sind richtig
☐ B) Nur die Aussagen 1, 2 und 3 sind richtig
☐ C) Nur die Aussagen 1 und 2 sind richtig
☐ D) Nur die Aussagen 2, 3, und 5 sind richtig
☐ E) Alle Aussagen sind richtig

Antwort 32

▶ Die Lösung **E** ist richtig.

Der Milchbrustgang sammelt die Lymphe der gesamten unteren und der linken oberen Körperhälfte und mündet in den linken Venenwinkel (Vena subclavia und Vena jugularis interna).

Der Duktus lymphaticus dexter sammelt die Lymphe aus der oberen rechten Körperhälfte (rechter Arm, rechte Kopf- und rechte Brusthälfte) und mündet in den rechten Venenwinkel.

Zu 3: Der Milchbrustgang verläuft zusammen mit der Aorta durch das Zwerchfell und ins hintere Mediastinum entlang der Brustwirbelkörper.

Zu 4: Der Milchbrustgang entsteht auf Höhe L_2 durch den Zusammenfluß dreier Lymphstämme (Cysterna chili: Lymphe aus dem rechten Bein, aus dem linken Bein und aus den Verdauungsorganen)

Antwort 33

▶ Die Lösung **D** ist richtig.

Die Messung der Blutsenkungsgeschwindigkeit ist ein unspezifischer Suchtest auf entzündliche Erkrankungen.

Durchführung (nach Westergren): In einer 2-ml-Spritze wird erst 0,4 ml 3,8%ige Natriumzitratlösung aufgezogen, dann 1,6 ml venöses Blut, vorsichtig mischen und in ein sogenanntes *Westergren-Röhrchen* geben und nach 1 bzw. 2 Stunden ablesen.

Zu A: Es sind 4 Teile Blut und 1 Teil Natriumzitrat

Zu B: Falsch ist Calciumcitrat

Antwort 34

▶ Die Lösung **C** ist richtig.

Verlangsamte BSG (auch BKS = Blutkörperchensenkung) bei Polyglobulie, Polyzythämie, Lebererkrankungen, Herzinsuffizienz und Allergien.

Beschleunigte BSG bei infektiösen und nicht infektiösen Entzündungen, Tumoren, Bluterkrankungen (Leukämie und Anämie), Plasmozytom, nephrotisches Syndrom, Autoimmunerkrankungen.

Zu 1: Cor pulmonale = Rechtsherzinsuffizienz aufgrund von chronischer Lungenerkrankung (z. B. Fibrosen und Emphysem): Führt zur reflektorischen Polyglobulie und damit zur verlangsamten BSG

Zu 4+5: Rheumatoide Arthritis (beim Schub) und rheumatisches Fieber führen zu stark erhöhten BSG-Werten

35. Welche BSG-Werte bei einer Frau sind nach 2 Stunden gerade noch normal?

1. 3 mm
2. 8 mm
3. 10 mm
4. 20 mm
5. 30 mm

☐ A) Nur die Aussagen 1, 2 und 3 sind richtig
☐ B) Nur die Aussagen 2 und 3 sind richtig
☐ C) Nur die Aussagen 2, 3 und 4 sind richtig
☐ D) Nur die Aussagen 3 und 4 sind richtig
☐ E) Alle Aussagen sind richtig

36. Was gilt für den gesunden Erwachsenen in Bezug auf die Leukozytenzahlen?

1. 3000/mm^3 sind erniedrigt
2. 5000/mm^3 sind erniedrigt
3. 6000/mm^3 sind normal
4. 10 000/mm^3 sind normal
5. 12 000/mm^3 sind normal

☐ A) Nur die Aussagen 1, 2, 3 und 4 sind richtig
☐ B) Nur die Aussagen 1, 3 und 4 sind richtig
☐ C) Nur die Aussage 3 ist richtig
☐ D) Nur die Aussagen 2, 3 und 4 sind richtig
☐ E) Alle Aussagen sind richtig

37. Was sind neutrophile Granulozyten?

1. Sie gehören zur spezifischen Abwehr
2. Sie sind Phagozyten
3. Sie gehören zu der Klasse der Makrophagen
4. Sie sind bei der Infektion als erstes erhöht
5. Sie sind bei Wurminfektionen und Allergie erhöht

☐ A) Nur die Aussagen 1, 2 und 3 sind richtig
☐ B) Nur die Aussagen 1, 2 und 4 sind richtig
☐ C) Nur die Aussagen 2, 3, 4 und 5 sind richtig
☐ D) Nur die Aussagen 2 und 4 sind richtig
☐ E) Nur die Aussage 2 ist richtig

Antwort 35

▶ Die Lösung **C** ist richtig.

Die BSG-Werte müssen leider auswendig gewußt werden!

Ablesezeit	Frauen	Männer
nach 1 Stunde	6–11 mm	3–8 mm
nach 2 Stunden	6–20 mm	5–18 mm

Antwort 36

▶ Die Lösung **B** ist richtig.

Die Angaben über Blutwerte in der Literatur sind recht verschieden und reichen bei den Leukozyten von 4000 bis 10000 pro mm^3.

Zu 1: 3000/mm^3 ist auf alle Fälle als zu niedrig zu bewerten

Zu 2: 5000/mm^3 ist noch im normalen Bereich und nicht erniedrigt

Zu 3: 6000/mm^3 sind normal

Zu 4: Laut Pschyrembel sind 10000/mm^3 normal, allerdings gibt es Labore, die 10000/mm^3 als zu hoch einstufen.

Antwort 37

▶ Die Lösung **D** ist richtig.

Die Granulozytenreihe leistet unspezifische Abwehr: Neutrophile Granulozyten sind kleine Freßzellen (Mikrophagen) und als erstes an der Infektionsstelle, eosinophile Granulozyten sind bei Wurminfektionen und Allergien erhöht, basophile Granulozyten (Blutmastzellen) setzen im wesentlichen Histamin und Heparin frei.

Zu 3: Zur Klasse der Makrophagen gehören die Monozyten.

38. Was stimmt für die neutrophilen Granulozyten?

1. Segmentkernige Granulozyten sind jung
2. Stabkernige Granulozyten sind jung
3. Übersegmentierte Granulozyten sind bei der Linksverschiebung erhöht
4. Stabkernige Granulozyten sind bei der Linksverschiebung erhöht
5. Übersegmentierte Granulozyten sind alt

☐ A) Nur die Aussagen 1, 3 und 4 sind richtig
☐ B) Nur die Aussagen 1, 4 und 5 sind richtig
☐ C) Nur die Aussagen 1 und 3 sind richtig
☐ D) Nur die Aussagen 2, 3 und 4 sind richtig
☐ E) Nur die Aussagen 2, 4 und 5 sind richtig

39. Was stimmt für die basophilen Granulozyten?

1. $^{1}/_{10}$ der Granulozyten sind basophile Granulozyten
2. Ihre Aufgabe ist im wesentlichen Phagozytose
3. Sie enthalten Histamin und Heparin
4. Sie sind bei der Linksverschiebung erhöht
5. Sie lassen sich mit basischen Farbstoffen anfärben

☐ A) Nur die Aussagen 1, 2, 3 und 5 sind richtig
☐ B) Nur die Aussagen 1, 3 und 4 sind richtig
☐ C) Nur die Aussagen 2, 3 und 5 sind richtig
☐ D) Nur die Aussagen 2, 4 und 5 sind richtig
☐ E) Nur die Aussagen 3 und 5 sind richtig

Antwort 38

▶ Die Lösung **E** ist richtig.

Das Granulozytenalter wird unter dem Mikroskop anhand der Kernform erkannt: stabkernig = junge Granulozyten, segmentkernig = ausgereifte ältere Granulozyten, übersegmentiert = überalterte Granulozyten.

Eine akute bakterielle Entzündung ist gekennzeichnet durch erhöhte neutrophile Granulozyten. Bei der Linksverschiebung erhöhen sich die jungen Stabkernigen durch vermehrte Bildung. Rechtsverschiebung ist eine Erhöhung der übersegmentierten Neutrophilen (z. B. bei perniziöser Anämie durch verlangsamte Zellteilung aufgrund von B_{12}-Mangel)

Antwort 39

▶ Die Lösung **E** ist richtig.

Die kleinen Körnchen (Granula) im Zytoplasma der Granulozyten lassen sich unterschiedlich anfärben.

Die basophilen Granulozyten lassen sich durch einen basischen Farbstoff blau anfärben. Ihre Granula enthält Heparin und Histamin. Basophile Granulozyten sind vermehrt bei Leukämien, stark erhöhten Blutfettwerten und Polyzythämie.

Zu 1: Kleine Rechenaufgabe, 1/10 der Granulozyten sind 10%, maximal sind aber nur 2% der Granulozyten basophil.

Zu 2: Ihre Aufgabe ist, zusammen mit den Eosinophilen, die Vermittlung der Reaktion vom Soforttyp.

Zu 4: Bei der Linksverschiebung sind die neutrophilen stabkernigen Granulozyten erhöht

40. Was stimmt für die Lymphozyten?

1. Sie sind die Träger der Immunität
2. Sie produzieren Antikörper
3. Sie können mehrere Jahre alt werden
4. Sie betreiben Phagozytose
5. Sie gehören zur unspezifischen Abwehr

☐ A) Nur die Aussagen 1, 2, 3 und 5 sind richtig
☐ B) Nur die Aussagen 1, 2 und 3 sind richtig
☐ C) Nur die Aussagen 1, 2 und 5 sind richtig
☐ D) Nur die Aussagen 2, 3 und 4 sind richtig
☐ E) Alle Aussagen sind richtig

41. Ein Retikulozytenanstieg im Blut kann bei welchen Erkrankungen vorkommen?

1. Chronische Blutungen
2. Bakterielle Entzündung
3. Hirntumor
4. Allergie
5. Wurmerkrankungen

☐ A) Nur die Aussage 1 ist richtig
☐ B) Nur die Aussagen 1 und 2 sind richtig
☐ C) Nur die Aussagen 1, 2 und 3 sind richtig
☐ D) Nur die Aussagen 2 und 5 sind richtig
☐ E) Alle Aussage sind richtig

Antwort 40

▶ Die Lösung **B** ist richtig.

Lymphozyten sind weiße Blutzellen, die in der ersten Generation von den Stammzellen im Knochenmark produziert werden. Als Lymphozytenvorstufe gelangen sie über den Blutweg zu den lymphatischen Organen. Dort erfolgt die Prägung zu T-Lymphozyten und B- Lymphozyten.

B- Lymphozyten: Nach Antikörperkontakt Wandlung zur Plasmazelle → Antikörperherstellung;
B-Gedächtniszellen (humorale Immunität)
T- Lymphozyten: Unterscheidung in T- Helferzellen (aktivieren Freßzellen, helfen B- Lymphozyten bei Wandlung in Plasmazellen), T- Suppressorzellen (Unterdrückung der Immunabwehr), T- Gedächtniszellen (zelluläre Immunität) und T-Killerzellen (Zerstörung von Tumorzellen und Virus befallenen Zellen durch besondere zytotoxische Aktivität)
Zu 1: Lymphozyten sind die Träger der Immunität: Gedächtniszellen (T- und B- Lymphozyten)
Zu 2: Lymphozyten produzieren Antikörper: B- Lymphozyten, Wandlung in Plasmazellen
Zu 3: Lymphozyten können mehrere Jahre alt werden: Gedächtniszellen
Zu 4: Lymphozyten betreiben keine Phagozytose
Zu 5: Lymphozyten gehören zur spezifischen Abwehr

Antwort 41

▶ Die Lösung **A** ist richtig.

Retikulozyten sind junge Erythrozyten.

Physiologische Erhöhung bei Neugeborenen und in den ersten Lebensmonaten, pathologische Erhöhung bei gesteigerter Erythropoese nach Blutverlusten und bei hämolytischer Anämie, Erniedrigung bei verringerter Erythropoese (z. B. aplastische Anämie)

42. Welcher der angegebenen Stoffe liegt nicht im Normalbereich im Blut vor?

☐ A. Harnstoff	NW 12 – 50 mg/dl
☐ B) Harnsäure	NW bis 6,4 mg/dl
☐ C) Kreatinin	NW 0,5 – 1,1 mg/dl
☐ D) Gesamtes Bilirubin	NW 40 mg/dl
☐ E) Cholesterin	NW 160 mg/dl

43. Beurteilen Sie die folgenden Aussagen zum Lymphsystem:

1. Bei einem Lymphstau kann es zum Ödem kommen
2. Es werden 2–3 Liter Lymphe pro Tag transportiert
3. Die Lymphgefäße haben Klappen
4. Die Lymphgefäße sind zur Kontraktion fähig

☐ A) Nur die Aussagen 1, 2 und 3 sind richtig
☐ B) Nur die Aussagen 1 und 2 sind richtig
☐ C) Nur die Aussage 1 ist richtig
☐ D) Nur die Aussagen 2 und 3 sind richtig
☐ E) Alle Aussage sind richtig

Antwort 42

▶ Die Lösung **D** ist richtig.

Solche Fragen kommen immer wieder vor. Am besten kurz vor der Prüfung auswendig lernen. Davon abgesehen, ist es nicht schlecht, diese Werte in der Praxis auswendig zu wissen.

Wichtige Blutwerte*:

Harnstoff	12- 50 mg/dl
Harnsäure	2 - 6,4 mg/dl
Kreatinin	0,5 - 1,1 mg/dl
Bilirubin, gesamt	bis 1,1 mg/dl
Cholesterin	ab 200 mg/dl Risikogrenze
Triglyzeride	bis180 mg/dl
GOT (AST)	bis 19 U/l (Unit = Einheit pro Liter)
GPT (ALT)	bis 23 U/l
Alkalische Phosphatase	bis 175 U/l

* Werte aus HEROLD

Zu B: Erhöhung der Harnsäure: Hyperurikämie (Gicht)

Zu C: Kreatininerhöhung: Chronische Niereninsuffizienz (mehr als die Hälfte des Nierengewebes ist ausgefallen); erhöhter Kreatinin-Abbau im Muskel (Traumen, Verbrennung, akute Muskeldystrophie)

Zu D: Gesamtbilirubin > 2 mg/dl: Ikterus, brauner Urin (nur wenn das konjugierte Bilirubin erhöht ist)

Zu E: Hypercholesterinämie: 1. Primäre (familiäre H.); 2. Sekundäre (Adipositas, Alkohol, Diabetes mellitus, nephrotisches Syndrom, Hypothyreose, Cholestase). *Risikofaktor Arteriosklerose!*

Antwort 43

▶ Die Lösung **E** ist richtig.

Lymphsystem: Lymphgefäße, Lymphknoten, Milz, Thymus, Tonsillen, Appendix vermiformis (Wurmfortsatz des Blinddarms), Peyersche Plaques im Ileum und Lymphfollikel anderer Organe.

Grundlage des Immunsystems mit eigenem Transportsystem. Lymphgefäße beginnen blind im Zwischenzellraum und münden in das venöse System. Lymphkapillare vereinigen sich zu Lymphgefäßen bis hin zu Lymphstämmen, dazwischen sind Lymphknoten eingeschaltet. Täglich werden etwa 2 – 3 Liter gebildet. Lymphgefäße sind genau wie die Venen reichlich mit Klappen versehen (Lymphpumpe). Staut sich die Lymphe durch Verlegung (idiopathisch, nach OP, durch Metastasen und Lymphangitis), so kommt es zum Ödem. Lymphödeme sind meist nicht schmerzhaft, hinterlassen nach Eindruck charakteristische Dellen und können bei chronischem Verlauf zu einer unförmigen Verdickung werden (Elephantiasis).

Zu 4: Lymphgefäße sind zur Kontraktion fähig, da sie eine Muskelschicht besitzen.

2.1 Anatomie und Physiologie

44. Wo liegt die Milz?

1. Nach oben hin schmiegt sie sich dem Zwerchfell an
2. Sie liegt im linken Oberbauch
3. Im normalen Zustand ist die Milz unter dem Rippenbogen tastbar
4. Sie liegt links vor dem Magen
5. Sie liegt retroperitoneal

☐ A) Nur die Aussagen 1, 2, 3 und 4 sind richtig
☐ B) Nur die Aussagen 1, 2 und 4 sind richtig
☐ C) Nur die Aussagen 1 und 2 sind richtig
☐ D) Nur die Aussagen 2, 4 und 5 sind richtig
☐ E) Nur die Aussagen 1, 2 und 5 sind richtig

2.2 Pathologie

45. Welcher Vererbungsdefekt besteht bei Blutern?

☐ A) X-chromosomal rezessiv erblich
☐ B) X-chromosomal dominant erblich
☐ C) Autosomal rezessiv erblich
☐ D) Autosomal dominant erblich

46. Welche Symptome sind für eine Eisenmangelanämie typisch?

1. Blässe der Haut
2. Tachykardie
3. Eventuell Atemnot bei Belastung
4. Polyneuropathie
5. Ikterus durch vorzeitige Hämolyse

☐ A) Nur die Aussagen 1, 2, 3 und 4 sind richtig
☐ B) Nur die Aussagen 1, 2 und 3 sind richtig
☐ C) Nur die Aussagen 1 und 2 sind richtig
☐ D) Nur die Aussagen 1, 2, 3, und 5 sind richtig
☐ E) Alle Aussagen sind richtig

47. Was trifft für die Eisenmangelanämie zu?

☐ A) Hämoglobin vermindert und Erythrozyten vergrößert
☐ B) Hämoglobin vermindert und Erythrozyten verkleinert
☐ C) Hämoglobin vermindert und Erythrozyten überfärbt
☐ D) Hämoglobin vermehrt und Erythrozyten vermindert
☐ E) Erythrozyten vergrößert und überfärbt

Antwort 44

▶ Die Lösung **C** ist richtig.

Die Milz liegt intraperitoneal im linken Oberbauch unter dem Zwerchfell und unter dem Rippenbogen (8. bis 10. Rippe). Sie ist daher im normalen Zustand nicht zu palpieren. *Milzgröße: „4711" (4 cm dick, 7 breit und 11 lang). Folgende Organe liegen in der Nähe bzw. berühren die Milz: Nach vorn der Magen, nach unten der Dickdarm und die linke Niere, am Milzhilus der Pankreasschwanz.

*Diese Größe gilt auch für die Niere. Aber: Nieren können sehr unterschiedlich groß sein.

Antwort 45

▶ Die Lösung **A** ist richtig.

Zu A: X-chromosomal rezessiv: Der Defekt auf dem einen Chromosom eines Chromosomenpaares kann durch das zweite Chromosom „überspielt" werden (es kommt zu keiner Symptomatik), da Männer nur ein X-Chromosom haben, kommt es bei ihnen zum Erscheinungsbild der Bluter

Zu B: X-chromosomal dominant: Der Chromosomendefekt bleibt dominant, kann also nicht vom zweiten „überspielt" werden

Zu C + D: Autosomaler Erbgang: Damit sind die Chromosomenpaare Nr. 1 bis Nr. 22 gemeint

Antwort 46

▶ Die Lösung **B** ist richtig.

Typische Symptome der Eisenmangelanämie: Konzentrationsstörungen, Schwindel, Schwäche, Kopfschmerz, Tachykardie, Atemnot bei Belastung, Rhagaden, brüchige Nägel, Haut: trokken, spröde und blaß.

Zu 4: Polyneuropathie bei der perniziösen Anämie (Vit.-B_{12}-Mangel-Anämie) durch Untergang der Schwannschen Zelle, da Vit.-B_{12} für die Zellteilung notwendig ist.

Zu 5: Ikterus durch vorzeitige Hämolyse bei der perniziösen Anämie. Durch den Vit.-B_{12}-Mangel kommt es zu großen (makrozytäre Anämie) Erythrozyten, die vorzeitig abgebaut werden.

Antwort 47

▶ Die Lösung **B** ist richtig.

Durch das fehlende Eisen kann der Blutfarbstoff Hämoglobin nicht mehr genügend aufgebaut werden:

Hb-Wert vermindert, Hb_E vermindert (Hb-Gehalt eines Erythrozyten), kleine Erythrozyten (mikrozytäre Anämie), unterfärbte blasse Erythrozyten (hypochrome Anämie)

48. Was stimmt für die akute lymphatische Leukämie?

1. Zu 80% sind Erwachsene betroffen
2. Zu 80% sind Kinder betroffen
3. Die entartete Ursprungszelle entspringt aus der Lymphozytenreihe
4. Die entartete Ursprungszelle entspringt aus der Monozyten- oder Granulozytenreihe
5. Kann zur hämorrhagischen Diathese (Blutungsneigung) führen

☐ A) Nur die Aussagen 1, 3 und 5 sind richtig
☐ B) Nur die Aussagen 1 und 4 sind richtig
☐ C) Nur die Aussagen 2, 3 und 5 sind richtig
☐ D) Nur die Aussagen 2 und 4 sind richtig
☐ E) Nur die Aussagen 2, 4 und 5 sind richtig

49. Welche Aussagen über die Hämophilie sind richtig?

1. Autosomaler Erbgang
2. Das Gerinnungseiweiß Prothrombin ist defekt
3. Kann angeboren sowie erworben werden
4. Meist sind Männer betroffen
5. Daraus kann eine Körperbehinderung resultieren

☐ A) Nur die Aussagen 1, 2, 3 und 4 sind richtig
☐ B) Nur die Aussagen 1, 3 und 5 sind richtig
☐ C) Nur die Aussagen 2, 4 und 5 sind richtig
☐ D) Nur die Aussagen 4 und 5 sind richtig
☐ E) Nur die Aussagen 1 und 5 sind richtig

50. Welche Maßnahme ergreifen Sie bei einem akuten Lymphödem des Beines?

☐ A) Hochlagern des Oberkörpers und Tieflagern der Beine
☐ B) Flachlagern des Oberkörpers, Hochlagern der Beine
☐ C) Flachlagern des gesamten Körpers
☐ D) Hochlagern des Oberkörpers und Flachlagern der Beine
☐ E) Keine der Maßnahmen sind angebracht

Antwort 48

▶ Die Lösung **C** ist richtig.

Leukämie = bösartige Entartung der weißen Blutzellen.

Akute lymphatische Leukämie = 80% Kinder, Produktion von pathologisch veränderten, unreifen Lymphozyten (Leukozytose oder Leukopenie), mit Verdrängung der übrigen Blutzellen

Symptomatik: Meist schnell und heftiger Verlauf, plötzlich Fieber, Nachtschweiß, Anämiezeichen, Thrombopeniezeichen (führt zur Blutungsneigung), durch Granulozytopenie kommt es zu Abwehrschwäche mit Anfälligkeit für bakterielle Infekte und Pilzinfektionen (z. B. Soor), evtl. Lymphknotenschwellungen, evtl. Leber- und Milzschwellung („Bauchweh" bei kleinen Kindern)

Zu 1: Akute Leukämie im Erwachsenenalter ist die myeloische Leukämie.

Zu 3+4: Lymphatische Leukämien haben ihre Entartungszelle aus der Lymphozytenreihe, myeloische Leukämien aus der Granulozyten- oder Monozytenreihe.

Antwort 49

▶ Die Lösung **D** ist richtig.

Die Hämophilie (Bluterkrankheit) wird X-chromosomal rezessiv vererbt. Es kommt zu einer Blutgerinnungsstörung mit Mangel an Blutgerinnungsfaktor VIII (Hämophilie A) oder Faktor IX (Hämophilie B). Zwei Regeln: 1. Alle Töchter eines Bluters sind Konduktorinnen (Überträger); 2. Alle Söhne eines Bluters sind gesund.

Zu 1: Autosomaler Erbgang: Die Mutation bei der Hämophilie befindet sich am X-Chromosom; es gibt eine autosomal dominant vererbte Blutgerinnungsstörung: *Von-Willebrand-Jürgens-Syndrom*

Zu 2: Das Gerinnungseiweiß Prothrombin hat nichts mit der Hämophilie zu tun

Zu 3: Die Bluterkrankheit wird vererbt

Zu 4: Männer sind klinisch immer betroffen, da sie nur ein X-Chromosom besitzen

Zu 5: Gelenkblutungen können zu einer Arthropathie mit Versteifung führen, besonders die Kniegelenke sind betroffen

Antwort 50

▶ Die Lösung **B** ist richtig.

Ursache: Oft idiopathisch (ohne erkennbare Ursache), Verlegung durch Entzündung oder Karzinom, nach Strahlentherapie, nach operativem Eingriff (z. B. nach radikaler Mastektomie bei Mamma-CA)

Behandlung: Lymphdrainage, Kompressionsverband, akut: Hochlagern des Beines

51. Wann ist das Blutbild verändert?

1. Bakterielle Pneumonie
2. Ein 65jähriger Rentner
3. Krebspatient
4. Polyglobulie
5. Patient mit Herzneurose

☐ A) Nur die Aussagen 1, 2, 3 und 4 sind richtig
☐ B) Nur die Aussagen 1, 3 und 4 sind richtig
☐ C) Nur die Aussagen 1, 4 und 5 sind richtig
☐ D) Nur die Aussagen 1, 3 und 5 sind richtig
☐ E) Alle Aussagen sind richtig

52. Welche Aussage über die Anämie ist richtig?

1. Die Eisenmangelanämie ist eine mikrozytäre Anämie
2. Die Eisenmangelanämie ist eine hyperchrome Anämie
3. Die Vitamin B_{12} Mangelanämie ist eine makrozytäre Anämie
4. Die Vitamin B_{12}-Mangelanämie ist eine hyperchrome Anämie

☐ A) Nur die Aussagen 1, 2 und 3 sind richtig
☐ B) Nur die Aussagen 1, 3 und 4 sind richtig
☐ C) Nur die Aussagen 1 und 5 sind richtig
☐ D) Nur die Aussagen 2, 3 und 5 sind richtig
☐ E) Alle Aussagen sind richtig

53. Wodurch wird das Auftreten einer Eisenmangelanämie bei einem Erwachsenen am häufigsten verursacht?

☐ A) Mangelnde Resorption
☐ B) Mangelhafte Zufuhr
☐ C) Lebererkrankungen
☐ D) Eisenspeicherkrankheit
☐ E) Chronische Sickerblutungen im Magen-Darm-Trakt

Antwort 51

▶ Die Lösung **B** ist richtig.

Blutbild:

Erythrozyten: 4,2 -6,2 Mill./mm^3 Retikulozyten 1%
Thrombozyten: 150 000 - 400.00 /mm^3
Leukozyten: 4800 - 10 000 /mm^3
Hämoglobin (Hb): Männer 14 - 18 g/dl; Frauen 12 - 16 g/dl
Hämatokrit (Hk): Männer 40 - 52 %; Frauen 37 - 47 %

Zu 2: Ein 65jähriger Rentner ist generell gesund. Das Alter ist kein Krankheitsfaktor. Viele ältere Menschen sind krank, aber das liegt nicht am Alter, sondern an der Ernährungsweise der Menschen.

Zu 3: Ein Krebspatient kann Blutbildveränderungen aufweisen, besonders bei Metastasenbildung und Eisenfehlverwertung (sog. Tumoranämie).

Zu 5: Ein Patient mit Herzneurose leidet unter einer funktionellen Störung, d. h. es sind keine organischen Veränderungen nachweisbar.

Antwort 52

▶ Die Lösung **B** ist richtig.

Eisenmangelanämie: Mikrozytäre und hypochrome Anämie. Durch das fehlende Eisen kann der Blutfarbstoff Hämoglobin nicht mehr genügend aufgebaut werden, es kommt zu kleinen und unterfärbten Erythrozyten

Vitamin B_{12} Mangelanämie: Makrozytäre und hyperchrome Anämie. Durch das fehlende Vitamin B_{12} ist die Mitoserate (Zellteilung) gestört und es kommt daher zu recht großen Erythrozyten, die mit Blutfarbstoff „vollgestopft" sind. Diese großen Erythrozyten führen zur frühzeitigen Hämolyse.

Antwort 53

▶ Die Lösung **E** ist richtig.

Ursachen Eisenmangelanämie: Eisenverluste durch chronische Blutungen (80%), mangelnde Zufuhr (gesteigerter Eisenbedarf in der Wachstumsperiode, bei Sportlern, während der Schwangerschaft und in der Stillzeit), mangelnde Eisenaufnahme (Malabsorptionssyndrom), Eisenfehlverwertung bei Tumoren und chronischen Infekten

Zu D: Eisenspeicherkrankheit = Hämochromatose; Übersättigung des Körpers mit Eisen, durch Eisenablagerungen kommt es zur Organzerstörung (z. B. zirrhotischer Umbau von Leber, Pankreas = sog. *Bronzediabetes*)

54. Eine 54jährige Herzpatientin mit einem Quick-Wert von ca. 25% kommt zu Ihnen. Welche Injektion dürfen Sie als HP durchführen?

1. Intramuskuläre Injektion (i.m.)
2. Intravenöse Injektion (i.v.)
3. Intrakutane Injektion (i.c.)
4. Subkutane Injektion (s.c.)
5. Keine Injektion erlaubt

☐ A) Nur die Aussagen 1, 2, 3 und 4 sind richtig
☐ B) Nur die Aussagen 1 und 2 sind richtig
☐ C) Nur die Aussage 2 ist richtig
☐ D) Nur die Aussagen 3 und 4 sind richtig
☐ E) Nur die Aussage 5 ist richtig

55. Welche Aussagen zur Leukämie sind richtig?

1. Petechien
2. Anämie
3. Lymphknotenschwellung
4. Leukozytenwerte sind erhöht
5. Leukozytenwerte sind erniedrigt

☐ A) Nur die Aussagen 1, 2, 3 und 4 sind richtig
☐ B) Nur die Aussagen 2, 3, 4 und 5 sind richtig
☐ C) Nur die Aussagen 3 und 4 sind richtig
☐ D) Nur die Aussagen 3, 4 und 5 sind richtig
☐ E) Alle Aussagen sind richtig

56. Welches Vitamin fehlt bei der Perniziösen Anämie?

☐ A) Vitamin B_1
☐ B) Vitamin B_6
☐ C) Vitamin B_{12}
☐ D) Vitamin A
☐ E) Vitamin C

57. Ein Aderlaß ist angezeigt bei:

1. Polyglobulie durch obstruktive Lungenerkrankungen
2. Ist bei bestimmten Erkrankungen unter Umständen mehrfach angezeigt
3. Hämochromatose (Eisenspeicherkrankheit)
4. Lungenödem
5. Es werden dabei mindestens 1500 ml Blut entnommen

☐ A) Nur die Aussagen 1, 2, 3 und 4 sind richtig
☐ B) Nur die Aussagen 1, 2, und 3 sind richtig
☐ C) Nur die Aussagen 1 und 2 sind richtig
☐ D) Nur die Aussagen 3 und 4 sind richtig
☐ E) Alle Aussagen sind richtig

Antwort 54

▶ Die Lösung **C** ist richtig.

Der Quick-Test (Thromboplastinzeit) überprüft die Funktion des exogenen Systems der Blutgerinnung. Ein Quick-Wert dient v.a. der Überwachung einer Marcumar-Therapie und der Leberfunktion. Norm: 70 -120%

Patient mit Quick-Wert von 25%: Auf keinen Fall darf in das Gewebe gespritzt werden, kleine Gefäße werden verletzt und die Gefahr einer unstillbaren Blutung ist gegeben. Bei der intravenösen Infektion wird zwar auch ein Gefäß verletzt, aber die Muskelschicht der Vene verschließt sofort den Einstich nach Herausziehen der Nadel. Trotzdem ist **erhöhte Vorsicht** gegeben!

Antwort 55

▶ Die Lösung **E** ist richtig.

Leukämie (weißes Blut) = bösartige Erkrankungen der weißen Blutkörperchen mit Zellzunahme oder Zellabnahme. Myeloische Leukämie = Granulozyten- und Monozytenreihe ist betroffen. Lymphatische Leukämie = Lymphozytenreihe ist betroffen.

Akute oder chronische Symptomatik: Bakterielle Infekte, Anämie, Blutungsneigung, evtl. Lymphknotenschwellungen, evtl. Leber- und Milzschwellung („Bauchweh" bei kleinen Kindern)

Zu 1: Petechien = kleinste punktförmige Kapillarblutungen infolge Trauma oder hämorrhagischer Diathese

Antwort 56

▶ Die Lösung **C** ist richtig.

Bei der perniziösen Anämie fehlt das Vitamin B_{12}, entweder durch fehlenden Intrinsic-Faktor der Belegzellen oder durch ein Malabsorptionssyndrom. Vitamin B_{12} (Cobalamin) ist zuständig für die Mitoseteilung aller unserer Körperzellen.

Antwort 57

▶ Die Lösung **A** ist richtig.

Aderlaß = Es wird intravenös eine Blutmenge von ca. 300 - 500 ml, maximal 800 ml entnommen; als Therapie bei Polyzythämie, Polyglobulie, Hämochromatose, Lungenödem und Urämie; **Kontraindikation:** Anämie, Hypotonie, Hypovolämie (z.B. bei starken Durchfällen oder Erbrechen), Herzrhythmusstörungen

Zu 1: Bei einer Polyglobulie sind regelmäßige Aderlässe angezeigt, um den HK-Wert auf ca. 45% zu senken (Gefahr auf Eisenmangel)

58. In neuester Zeit wird angenommen, daß das HIV-Virus durch Küssen übertragbar ist
weil
das AIDS-Virus in der Tränenflüssigkeit und im Speichel feststellbar ist.

- ☐ A) Die Aussage 1 ist richtig, die Aussage 2 ist richtig, die Verknüpfung ist richtig
- ☐ B) Die Aussage 1 ist richtig, die Aussage 2 ist richtig, die Verknüpfung ist falsch
- ☐ C) Die Aussage 1 ist richtig, die Aussage 2 ist falsch
- ☐ D) Die Aussage 1 ist falsch, die Aussage 2 ist richtig
- ☐ E) Die Aussage 1 ist falsch, die Aussage 2 ist falsch

Antwort 58

▶ Die Lösung **D** ist richtig.

Zu Aussage 1: Nach wie vor gilt: AIDS wird nicht über Küssen übertragen (das kann sich in der Zukunft ändern), außer es handelt sich um exzessives Küssen bei bestehenden Schleimhautläsionen. Die HIV-Infektion wird übertragen durch sexuellen Verkehr, parenteral oder über die HIV-infizierte Mutter auf ihr Kind.

Zu Aussage 2: HIV *(Human Immunodeficiency Virus)* ist bis jetzt in fast allen Körperflüssigkeiten nachgewiesen worden, auch im Speichel.

3. Herz/Kreislauf

3.1 Anatomie und Physiologie

59. Von wo aus entspringen die Herzkranzarterien?

- ☐ A) Aufsteigende Aorta
- ☐ B) Absteigende Aorta
- ☐ C) Pulmonalvene
- ☐ D) Pulmonalarterie
- ☐ E) Rechter Vorhof

60. Mit welcher einfachen Untersuchungsmethode kann man eine akute Perikarditis am ehesten feststellen ?

- ☐ A) Inspektion
- ☐ B) Palpation
- ☐ C) Perkussion
- ☐ D) Auskultation
- ☐ E) Anamnese

Antwort 59

▶ Die Lösung **A** ist richtig.

Zwei Herzkranzarterien gehen von der Aorta direkt nach der Aortenklappe ins Myokard ab. Die Öffnungen in der Aorta sind während der Systole durch die Aortenklappe verschlossen und werden daher nur in der Diastole vom zurückfließenden Blut durchströmt.

Antwort 60

▶ Die Lösung **D** ist richtig.

Der HP muß die Untersuchungsmethoden am Herzen genau wissen! So wie alle Untersuchungsmethoden, die mit einfachen Methoden (ohne medizinische Geräte) durchzuführen sind: IP-PAF!

Auskultatorisch sind bei Perikarditis Reibegeräusche (sog. *Lokomotivgeräusche*) in Diastole und Systole zu hören (durch Fibrinauflagerung), mit Schmerzen in der Medioklavikularlinie und über der Herzspitze.

Zu A: Inspektion am Herzen:

- Sichtbare Thoraxveränderungen, z. B. Trichterbrust, Hühnerbrust und Rosenkranz (bei Rachitis), Herzbuckel (bei angeborener Rechtsherzhypertrophie) u. a. Deformationen
- Sichtbare Pulsationen: Karotispulsation (z. B. bei Aortenklappeninsuffizienz), Jugularisstauung (z. B. bei Rechtsherzinsuffizienz, Trikuspedalstenose, Cor pulmonale, Mediastinaltumore), epigastrische Pulsation und Leberpulsation (z. B. bei Rechtsherzinsuffizienz)
- Sichtbarer bis hebender Herzspitzenstoß (z. B. bei Links- und Rechtsherzhypertrophie, Hypertonie)
- Zyanoserscheinungen

Zu B: Bei der Palpation am Herzen liegt die linke Hand unmittelbar rechts neben dem Sternum, die rechte Hand etwas in Richtung der MC-Linie zur Erfassung von hypertrophischen Prozessen.

Zu C: Perkussion am Herzen: Zur Bestimmung der Form, Lage und Größe des Herzens.

- Absolute Herzdämpfung: Herzvorderwand, die dem Thorax unmittelbar aufliegt (verkleinert bei Emphysem und Pleuraerguß)
- Relative Herzdämpfung: Herz unter dem überdeckenden Lungengewebe (vergrößert bei Emphysem und Pleuraerguß)

Zu E: Anamnese zum Herzen: Hypertoniezeichen?, Raucher?, Nykturie?, Ödeme?, Atemnot?

61. Welche Erklärungen über das Herz sind richtig?

1. Die drei Schichten des Herzens sind Endokard, Myokard und Pleura
2. Der Sinusknoten befindet sich im linken Vorhof
3. Die Taschenklappen befinden sich zwischen den Vorhöfen und den Kammern
4. Die Pulmonalklappe liegt zwischen rechtem Vorhof und rechter Kammer
5. Die Koronararterien werden in der Systole durchblutet

☐ A) Nur die Aussagen 1, 2 und 3 sind richtig
☐ B) Nur die Aussagen 2, 3 und 5 sind richtig
☐ C) Nur die Aussagen 3 und 4 sind richtig
☐ D) Nur die Aussage 5 ist richtig
☐ E) Keine Aussage ist richtig

62. Welche Anordnung entspricht der Reihenfolge im Blutkreislauf?

1. Rechter Vorhof → Mitralklappe → Pulmonalvene
2. Lungenarterie → Lunge → Aortenklappe
3. Trikuspidalklappe → linker Vorhof → Pulmonalklappe
4. Mitralklappe → Aortenklappe → Aortenbogen
5. Lungenvene → Lunge → linke Kammer

☐ A) Nur die Aussagen 1, 2 und 3 sind richtig
☐ B) Nur die Aussagen 1 und 5 sind richtig
☐ C) Nur die Aussagen 2 und 3 sind richtig
☐ D) Nur die Aussagen 2 und 4 sind richtig
☐ E) Keine Aussage ist richtig

63. Wann öffnen sich die Semilunarklappen?

1. Austreibungsphase
2. Anspannungsphase
3. Entspannungsphase
4. Systole
5. Diastole

☐ A) Nur die Aussagen 1, 2 und 4 sind richtig
☐ B) Nur die Aussagen 1 und 4 sind richtig
☐ C) Nur die Aussagen 2, 3 und 4 sind richtig
☐ D) Nur die Aussagen 3 und 5 sind richtig
☐ E) Nur die Aussage 4 ist richtig

Antwort 61

▶ Die Lösung **E** ist richtig.
Zu 1: Die drei Schichten des Herzens sind Endokard, Myokard und Perikard. Pleura ist das Brustfell, welches die Lungen einhüllt
Zu 2: Der Sinusknoten befindet sich im rechten Vorhof
Zu 3: Die Taschenklappen (Semilunarklappen) befinden sich zwischen den Kammern und den abführenden Gefäßen
Zu 4: Die Pulmonalklappe liegt zwischen rechter Kammer und Truncus pulmonalis
Zu 5: Die Koronararterien werden in der Diastole durchblutet

Antwort 62

▶ Die Lösung **D** ist richtig.
Richtige Reihenfolge: V. cava inferior oder V. cava superior (untere bzw. obere Hohlvene), rechter Vorhof, Tricuspidalklappe, rechte Kammer, Pulmonalklappe, Truncus pulmonalis, rechte und linke Lungenarterie, Lunge bzw. Lungenkapillaren, Lungenvene, linker Vorhof, Mitralklappe, linke Kammer, Aortenklappe, Aorta

Antwort 63

▶ Die Lösung **B** ist richtig.
Semilunarklappen = semi (halb), Luna (Mond) = halbmondförmig sehen die Taschenklappen aus (das sollte man wissen!)
Ablauf mechanischer Herzaktion: 1. Systole: Anspannungsphase (alle Herzklappen sind geschlossen, Formveränderung des Herzens aus länglicher Gestalt zur kugelähnlichen Form, erster dumpfer Herzton), Austreibungsphase (Öffnung der Taschenklappen, Schlagvolumen von ca. 70 ml) 2. Diastole: Entspannungsphase (Zuschlagen der Taschenklappen, zweiter heller klingender Herzton, alle Herzklappen sind geschlossen, längliche Formveränderung), Füllungsphase (Öffnung der Segelklappen)

64. Welche Stellung der Herzklappen liegt in der Austreibungsphase der Systole vor?

1. Die Taschenklappen und die Segelklappen sind geschlossen
2. Die Taschenklappen sind offen und die Segelklappen geschlossen
3. Die Taschenklappen sind geschlossen und die Segelklappen sind offen
4. Die Aortenklappe ist offen und die Mitralklappe geschlossen
5. Die Pulmonalklappe ist offen und die Tricuspidalklappe geschlossen

☐ A) Nur die Aussagen 1, 2 und 4 sind richtig
☐ B) Nur die Aussagen 1, 4 und 5 sind richtig
☐ C) Nur die Aussagen 2 und 4 sind richtig
☐ D) Nur die Aussagen 2, 4 und 5 sind richtig
☐ E) Nur die Aussage 3 ist richtig

65. Welche anatomischen Strukturen rechnen Sie dem Vorhof des rechten Herzens zu?

1. Pulmonalarterie
2. Vena cava superior
3. Koronarvene
4. Vena cava inferior
5. Pulmonalvene

☐ A) Nur die Aussagen 1, 2, 3 und 4 sind richtig
☐ B) Nur die Aussagen 1, 3 und 5 sind richtig
☐ C) Nur die Aussagen 2, 3 und 4 sind richtig
☐ D) Nur die Aussagen 2 und 4 sind richtig
☐ E) Nur die Aussagen 3 und 5 sind richtig

66. Welche Aussagen über das Herz treffen zu?

1. Die Herzklappen werden vom Herzmuskel aus ernährt
2. Das Herz liegt im Mediastinum
3. Das Herz liegt zu zwei drittel rechts der Körpermittellinie
4. Die Herzspitze ist mit dem Zwerchfell verwachsen
5. Die linke Herzkammer ist größer als die rechte

☐ A) Nur die Aussagen 1, 2, 3 und 4 sind richtig
☐ B) Nur die Aussagen 2, 3 und 5 sind richtig
☐ C) Nur die Aussagen 2, 3 und 4 sind richtig
☐ D) Nur die Aussagen 2 und 4 sind richtig
☐ E) Nur die Aussagen 3, 4 und 5 sind richtig

Antwort 64

▶ Die Lösung **D** ist richtig.

Die Herzphysiologie kann man nicht auswendig lernen, sie muß verstanden sein!

In der Austreibungsphase sind die Taschenklappen = Semilunarklappen (Pulmonal- und Aortenklappe) geöffnet und die Segelklappen = Atrioventrikularklappen (Tricuspidalklappe und Mitralklappe) geschlossen. In der Füllungsphase ist das Ganze umgekehrt.

Antwort 65

▶ Die Lösung **C** ist richtig.

Der Zusammenfluß von oberer und unterer Hohlvene läßt den rechten Vorhof entstehen. Die Venen der Koronargefäße münden als Sammelvene (Sinus coronarius) in den rechten Vorhof.

Zu 1: Pulmonalarterie: die rechte und linke Lungenschlagader führen venöses Blut zu den Lungen und entstehen aus dem Truncus pulmonalis

Zu 2: Vena cava superior = obere Hohlvene

Zu 4: Vena cava inferior = untere Hohlvene

Zu 5: Pulmonalvene: die linke und rechte Pulmonalvene führen sauerstoffreiches Blut aus den Lungen und münden in den linken Vorhof

Antwort 66

▶ Die Lösung **D** ist richtig.

Lage des Herzens: Liegt im Mediastinum (Mittelfellraum der Brusthöhle zwischen den Lungenflügeln), hinter dem Brustbein (retrosternal) und vor der Speiseröhre, 2/3 des Herzens liegen in der linken Hälfte des Brustkorbs, die Herzspitze liegt im 5.ICR innerhalb der linken Medioklavikularlinie (senkrechte Linie von Mitte Schlüsselbein aus) und ist nach unten dem Zwerchfell verwachsen, die Herzachse verläuft von rechts oben hinten nach links unten vorn.

Zu 1: Die Herzklappen (Endokard) werden in der Diastole vom Blut aus ernährt

Zu 5: Die linke Herzkammer ist nicht größer als die rechte, der linke Herzmuskel ist wesentlich kräftiger als der rechte

67. Die anatomische Herzachse verbindet die Mitte der Herzbasis mit der Herzspitze. Wie ist ihr Verlauf?

☐ A) Sie verläuft diagonal von links oben hinten nach rechts unten vorne
☐ B) Sie verläuft diagonal von links oben vorne nach rechts unten hinten
☐ C) Sie verläuft diagonal von rechts unten hinten nach links oben vorne
☐ D) Sie verläuft diagonal von rechts oben vorne nach links unten hinten
☐ E) Sie verläuft diagonal von rechts oben hinten nach links unten vorne

68. Welche Aussage über das Herzminutenvolumen (HMV) ist richtig?

1. Das HMV ist bei einer Schilddrüsenüberfunktion vermehrt
2. Das HMV beträgt bei gesunden ruhenden Menschen ca. 5 Liter
3. Das HMV ist rechts kleiner als links
4. Das HMV ist vermehrt bei körperlicher Anstrengung
5. Das HMV errechnet sich aus den beiden Werten Schlagvolumen und Schlagfrequenz

☐ A) Nur die Aussagen 1, 2, 3 und 4 sind richtig
☐ B) Nur die Aussagen 1, 2, 4 und 5 sind richtig
☐ C) Nur die Aussagen 2, 3 und 4 sind richtig
☐ D) Nur die Aussagen 2 und 4 sind richtig
☐ E) Alle Aussage sind richtig

69. Welche Aussagen über das EKG sind richtig?

1. Das EKG kommt durch die Muskelkontraktionen der Kammern und Vorhöfe zustande
2. Das EKG kann Auskünfte bei Herzmuskelentzündung geben
3. Das EKG kann Auskünfte über eine Hypertonie geben
4. Durch das EKG kann man die Belastungsfähigkeit des Herzens testen
5. Das EKG kann Auskunft über stumme Herzinfarkte geben

☐ A) Nur die Aussagen 1, 2 und 5 sind richtig
☐ B) Nur die Aussagen 1, 3 und 4 sind richtig
☐ C) Nur die Aussagen 2, 3 und 4 sind richtig
☐ D) Nur die Aussagen 2, 4 und 5 sind richtig
☐ E) Nur die Aussagen 2 und 5 sind richtig

Antwort 67

▶ Die Lösung **E** ist richtig.

Definition Herzachse (Pschyrembel): Die Herzachse ist die Verbindungslinie zwischen dem Schnittpunkt des linken Herzrandes mit dem Zwerchfell und dem Einschnitt des rechten Herzrandes am Übergang von Vena cava superior in den rechten Vorhof.

Antwort 68

▶ Die Lösung **B** ist richtig.

Herzminutenvolumen (auch Herzzeitvolumen = HZV): Schlagkraft (ca. 70 ml pro Systole) mal Schlagfrequenz (ca. 70 pro Minute). Unter Belastung steigert sich die Herzleistung und damit das Herzminutenvolumen. Im Extremfall kann das Herz bis zu 20l Blut pro Minute fördern. Die Anpassung der Herztätigkeit an den momentanen Bedarf wird von den Herznerven (Parasympathikus und Sympathikus) und Hormonen gesteuert.

Zu 1: Schilddrüsenhormone führen zu einer Beschleunigung der Herztätigkeit und somit zu einem gesteigerten HVM

Zu 3: Das HMV ist rechts kleiner als links: Das ist völlig unmöglich, das Volumen in beiden Kammern muß immer gleich sein. Schließlich kommt das Blut der linken Kammer aus der rechten und beide Kammern schlagen gleichzeitig.

Antwort 69

▶ Die Lösung **D** ist richtig.

Das Reizleitungssystem des Herzens erzeugt einen Stromfluß und dieser kann über das EKG aufgezeichnet werden. Diese Stromflußkurve stellt den Erregungsablauf im Herzen dar und gibt Auskunft über Herzrhythmus, Herzfrequenz, Herzlage und über Erregungsbildung und Ausbreitung.

Das EKG gibt Informationen bei folgenden Erkrankungen: Herzrhythmusstörung, Herzinfarkt (frisch: Anhebung der ST-Strecke, alt: vertieftes Q), entzündliche Prozesse des Herzens, Herzhypertrophie, evtl. bei Koronar-Herzerkrankungen im Belastungs-EKG (Veränderungen der ST-Strecke)

Zu 1: Das EKG kommt durch die Muskelkontraktionen der Kammern und Vorhöfe zustande: Das ist falsch, die eigentliche Muskelkontraktion ist im EKG nicht zu sehen.

Zu 3: Das EKG kann Auskünfte über eine Hypertonie geben: Falsch, die exakte muskuläre Arbeit des Herzens ist im EKG nicht zu bewerten.

3.1 Anatomie und Physiologie

70. Der Weg des Blutes durch das Herz. Welche Aussage ist richtig?

☐ A) Vena cava superior → Pulmonalklappe → Lunge → Lungenarterie → linke Kammer → Aortenklappe
☐ B) Rechter Vorhof → Pulmonalklappe → Lungenvene → Lunge → Mitralklappe → Aortenklappe
☐ C) Vena cava inferior → rechte Herzkammer → Tricuspidalklappe → Lunge → linker Vorhof → Aorta
☐ D) Tricuspidalklappe → Pulmonalklappe → Truncus pulmonalis -linker Vorhof → Mitralklappe → Aorta
☐ E) Rechter Vorhof → Mitralklappe → Pulmonalklappe → Lunge → linker Vorhof → linke Kammer → Aorta

3.2 Pathologie

71. Was würden Sie zur Förderung der Wasserausscheidung bei Herzkranken (Linksherzinsuffizienz) empfehlen?

☐ A) Natriumarme Ernährung
☐ B) Natriumreiche Ernährung
☐ C) Kaliumarme Ernährung
☐ D) Jodreiche Ernährung

72. Welche Nebenwirkung kann eine Einnahme von Digitalis hervorrufen?

1. Appetitlosigkeit
2. Übelkeit
3. Farben sehen
4. Bradykardie
5. Kammerflimmern

☐ A) Nur die Aussagen 1, 2, 3 und 4 sind richtig
☐ B) Nur die Aussagen 1, 2 und 3 sind richtig
☐ C) Nur die Aussagen 2, 3 und 4 sind richtig
☐ D) Nur die Aussagen 2 und 4 sind richtig
☐ E) Alle Aussagen sind richtig

Antwort 70

▶ Die Lösung **D** ist richtig.

Richtige Reihenfolge: V. cava inferior oder V. cava superior (untere bzw. obere Hohlvene), rechter Vorhof, Tricuspidalklappe, rechte Kammer, Pulmonalklappe, Truncus pulmonalis, rechte und linke Lungenarterie, Lunge bzw. Lungenkapillaren, Lungenvene, linker Vorhof, Mitralklappe, linke Kammer, Aortenklappe, Aorta

Zu A: Falsch in der Reihenfolge ist die Lungenarterie
Zu B: Falsch in der Reihenfolge ist die Lungenvene
Zu C: Falsch in der Reihenfolge ist die Tricuspidalklappe
Zu E: Falsch in der Reihenfolge ist die Mitralklappe

Antwort 71

▶ Die Lösung **A** ist richtig.

Behandlung einer chronischen Herzschwäche: Ursachenabklärung, Medikamentöse Therapie (Herzstärkend = Digitalis, harntreibend = Diuretika, gefäßerweiternd = ACE-Hemmer, Thromboseprophylaxe), Selbsthilfemaßnahmen (für körperliche und seelische Entlastung sorgen), Gewichtsnormalisierung, Stuhlregulierung; Diät: kleine Mahlzeiten, am Abend möglichst keine Mahlzeiten mehr, kochsalzarm (nur wenn keine Einnahme von Diuretika) und kaliumreich, Tinkmenge nicht mehr als 1 Liter täglich

Antwort 72

▶ Die Lösung **E** ist richtig.

Digitaliswirkung: 1. Zunahme des Herzzeitvolumens durch Steigerung der Herzmuskelkraft (positiv inotrop); 2. Verlangsamung der Herzfrequenz (negativ chronotrop); 3. Erhöhte Erregbarkeit des Herzreizleitungssystems (positiv bathmotrop); 4. Erniedrigte Erregungsleitungsgeschwindigkeit (negativ dromotrop)

Digitalisintoxikation: 1. gastrointestinale Symptome: Übelkeit, Erbrechen, Durchfall, Schmerzen, Appetitlosigkeit; 2. Herzrhythmusstörungen: Bradykardie, Kammerflimmern (bei schwerer Überdosierung), Extrasystolie, AV-Block; 3. Zentralnervöse Störungen: Schwäche, Verwirrtheit, Depressionen, Kopfschmerzen; 4. Visuelle Störungen: Farben und Wolken sehen, dabei Schwindel.

> WICHTIG: *Kalzium verstärkt* und *Kalium vermindert* die Digitaliswirkung! *Nie* einem digitalisierten Patienten *Kalzium i. v. spritzen!*

73. Wodurch können Arrhythmien entstehen?

1. Digitalisüberdosierungen
2. Reizleitungsstörungen
3. Hyperthyreose
4. Beim Gesunden
5. Koronare Herzkrankheit (KHK)

☐ A) Nur die Aussagen 1, 2, 3 und 5 sind richtig
☐ B) Nur die Aussagen 1, 2 und 3 sind richtig
☐ C) Nur die Aussagen 1, 2 und 5 sind richtig
☐ D) Nur die Aussagen 2, 3 und 4 sind richtig
☐ E) Alle Aussagen sind richtig

74. Was trifft bei Angina pectoris zu?

1. Retrosternaler Druckschmerz mit Ausstrahlung in den linken Arm
2. Können auch in die Brust und den rechten Arm ausstrahlen
3. Oberbauch- und Rückenschmerz
4. Ausstrahlung in den Hals und Unterkiefer
5. Ist immer ein Hinweis auf einen bevorstehenden Herzinfarkt

☐ A) Nur die Aussagen 1, 2, 3 und 4 sind richtig
☐ B) Nur die Aussagen 1, 3 und 4 sind richtig
☐ C) Nur die Aussagen 1, 3 und 5 sind richtig
☐ D) Nur die Aussagen 2, 3, 4 und 5 sind richtig
☐ E) Alle Aussagen sind richtig

75. Was lenkt Ihren Verdacht auf einen akuten Myokardinfarkt?

1. Starker Brustschmerz mit Todesängsten
2. Atemnot in Ruhe
3. Plötzlich heftigste Oberbauchschmerzen
4. Plötzlich stärkste Kopfschmerzen mit Schwindel, Übelkeit und Erbrechen
5. Plötzlich stärkste Schmerzen in einem Bein

☐ A) Nur die Aussagen 1, 2, 3 und 4 sind richtig
☐ B) Nur die Aussagen 1, 2 und 3 sind richtig
☐ C) Nur die Aussagen 1 und 2 sind richtig
☐ D) Nur die Aussage 1 ist richtig
☐ E) Alle Aussagen sind richtig

Antwort 73

▶ Die Lösung **E** ist richtig.

Arrythmien sind alle Abweichungen von der normalen Herzfrequenz: Extrasystolen (frühzeitige Kammerkontraktion, am häufigsten), Tachykardie und Bradykardie.
Mögliche Ursachen bei Extrasystolie: Intoxikationen, organische Herzerkrankungen (z. B. Koronare Herzkrankheit, Herzinsuffizienz, Myokarditis), Elektrolytstörungen (vor allem bei Hypo- und Hyperkaliämie), Medikamentennebenwirkung (z. B. Digitalis) und häufig beim Gesunden (auslösende Faktoren: emotionale Erregung, Übermüdung, körperliche Aktivität, Genußmittel, u. a.)
Ursachen Tachykardie: Intoxikationen, organische Herzerkrankungen, als Reaktion (z. B. bei Fieber, Sauerstoffmangel, Hypoglykämie),hormonell (z. B. Hyperthyreose), idiopathisch (Sympathikotoniker).
Ursachen Bradykardie: Intoxikationen, organische Herzerkrankungen (z. B. Ausfall Sinusknoten), physiologisch z. B. bei Sportlern, hormonell (z. B. Hypothyreose), medikamentös bedingt (z. B. Digitalis), neurogen (z. B. Hirndruckerhöhung)

Antwort 74

▶ Die Lösung **A** ist richtig.

Angina pectoris ist häufig eine Erstmanifestation der KHK. Symptomatisch ist schwer zu unterscheiden zwischen Herzinfarkt und Angina pectoris.
Patient mit Angina pectoris: Unruhig, Blutdruck erhöht, Schmerzsymptomatik kürzer, Beschwerden werden nach Nitroglyzerin besser.
Patient mit Herzinfarkt: bewegt sich kaum, Blutdruck nach unten durch Schocksymptomatik, Vernichtungsschmerz hält länger an.
Zu 5: Angina pectoris *kann* auch Hintergrund einer vasokonstriktiven Störung sein, aber auch Vorbote auf einen Infarkt. Hier ist das Wort *„immer“* falsch.

Antwort 75

▶ Die Lösung **B** ist richtig.

Die Schmerzlokalisation beim Herzinfarkt ist am häufigsten retrosternal, im linken Brustbereich, der linken Schulter und im linken Arm (Kleinfingerseite), aber auch zu finden im Abdomen (8%), in der Kiefer- und Halsregion (6%), im Rücken (16%), in der rechten Brust- und Schulterseite (18%) und sogar im rechten Arm.
Zu 4: Verdacht auf Subarachnoidalblutungen, Apoplex, Glaukom, Migräne u. a.
Zu 5: Verdacht auf akuten arteriellen Verschluß = Embolie

76. Welche Erscheinungen liegen bei einer Rechtsherz-insuffizienz vor?

1. Halsvenenstau
2. Pfortaderhochdruck
3. Nykturie
4. Lungenödem
5. Asthma cardiale

☐ A) Nur die Aussagen 1, 2, 3 und 4 sind richtig
☐ B) Nur die Aussagen 1, 2 und 3 sind richtig
☐ C) Nur die Aussagen 1, 2 und 5 sind richtig
☐ D) Nur die Aussagen 1, 2 und 4 sind richtig
☐ E) Alle Aussagen sind richtig

77. Welche Herz-Kreislauf-Erkrankung wird mit Digitalis, Diuretika und einer entsprechende Diät behandelt?

☐ A) Angina pectoris-Anfall
☐ B) Herzinfarkt
☐ C) Herzinsuffizienz
☐ D) Hypertonie
☐ E) Tiefe Beinvenenthrombose

Antwort 76
▶ Die Lösung **B** ist richtig.
Symptomatik Rechtsherzinsuffizienz: Venös gestauter Patient mit rotem Kopf und Ödemen (anfangs nur abends), gestaute Hals- und Zungengrundvenen, Pleuraergüsse, positiver hepatojugulärer Reflux (Füllung der Jugularvenen bei Leberpalpation des mit dem Oberkörper um 30–45° hochgelagerten Patienten), Stauungsleber (Stauungshepatitis, kardiale Zirrhose), Pfortaderhochdruck mit Aszites und Stauungsgastritis oder Stauungsenteritis (abdominelle Beschwerden, Völlegefühl, Appetitlosigkeit, Malabsorption) Stauungsniere (Proteinurie), Beinödeme v.a. an den Knöcheln, Anasarka (ausgedehntes Ödem)
Zu 4+5: Lungenödem und Asthma cardiale: Zeichen einer Linksherzinsuffizienz durch Rückwärtsversagen des linken Herzens mit Stauung im Lungenkreislauf

Antwort 77
▶ Die Lösung **C** ist richtig.
Behandlung Herzinsuffizienz: Konservativ: Gewichtsnormalisierung, Stuhlregulierung, körperliche und seelische Entspannung (Meditation), kleine Mahlzeiten (fettarm), am Abend möglichst keine Mahlzeiten mehr, kochsalzarme Nahrung wenn keine Einnahme von Diuretika, Trinkmenge nicht mehr als 1 Liter täglich, submaximales Ausdauertraining für 10 Minuten; medikamentös: Digitalis zur Steigerung der Herzkraft, Vasodilatatoren (ACE-Hemmer, Diuretika, Thromboseprophylaxe)
Zu A: Angina pectoris-Anfall: Nitroglyzerin (Patient hinlegen!), Betarezeptorenblocker, Kalziumantagonisten
Zu B: Herzinfarkt: Notfall, Oberkörper hoch lagern, venösen Zugang legen, keine intramuskulären Injektionen (Verfälschung der Enzymwerte), medikamentös: Schmerzmittel, Beruhigungsmittel, Nitrolingual-Spray (nicht bei systolischem Wert unter 90 mmHg), Sauerstoff, Heparin
Zu D: Hypertonie: Medikamentös: Betablocker, Diuretika, Kalziumantagonisten, ACE-Hemmer, Konservativ: Gewichtsnormalisierung, regelmäßige Bewegung, kein Nikotin und Koffein und Alkohol, salzarme Kost, kaliumreiche Kost, ausreichende Entspannung (Meditation)
Zu E: Tiefe Beinvenenthrombose: Klinikeinweisung, Immobilisierung des Patienten, Antikoagulantien-Therapie

78. Bei einer 70jährigen Frau kommt es zu einer Digitalisüberdosierung. Welche Beschwerden sind möglich?

1. Gelbsehen
2. Augenflimmern
3. Durchfälle
4. AV-Block
5. Gefahr eines Herzinfarktes

☐ A) Nur die Aussagen 1, 2 und 3 sind richtig
☐ B) Nur die Aussagen 1, 2, 3 und 4 sind richtig
☐ C) Nur die Aussagen 1 und 3 sind richtig
☐ D) Nur die Aussage 3 ist richtig
☐ E) Alle Aussagen sind richtig

79. Was kann die Ursache von Extrasystolen sein?

1. Wachstumsphase
2. Herzfehler
3. Digitalisüberdosierung
4. Vegetative Labilität
5. Koronare Herzkrankheit

☐ A) Nur die Aussagen 1, 2, 3 und 4 sind richtig
☐ B) Nur die Aussagen 1, 2 und 5 sind richtig
☐ C) Nur die Aussagen 2, 3 und 5 sind richtig
☐ D) Nur die Aussagen 2, 3, und 4 sind richtig
☐ E) Alle Aussagen sind richtig

80. Welche Symptomatik kann aus einer Rechtsherzinsuffizienz entstehen?

1. Hepatitis
2. Halsvenenstauung
3. Aszites (Bauchwassersucht)
4. Pulsierende Karotis
5. Einseitiges Unterschenkelödem

☐ A) Nur die Aussagen 1, 2, 3 und 4 sind richtig
☐ B) Nur die Aussagen 1, 2 und 3 sind richtig
☐ C) Nur die Aussagen 2, 3 und 4 sind richtig
☐ D) Nur die Aussagen 2, 3, und 5 sind richtig
☐ E) Alle Aussagen sind richtig

Antwort 78

▶ Die Lösung **B** ist richtig.

Digitalisintoxikation: 1. gastrointestinale Symptome 2. Herzrhythmusstörungen 3. Zentralnervöse und visuelle Störungen. Kalzium verstärkt und Kalium vermindert die Digitaliswirkung!

Zu 5: Gefahr eines Herzinfarktes durch KHK, bei Digitalisintoxikation Gefahr von Herzstillstand durch Kammerflimmern

Antwort 79

▶ Die Lösung **E** ist richtig.

Extrasystolen sind außerhalb des regulären Grundrhythmus auftretende Herzaktionen. Unterscheidung nach dem Ursprungsort im Reizleitungssystem in supraventrikuläre und ventrikuläre Extrasystolen.

Ursachen: Häufig bei Gesunden (auslösende Faktoren: emotionale Erregung, Übermüdung, körperliche Aktivität, Genußmittel, u. a.), bei allen organischen Herzerkrankungen (z. B. Koronare Herzkrankheit, Myokarditis), bei Elekrolytstörungen (vor allem bei Hypo- und Hyperkaliämie) und als Medikamentennebenwirkung (z. B. Digitalis)

Antwort 80

▶ Die Lösung **B** ist richtig.

Symptomatik Rechtsherzinsuffizienz: Venös gestauter Patient mit rotem Kopf und Ödemen (anfangs nur abends), sichtbar evtl. pulsierende Venenstauung am Hals (V. jugularis), Zungengrund und evtl. Epigastrium, Stauungsleber (Stauungshepatitis, kardiale Zirrhose), Pfortaderhochdruck mit Aszites und Stauungsgastritis oder Stauungsenteritis, Stauungsniere (nephrotisches Syndrom)

Zu 1: Hepatitis: Damit ist die Stauungshepatitis gemeint

Zu 4: Pulsierende Karotis bei z. B. Aortenklappeninsuffizienz, hypertone Krise

Zu 5: Einseitiges Unterschenkelödem: Beidseitig periphere Ödeme bei Rechtsherzinsuffizienz und Nieren- und Lebererkrankungen

81. Ein 40jähriger Mann hat anfallsartig auftretende Brustschmerzen mit Tachykardie und Angst. Welche Aussagen treffen zu?

1. Es kann sich um einen Angina pectoris-Anfall handeln
2. Es kann sich um einen Herzinfarkt handeln
3. Es kann sich um eine funktionelle Herzerkrankung handeln
4. Es kann sich auch noch um andere Erkrankungen handeln

- ☐ A) Nur die Aussagen 1, 2 und 3 sind richtig
- ☐ B) Nur die Aussagen 1 und 2 sind richtig
- ☐ C) Nur die Aussagen 1 und 4 sind richtig
- ☐ D) Nur die Aussage 1 ist richtig
- ☐ E) Alle Aussagen sind richtig

82. Welche Symptomengruppe paßt am ehesten zu einer Herzmuskelentzündung?

- ☐ A) Atemabhängiger Schmerz, Atemnot
- ☐ B) Nachtschweiß, Atemnot, Gewichtsverlust
- ☐ C) Atemnot, rasche Ermüdbarkeit, Herzrhythmusstörungen, Tachykardien
- ☐ D) Nachtschweiß, Atemnot, Anämie
- ☐ E) Nachtschweiß, Gewichtsabnahme, Lymphknotenschwellung

Roemheld-Syndrom

Antwort 81

▶ Die Lösung **E** ist richtig.

Der Verdacht liegt nahe, daß es sich um eine KHK mit Angina pectoris oder Herzinfarkt handelt. Generell können aber auch viele andere akute Erkrankungen diese Symptomatik aufweisen.

Zu 3: Funktionelle Herzerkrankung: Keine organische Veränderungen am Herzen nachweisbar: Bei bestehender Symptomatik, Patient meist depressiv, angstneurotisch und selbstunsicher

Zu 4: Lungeninfarkt, Lungenödem, akute Entzündungen am Herzen (Endokarditis, Myokarditis, Perikarditis), Pneumothorax, Mediastinalverdrängung (z. B. Tumore, Aortenaneurysma), Hiatushernie mit upside-down-stomach, Roemheld-Syndrom

Antwort 82

▶ Die Lösung **C** ist richtig.

Hier geht es darum geschickt zu raten. Herzrhythmusstörungen und Tachykardien weisen hier auf eine Myokarditis hin.

Verlauf der Myokarditis sehr unterschiedlich, häufig asymptomatisch oder leichte Verläufe.

Symptomatik: Anfallsartige Tachykardien v.a. bei Bewegung (z. B. vom Bett aufstehen oder Treppe hochgehen), andere Herzrhythmusstörungen (Extrasystolen: Herzstolpern), Müdigkeit und Schwächegefühl, Fieber, klinische Zeichen einer Herzinsuffizienz

Zu A: Atemabhängiger Schmerz – Atemnot: Verdacht auf z. B. Pleuritis und Pneumothorax

Zu B: Nachtschweiß – Atemnot – Gewichtsverlust: Verdacht z. B. auf Tumorleiden, Tbc., Sarkoidose

Zu D: Nachtschweiß – Atemnot – Anämie: Verdacht auf Tumorleiden?

Zu E: Nachtschweiß – Gewichtsabnahme – Lymphknotenschwellung: Verdacht auf maligne Lymphknotenerkrankung

83. Welches Geräusch hören Sie typischerweise bei einer Aortenklappeninsuffizienz?

☐ A) Systolikum über dem 2. ICR parasternal rechts
☐ B) Systolikum über dem 2. ICR parasternal links
☐ C) Diastolikum über dem 2. ICR parasternal rechts
☐ D) Diastolikum über dem 2. ICR parasternal links
☐ E) Diastolikum über dem 5. ICR medioklavikular rechts

84. Was ist die häufigste Ursache bei erworbenen Herzklappenfehlern?

☐ A) Tuberkulose
☐ B) Arteriosklerose
☐ C) Meningitis
☐ D) Diphtherie
☐ E) Rheumatisches Fieber

Antwort 83

▶ Die Lösung **C** ist richtig

Bei der Aortenklappeninsuffizienz braucht das linke Herz aufgrund des Pendelblutes wesentlich mehr Kraft, um das Blut in den großen Kreislauf zu pumpen. Das linke Herz hypertrophiert.

Symptomatik: Große Blutdruckamplitude, Pulsus celer et altus (schneller und harter Radialispuls), hebender Herzspitzenstoß, Herzspitzenstoß nach lateral unten verlegt, vergrößerte relative Herzdämpfung, Schwirren rechts parasternal in Höhe 2. ICR mit hüpfenden Karotiden, evtl. Kapillarpuls (z. B. nach leichtem Druck auf Fingernagel) und Musset-Zeichen (pulssynchrones Kopfnicken), ab kritischer Herzgröße von 500 g Zeichen der Herzinsuffizienz.

Die einzelnen Abhörstellen der verschiedenen Klappen liegen nicht an ihrer anatomischen Lage, sondern sie liegen dort, wo der Blutstrom die Klappenschlußtöne am deutlichsten hinträgt.

Aortenklappe → 2.ICR parasternal rechts, Pulmonalklappe → 2.ICR parasternal links

Tricuspidalklappe → 4.ICR parasternal rechts, Mitralklappe → 5.ICR medioclavicular links

(**Merksatz:** „Anton Pulmann trinkt Milch um 22 Uhr 45“)

Diastolisches Herzgeräusch bei Taschenklappeninsuffizienz und Segelklappenstenose

Systolisches Herzgeräusch bei Taschenklappenstenose und Segelklappeninsuffizienz

Zu A: Systolikum über dem 2. ICR parasternal rechts = bei Aortenklappenstenose

Zu B: Systolikum über dem 2. ICR parasternal links = bei Pulmonalklappenstenose

Zu C: Diastolikum über dem 2. ICR parasternal rechts = bei Aortenklappeninsuffizienz

Zu D: Diastolikum über dem 2. ICR parasternal links = bei Pulmonalklappeninsuffizienz

Zu E: Systolikum über dem 5. ICR medioclavicular links = bei Mitralklappeninsuffizienz

Antwort 84

▶ Die Lösung **E** ist richtig.

Die meisten erworbenen Herzklappenfehler sind durch eine rheumatische Endokarditis verursacht, deren Erstmanifestation meist 10 bis 30 Jahre vorausgegangen ist. Die erworbenen Herzklappenfehler manifestieren sich meist am linken Herzen (Mitral- und Aortenklappe), während die angeborenen Klappenfehler meist zu einer Aorten- oder Pulmonalklappenstenose führen.

85. Welche Symptomatik stimmt für eine Linksherzinsuffizienz?

- ☐ A) Lungenödem
- ☐ B) Ödeme an den Knöcheln
- ☐ C) Gestaute Halsvenen
- ☐ D) Stauungsniere
- ☐ E) Lebervergrößerung

86. Ursachen einer Rechtsherzinsuffizienz?

1. Chronische Bronchitis
2. Lungenemphysem
3. Asthma bronchiale
4. Rezidivierende Lungenembolien
5. Pulmonalklappenstenose

- ☐ A) Nur die Aussagen 1, 2, 3 und 4 sind richtig
- ☐ B) Nur die Aussagen 1, 2 und 3 sind richtig
- ☐ C) Nur die Aussagen 1, 2 und 4 sind richtig
- ☐ D) Nur die Aussagen 1 und 2 sind richtig
- ☐ E) Alle Aussagen sind richtig

87. Welcher Herzklappenfehler bewirkt eine große Blutdruckamplitude?

- ☐ A) Pulmonalklappenstenose
- ☐ B) Mitralklappenstenose
- ☐ C) Mitralklappeninsuffizienz
- ☐ D) Aortenklappeninsuffizienz
- ☐ E) Aortenklappenstenose

Antwort 85

▶ Die Lösung **A** ist richtig.

Symptomatik Linksherzinsuffizienz: Vorwärtsversagen mit Leistungsminderung und Schwächegefühl, Rückwärtsversagen mit Symptomen der Lungenstauung: Belastungsdyspnoe, Ruhedyspnoe, Orthopnoe (durch Aufrechtsitzen wird das Atmen besser), Asthma cardiale (anfallsweise nächtliche Atemnot und Husten), Lungenödem

Zu B-D: Ödeme an den Knöcheln, gestaute Halsvenen, Stauungsniere, Lebervergrößerung → alles Symptome einer Rechtsherzinsuffizienz

Antwort 86

▶ Die Lösung **E** ist richtig.

Ursachen der Rechtsherzinsuffizienz: Stenose oder Insuffizienz der Tricuspidal- oder Pulmonalklappe, Lungenerkrankungen (obstruktive Lungenerkrankungen, Lungenemphysem, Fibrosen), mediastinale Lymphknotenmetastasen.

Zu 4: Auch rezidivierende (wiederkehrende) Lungenembolien mit häufig asymptomatischem Verlauf können zur Insuffizienz des rechten Herzens führen.

Beachte: Das linke Herz ist an schwankende Druckbelastungen gewöhnt, während das rechte Herz immer an einen relativen konstanten Druck (40–50 mm/Hg.) gewöhnt ist.

Antwort 87

▶ Die Lösung **D** ist richtig.

Blutdruckamplitude ist die Differenz zwischen systolischem diastolischem Blutdruck. Zu einer großen Amplitude kommt es immer, wenn das linke Herz mehr Kraft aufwenden muß und der Gefäßwiderstand sich nicht erhöht: z. B. Aortenklappeninsuffizienz, Hyperthyreose, Fieber, Anämie, Ductus arteriosus apertus (offener Ductus Botalli).

Zu A: Pulmonalklappenstenose: Hypertrophie des rechten Ventrikel mit Stauung vor dem Herzen

Zu B: Trikuspidalklappenstenose: Hypertrophie des rechten Vorhofs mit venöser Stauung

Zu C: Mitralklappeninsuffizienz: Dilatation der linken Kammer und des linken Vorhofs mit verstrichener Herztaille (Röntgen), hebender Herzspitzenstoß, Lungenstauung

Zu D: Aortenklappeninsuffizienz: Große Blutdruckamplitude (Pulsus celer et altus), Hypertrophie des linken Herzens, hüpfende Karotiden, Musset-Zeichen, Kapillarpuls, Schwirren parasternal 2. ICR, im ausgeprägten Zustand: Lungenstauung, Schuhform des Herzens (Röntgen)

Zu E: Aortenklappenstenose: Niedriger Blutdruck mit kleiner Blutdruckamplitude (Pulsus tardus et parvus), Belastungsdyspnoe, Angina pectoris-Symptome, Herzrhythmusstörungen, Lungenstauung

88. Wohin können die Angina pectoris-Schmerzen, außer in den linken Arm, noch ausstrahlen?

1. In den linken Arm
2. In den rechten Arm
3. In den Oberbauch
4. In den Hals
5. In den Unterkiefer

☐ A) Nur die Aussagen 1, 2 und 3 sind richtig
☐ B) Nur die Aussagen 1, 3 und 5 sind richtig
☐ C) Nur die Aussagen 2, 3 und 5 sind richtig
☐ D) Nur die Aussagen 2, 4 und 5 sind richtig
☐ E) Alle Aussagen sind richtig

89. Wann ist die Komplikationsgefahr beim Herzinfarkt am größten?

1. Während der ersten 3–4 Stunden
2. Während der ersten 12 Stunden
3. Während der ersten 2 Tage
4. Nach der ersten Woche
5. Nach der zweiten Woche

☐ A) Nur die Aussagen 1, 2 und 3 sind richtig
☐ B) Nur die Aussagen 1 und 3 sind richtig
☐ C) Nur die Aussage 2 ist richtig
☐ D) Nur die Aussage 4 ist richtig
☐ E) Nur die Aussage 5 ist richtig

90. Welche Faktoren erhöhen das Risiko eines Herzinfarktes?

1. Rauchen
2. Bluthochdruck
3. Fettstoffwechselstörungen
4. Diabetes mellitus
5. Negativer Streß

☐ A) Nur die Aussagen 1, 2, 3 und 5 sind richtig
☐ B) Nur die Aussagen 1, 2 und 3 sind richtig
☐ C) Nur die Aussagen 1, 3, 4 und 5 sind richtig
☐ D) Nur die Aussagen 2, 3 und 4 sind richtig
☐ E) Alle Aussagen sind richtig

Antwort 88

▶ Die Lösung **E** ist richtig.

Die Schmerzlokalisation beim Herzinfarkt ist am häufigsten retrosternal, im linken Brustbereich, der linken Schulter und im linken Arm (Kleinfingerseite), aber auch zu finden im Abdomen (8%), in der Kiefer- und Halsregion (6%), in der rechten Brust- und Schulterseite (18%) und sogar im rechten Arm.

Antwort 89

▶ Die Lösung **A** ist richtig.

Mit unklaren Fragen muß leider immer wieder gerechnet werden. Manchmal wird es zum Ratespiel.

Tatsache ist: Gefährlichster Zeitraum für Frühkomplikationen beim Herzinfarkt sind die ersten 72 Stunden!

Antwort 90

▶ Die Lösung **E** ist richtig.

Risikofaktoren der Arteriosklerose: 1. Unbeeinflußbar: familiäre Disposition, Lebensalter, männliches Geschlecht 2. Beeinflußbar: Risikofaktoren erster Ordnung (Fettstoffwechselstörungen, Hypertonie, Adipositas, Rauchen, Diabetes mellitus) und Risikofaktoren zweiter Ordnung (Bewegungsmangel, negativer Streß, entsprechende Persönlichkeitsstruktur: Ehrgeiz, Aggressivität, Hektik)

Statistischer Nachweis: Zwei Risikofaktoren der ersten Ordnung erhöht = vierfaches Infarktrisiko, vier Risikofaktoren erster Ordnung erhöht = 10faches Infarktrisiko

91. Welche Erkrankung kann zu einem chronischen Cor pulmonale führen?

☐ A) Akute Bronchitis
☐ B) Sarkoidose
☐ C) Rechtsherzinsuffizienz
☐ D) Linksherzinsuffizienz
☐ E) Lungenödem

92. Welche Komplikationen sind bei einem Herzinfarkt zu befürchten?

1. Herzrhythmusstörungen
2. Lungenödem
3. Asthma bronchiale
4. Linksherzinsuffizienz
5. Mitralinsuffizienz

☐ A) Nur die Aussagen 1, 2 und 4 sind richtig
☐ B) Nur die Aussagen 1, 3 und 4 sind richtig
☐ C) Nur die Aussagen 1, 2, 4 und 5 sind richtig
☐ D) Nur die Aussagen 1 und 4 sind richtig
☐ E) Alle Aussagen sind richtig

93. Ein Patient leidet unter einem chronischen Cor pulmonale. Welche Symptome würden Sie erwarten?

1. Asthma cardiale
2. Chronische Bronchitis
3. Rechtsherzinsuffizienz
4. Ödeme
5. Leberstauung

☐ A) Nur die Aussagen 1, 2, 4 und 5 sind richtig
☐ B) Nur die Aussagen 1, 4 und 5 sind richtig
☐ C) Nur die Aussagen 2, 3, 4 und 5 sind richtig
☐ D) Nur die Aussagen 2, 3 und 4 sind richtig
☐ E) Alle Aussagen sind richtig

Antwort 91

▶ Die Lösung **B** ist richtig.

Cor pulmonale = Rechtsherzinsuffizienz aufgrund chronischer Lungenerkrankungen (obstruktive, Emphysem und Fibrosen). Parenchymveränderungen der Lunge → Verminderung der Alveolarkapillaren und Drucksteigerung im Lungenkreislauf. Das rechte Herz wird mehr belastet.

Zu B: Sarkoidose (Morbus Boeck): Granulomatöse Systemerkrankung, verläuft zu 90% in der Lunge, Ursache unbekannt. Unterscheidung akut – und chronisch = anfangs keine Symptome, später zunehmend Fibrosierung der Lunge mit irreversibler Lungenfunktionsminderung (Reizhusten und Belastungsdyspnoe)

Antwort 92

▶ Die Lösung **C** ist richtig.

Gefährlichster Zeitraum für Komplikationen beim Herzinfarkt = die ersten 72 Stunden: Herzrhythmusstörungen (Vorhofflimmern, Kammerflimmern, Extrasystolie), Linksherzversagen mit Lungenstauung (Lungenödem), kardiogener Schock, Ventrikelseptumdefekt, Papillarmuskelabriß mit Insuffizienz der Segelklappe, Herzbeuteltamponade (Flüssigkeitsansammlung im Herzbeutel mit Behinderung der Diastole)

Zu 3: Asthma bronchiale ist ein eigenständiges Krankheitsbild und ist nicht durch einen Herzinfarkt bedingt.

Zu 4: Mitralinsuffizienz kann durch Herzmuskelnekrose im Bereich der Papillarmuskeln in der linken Herzkammer entstehen. Sehnenfäden befestigen normalerweise die Segelklappen an den Papillarmuskeln der entsprechenden Kammern. Sie verhindern während der Systole ein Zurückschlagen der Segelkappen in den Vorhof.

Antwort 93

▶ Die Lösung **C** ist richtig.

Cor pulmonale = Rechtsherzinsuffizienz aufgrund pulmonaler Erkrankungen, die zu einer Erhöhung des Gefäßwiderstandes im Lungenkreislauf führen (Emphysem, Fibrosen, chronisch obstruktive Lungenerkrankungen)

Symptomatik Rechtsherzinsuffizienz: Gestaute Hals- und Zungengrundvenen, Pleuraergüsse, positiver hepatojugulärer Reflux (Füllung der Jugularvenen bei Leberpalpation des mit dem Oberkörper um 30–45° hochgelagerten Patienten), Stauungsleber (Stauungshepatitis, kardiale Zirrhose), Pfortaderhochdruck mit Aszites und Stauungsgastritis oder Stauungsenteritis (abdominelle Beschwerden, Völlegefühl, Appetitlosigkeit, Malabsorption) Stauungsniere (Proteinurie), Beinödeme v.a. an den Knöcheln, Anasarka (ausgedehntes Ödem am ganzen Körper)

Zu 1: Asthma cardiale = Linksherzinsuffizienz mit Rückwärtsversagen. – Zu 2: Chronische Bronchitis kann die Ursache eines Cor pulmonale sein.

94. Wodurch kann ein Angina pectoris-Anfall ausgelöst werden?

1. Psychischer Streß
2. Kälte
3. Starke körperliche Bewegung
4. Üppiges Mahl
5. Interkostalneuralgie

☐ A) Nur die Aussagen 1, 2, 3 und 4 sind richtig
☐ B) Nur die Aussagen 1, 2 und 3 sind richtig
☐ C) Nur die Aussagen 1 und 2 sind richtig
☐ D) Nur die Aussage 1 ist richtig
☐ E) Alle Aussagen sind richtig

95. Wodurch können Herzklappenfehler verursacht werden?

1. Rheumatisches Fieber
2. Angeboren
3. Leberzirrhose
4. Bakterielle Besiedlung durch Streuherde (z. B. Zahnvereiterung)
5. Angina pectoris

☐ A) Nur die Aussagen 1, 2 und 3 sind richtig
☐ B) Nur die Aussagen 1, 2 und 4 sind richtig
☐ C) Nur die Aussagen 1 und 2 sind richtig
☐ D) Nur die Aussagen 2 und 4 sind richtig
☐ E) Alle Aussagen sind richtig

Antwort 94

▶ Die Lösung **A** ist richtig.

Angina pectoris-Anfall = vorübergehende Ischämie des Herzmuskels bei bereits verengten Herzkranzgefäßen auf Grund von Arteriosklerose.

Zu 1: Bei Streß kann es über das vegetative NS zur Kontraktion der bereits verengten Gefäße kommen.

Zu 2: Kälte führt ebenfalls zur Kontraktion der Gefäße.

Zu 3: Bei körperlicher Anstrengung braucht der Körper mehr Sauerstoff, das Herz benötigt mehr Leistungskraft, die Koronararterien sind verengt und können den Herzmuskel nicht ausreichend versorgen.

Zu 4: Bei einem üppigen Mahl ist die Blutkonzentration im Abdomen erhöht, dies kann bei schon bereits verengten Koronararterien zu einer Unterversorgung des Herzmuskels führen.

Zu 5: Interkostalneuralgie = Schmerzen im Versorgungsgebiet einer oder mehrerer Zwischenrippennerven. Es kommt zur Ausschüttung von Adrenalin mit Weitstellung der Koronargefäße und Engstellung der peripheren Gefäße

Antwort 95

▶ Die Lösung **B** ist richtig.

Erworbene Herzklappenfehler sind meist verursacht durch eine rheumatische Endokarditis; seltener durch bakterielle Besiedlung vor allem betahämolysierender Streptokokken (Erysipel, Borkenflechte, Zahnwurzelentzündungen). In der Regel sind die Klappen des linken Herzens betroffen (bedingt durch die stärkere mechanische Beanspruchung).

Angeborene Herzklappenfehler sind häufig Stenosen der Aorten- bzw. Pulmonalklappe.

96. Was passiert, wenn der Sinusknoten am Herzen ausfällt?

☐ A) Der AV-Knoten übernimmt die Arbeit
☐ B) Es kommt zum Kammerflimmern
☐ C) Es kommt zum Vorhofflimmern
☐ D) Es kommt zum kardiogenen Schock

97. Wie sind die Symptome eines akuten arteriellen Verschlusses am Bein?

1. Schwache Fußpulse
2. Zyanotische Verfärbung
3. Blasse Haut
4. Kalter Fuß
5. Hyperreflexie

☐ A) Nur die Aussagen 1, 2, 3 und 4 sind richtig
☐ B) Nur die Aussagen 1, 2, 3 und 5 sind richtig
☐ C) Nur die Aussage 1, 3 und 4 sind richtig
☐ D) Nur die Aussagen 1, 4 und 5 sind richtig
☐ E) Alle Aussagen sind richtig

98. Was würden Sie einem Hypertoniker therapeutisch empfehlen?

☐ A) Viel Wasser trinken
☐ B) Wenig Wasser trinken
☐ C) Salzarme Kost
☐ D) Salzreiche Kost
☐ E) Ein Hypertoniker muß diätetisch nichts beachten

Antwort 96

▶ Die Lösung **A** ist richtig.

Beim Sinusknotenausfall kommt es zu Erregungsleitungsstörungen zwischen den Vorhöfen und den Kammern (sog. AV-Block). Es sind verschiedene Formen und Schweregrade bekannt. Übernimmt der AV-Knoten nicht den Herzrhythmus, so kommt es zum Herzstillstand (Adams-Stokes-Anfall).

Ursachen: Idiopathisch, Sportlerherz, Koronare Herzkrankheit, Myokarditis, Medikamente (z. B. *Digitalis*)

Zu B: Es kann zum Kammerflimmern oder zur extremen Bradykardie bei Adams-Stokes-Anfall kommen (kann man ankreuzen, wenn mehrere Aussagen in Betracht kommen)

Zu C: Ursache Vorhofflimmern: Idiopathisch, Mitralklappenfehler (Vorhofstauung führt zur Beeinträchtigung des Sinusknoten), Koronare Herzkrankheit, Myokarditis, Hypertonie, Hyperthyreose, Medikamente (z. B. *Digitalis*), Alkohol

Zu D: Kardiogener Schock: Herzinfarkt, Lungenembolie, schwere Herzrhythmusstörungen

Antwort 97

▶ Die Lösung **C** ist richtig.

Klassische Symptome der Embolie im Extremitätenbereich:

„6xp“: 1. Plötzlicher peitschenhiebähnlicher Schmerz (pain); 2. Blässe (paleness); 3. Mißempfindung (parasthesia); 4. Pulslosigkeit (pulslessness); 5. Bewegungsunfähigkeit (paralysis); 6. Schock (prostration)

Zu 2: Zyanotische Verfärbung z. B. bei venöser Stase (tiefe Beinvenenthrombose)

Zu 5: Keine Hyperreflexie, es kommt zur Bewegungsunfähigkeit

Antwort 98

▶ Die Lösung **C** ist richtig.

Bei sekundärer Hypertonie muß die Grunderkrankung behandelt werden.

Grundtherapie der essentiellen Hypertonie: Gewichtsnormalisierung, salzarme Kost (nicht mehr als 6 g pro Tag, möglichst weniger), kaliumreiche Kost mit Obst und Gemüse (Kalium wirkt blutdrucksenkend), regelmäßige Bewegung (möglichst Ausdauertraining), kein Nikotin und Koffein, Alkohol so wenig wie möglich, ausreichende Entspannung; medikamentöse Therapie durch den Arzt (Betablocker, Diuretika, ACE-Hemmer, Kalziumantagonisten)

Vorsicht bei Hochdruckkrise: Notfall!

99. Wie kann sich eine Hypertonie äußern?

1. Nasenbluten
2. Ohrensausen
3. Kann ohne Beschwerden verlaufen
4. Kopfschmerzen
5. Vermehrte Ödembildung

- ☐ A) Nur die Aussagen 1, 2, 3 und 4 sind richtig
- ☐ B) Nur die Aussagen 1, 2 und 4 sind richtig
- ☐ C) Nur die Aussage 3 ist richtig
- ☐ D) Nur die Aussagen 2, 3 und 4 sind richtig
- ☐ E) Alle Aussagen sind richtig

100. Wie können sich die Symptome bei einem akutem arteriellen Verschluß äußern?

1. Blässe der Haut
2. Pulslosigkeit
3. Halbseitenlähmung
4. Kolikartige Bauchschmerzen
5. Gefühllosigkeit

- ☐ A) Nur die Aussagen 1, 2 und 5 sind richtig
- ☐ B) Nur die Aussagen 1, 2 und 4 sind richtig
- ☐ C) Nur die Aussagen 1 und 2 sind richtig
- ☐ D) Nur die Aussagen 1, 2, 3 und 5 sind richtig
- ☐ E) Alle Aussagen sind richtig

101. Welche Symptome können bei einem hypovolämischen Schock auftreten?

1. Patient ist blaß
2. Blutdruck sinkt
3. Tachykardie
4. Große Blutdruckamplitude
5. Patient verliert sehr schnell das Bewußtsein

- ☐ A) Nur die Aussagen 1, 2, 3 und 4 sind richtig
- ☐ B) Nur die Aussagen 1, 2 und 3 sind richtig
- ☐ C) Nur die Aussagen 1 und 3 sind richtig
- ☐ D) Nur die Aussagen 2 und 5 sind richtig
- ☐ E) Alle Aussagen sind richtig

Antwort 99

▶ Die Lösung **A** ist richtig.

Symptomatik einer arteriellen Hypertonie: Verläufe oft symptomarm oder asymptomatisch, v.a. früh morgendlicher Kopfschmerz (beim Aufsitzen im Bett besser), Schwindel und Übelkeit, Nasenbluten, Ohrensausen, Sehstörungen, Präkordialschmerz (Angina pectoris-ähnliche Beschwerden), Nervosität, Depressionen, Gedächtnisschwäche, Atemnot bei Belastung, Herzklopfen, später dann Organschäden: Arteriosklerose, Linksherzinsuffizienz, Aortenaneurysma

Zu 5: Keine vermehrte Ödembildung, allerdings Lungenödem durch Rückwärtsstauung bei Linksherzinsuffizienz möglich

Antwort 100

▶ Die Lösung **E** ist richtig.

In der Frage wurde nicht erwähnt, wo sich der akute arterielle Verschluß (Embolie) befindet.

Zu 1+2+5: Embolie im Extremitätenbereich: *6xp:* 1. Plötzlicher peitschenhiebähnlicher Schmerz (pain), 2. Blässe (paleness), 3. Mißempfindung (parasthesia), 4. Pulslosigkeit (pulslessness), 5. Bewegungsunfähigkeit (paralysis), 6. Schock (prostration)

Zu 3: Hirnembolie führt meist zu einer Halbseitenlähmung

Zu 4: Mesenterialembolie führt zu starken kolikartigen Schmerzen mit nachfolgendem paralytischem Ileus

Antwort 101

▶ Die Lösung **B** ist richtig.

Definition Schock: Kreislaufversagen mit kritischer Minderdurchblutung von Organen.

Symptomatik: Blutdruckabfall mit kleiner Blutdruckamplitude, Tachykardie, Puls schlecht tastbar, Dyspnoe und Tachypnoe, Haut: blaß und kalt-schweißig, Angst und Unruhe, erst bei fortgeschrittenem Verlauf Bewußtseinsstörungen

Zu 4: Große Blutdruckamplitude typisch bei Aortenklappeninsuffizienz, Anämie und Hyperthyreose

Zu 5: Der Körper kann den Kreislauf durch Zentralisation aufrechterhalten, d. h. Lunge, Gehirn und Herz können in den ersten Minuten noch ausreichend versorgt werden: Der Patient ist bei Bewußtsein.

102. Was kann die Ursache einer Tachykardie sein?

1. Embolie
2. Anämie
3. Pneumonie
4. Hypothyreose
5. Herzneurose

- ☐ A) Nur die Aussagen 1, 2, 3 und 5 sind richtig
- ☐ B) Nur die Aussagen 1, 2 und 3 sind richtig
- ☐ C) Nur die Aussagen 2 und 3 sind richtig
- ☐ D) Nur die Aussagen 2, 4 und 5 sind richtig
- ☐ E) Alle Aussagen sind richtig

103. Ein Patient kommt zu Ihnen mit einer oberflächlichen Venenentzündung am Bein. Welche Behandlung ist sinnvoll?

1. Patient soll sich ausreichend bewegen
2. In der Nacht: Hochlagern der Beine
3. Feucht-kühle Umschläge
4. Kompressionsverband
5. Strenge Bettruhe

- ☐ A) Nur die Aussagen 1, 2, 3 und 4 sind richtig
- ☐ B) Nur die Aussagen 1, 2 und 3 sind richtig
- ☐ C) Nur die Aussagen 1 und 2 sind richtig
- ☐ D) Nur die Aussagen 2, 4 und 5 sind richtig
- ☐ E) Alle Aussagen sind richtig

104. Ab wann spricht man von Blutdruckerhöhung?

1. 130/80
2. 150/99
3. 150/80
4. 165/85
5. 180/95

- ☐ A) Nur die Aussagen 1, 2, 4 und 5 sind richtig
- ☐ B) Nur die Aussagen 2, 3, 4 und 5 sind richtig
- ☐ C) Nur die Aussagen 2, 4 und 5 sind richtig
- ☐ D) Nur die Aussagen 4 und 5 sind richtig
- ☐ E) Alle Aussagen sind richtig

Antwort 102

▶ Die Lösung **A** ist richtig.

Tachykardie bei Fieber, Reizleitungsstörungen, Sauerstoffmangel (z. B. Anämie), endokrinen Erkrankungen (z. B. Hyperthyreose, Phäochromozytom), psychischen Ursachen (Aufregung, Angst) und bei funktionellen Störungen.

Zu 4: Hypothyreose macht eine Bradykardie

Zu 5: Herzneurose: Herzbeschwerden ohne nachweisbare organische Ursachen, sog. *vegetative Neurose*

Antwort 103

▶ Die Lösung **A** ist richtig.

Thrombophlebitis = oberflächliche Venenentzündung, entsteht meist aus Varizen an den Beinen (bakterielle Thrombophlebitis möglich durch Kanülen bzw. Katheter)

Symptomatik: Entzündungszeichen, schmerzhaft tastbarer Venenstrang, im Gegensatz zur tiefen Beinvenenthrombose keine Schwellung.

Therapie: Wichtig ist Bewegung (mit Kompressionsverband), **auf keinen Fall Bettruhe**, nachts gewickeltes Bein hochlagern, zur Linderung der Beschwerden lokale Umschläge

Zu 3: Feucht-kühle Umschläge zur Behandlung der Entzündungsreaktion

Zu 5: Strenge Bettruhe gilt für die tiefe Beinvenenthrombose (Phlebothrombose)

Antwort 104

▶ Die Lösung **C** ist richtig.

Die Frage ist, was der Prüfer mit Blutdruckerhöhung meint: Grenzwerte mit eingeschlossen (Lösung B) oder nicht (Lösung C).

	systolischer Blutdruck	diastolischer Blutdruck
Obere Normgrenze des Blutdruckes	139 mmHg	89 mmHg
Grenzwerthypertonie	140–160 mmHg	90–95 mmHg
Hypertonie	> 160 mmHg	> 95 mmHg

105. Welche Folgen kann eine Hypertonie bewirken?

1. Herzinsuffizienz
2. Arteriosklerose
3. Bauchaortenaneurysma
4. Niereninsuffizienz
5. Massenblutung

☐ A) Nur die Aussagen 1, 2, 4 und 5 sind richtig
☐ B) Nur die Aussagen 1, 2 und 3 sind richtig
☐ C) Nur die Aussagen 1, 2 und 4 sind richtig
☐ D) Nur die Aussagen 1 und 2 sind richtig
☐ E) Alle Aussagen sind richtig

106. Welche Erkrankungen können zu einer Hypertonie führen?

1. Nierenerkrankungen
2. Phäochromozytom
3. Cushing-Syndrom
4. Conn-Syndrom
5. Nephrotisches Syndrom

☐ A) Nur die Aussagen 1, 2, 3 und 4 sind richtig
☐ B) Nur die Aussagen 1, 2 und 3 sind richtig
☐ C) Nur die Aussagen 1, 3 und 4 sind richtig
☐ D) Nur die Aussagen 1 und 5 sind richtig
☐ E) Alle Aussagen sind richtig

107. Was ist ein Schockindex?

☐ A) Diastolischer Blutdruck → geteilt durch die Herzfrequenz
☐ B) Systolischer Blutdruck → geteilt durch die Herzfrequenz
☐ C) Diastolischer und systolischer Blutdruck → geteilt durch die Herzfrequenz
☐ D) Herzfrequenz → geteilt durch den diastolischen Blutdruck
☐ E) Herzfrequenz → geteilt durch den systolischen Blutdruck

Antwort 105

▶ Die Lösung **E** ist richtig.

Komplikationen arterieller Hypertonie: Arteriosklerose, KHK, Herzinfarkt, Linksherzinsuffizienz, Hirninfarkt, hypertonische Massenblutungen im Gehirn, Niereninsuffizienz mit Schrumpfniere, Bauchaortenaneurysma, hypertensive Krise (Linksherzüberbelastung mit Gefahr eines Lungenödems, Angina pectoris, Hochdruckenzephalopathie mit Hirndruckzeichen)

Antwort 106

▶ Die Lösung **A** ist richtig.

Ursachen Hypertonie:

1. Essentielle Hypertonie, ohne organischen Befund (90% aller Fälle)

2. Sekundäre Hypertonie: 2.1 Renale Hypertonie (durch Veränderungen im Nierenparenchym oder Nierenarterienstenose), 2.2 Endokrine Hypertonie (Cushing-Syndrom, Conn-Syndrom, Phäochromozytom, Akromegalie, bei der Hyperthyreose nur systolischer Wert erhöht)

Zu 5: Nephrotisches Syndrom = Eiweißverlustniere (Proteinurie, Hypoproteinämie und Hyperlipidämie)

Antwort 107

▶ Die Lösung **E** ist richtig.

Schockindex = Herzfrequenz (normal z. B. 60), geteilt durch den systolischen Blutdruck (normal z. B. 120). Im normalen Zustand liegt er ungefähr bei 0,5. Ein **Schockindex größer als 1** bedeutet Schockgefahr und damit **Lebensgefahr**.

108. Für die Virchow-Trias bei der Entstehung von Thrombosen gilt?

1. Veränderte Blutzusammensetzung
2. Verlangsamte Blutströmungsgeschwindigkeit
3. Bluthochdruck
4. Gefäßwandschäden

☐ A) Nur die Aussagen 1, 2 und 3 sind richtig
☐ B) Nur die Aussagen 1 und 2 sind richtig
☐ C) Nur die Aussagen 1, 2 und 4 sind richtig
☐ D) Nur die Aussagen 2 und 4 sind richtig
☐ E) Alle Aussagen sind richtig

109. Was raten Sie einem Patienten mit Herz-Kreislauferkrankung als primäre Prävention?

☐ A) Atemgymnastik mit tiefer Inspiration
☐ B) Isometrische Spannungsübung
☐ C) Submaximales Dauertraining für 10 Minuten
☐ D) Muskeltraining

110. Für das Morbus Raynaud-Syndrom gilt?

1. Es handelt sich um eine akute Arteriosklerose
2. Meist sind jüngere Frauen betroffen
3. Die typischen Verfärbungen der Finger sind: Blässe, Zyanose und dann Rötung
4. Es können Nekrosen und Gangrän an den Fingern auftreten
5. Tritt typischerweise anfallsartig auf

☐ A) Nur die Aussagen 1, 2, 3 und 5 sind richtig
☐ B) Nur die Aussagen 2, 3, 4 und 5 sind richtig
☐ C) Nur die Aussagen 2, 3 und 5 sind richtig
☐ D) Nur die Aussagen 3 und 4 sind richtig
☐ E) Alle Aussagen sind richtig

Antwort 108

▶ Die Lösung **C** ist richtig.

Virchow-Trias = 1. Gefäßwandschäden: Entzündungen (Phlebitis, Arteriitis, Endokarditis), Arteriosklerose, Aneurysma, Varizen, Traumen; 2. Verlangsamte Blutströmung: lokale Stase, Bettlägerigkeit, Operation, Herzinsuffizienz; 3. Veränderte Blutzusammensetzung, vermehrte Gerinnbarkeit des Blutes (z. B. durch Mangel an gerinnungshemmenden Stoffen)

Antwort 109

▶ Die Lösung **C** ist richtig.

Primärprävention bei Patienten mit Herz-Kreislauferkrankung: Verhinderung der Entstehung einer KHK durch Ausschaltung von Risikofaktoren (Rauchen, Übergewicht, Streß, übermäßige körperliche Tätigkeit) und vorsichtiges körperliches Training (am besten bei ambulanten Koronarsportgruppen)

Bei der Bewegungstherapie geht es im wesentlichen darum, bei bestehender Koronarverengung Kollaterale (Umgehungskreislauf) auszubilden.

Antwort 110

▶ Die Lösung **B** ist richtig.

Morbus Raynaud = Funktionelle Erkrankung mit anfallsartigen Vasospasmen der Fingerarterien (2. Bis 5. Finger); meist sind jüngere Frauen betroffen; auslösende Faktoren sind häufig Kälteexposition oder Streß;

Symptomatik: Anfallsweise auftretende Blässe, dann Zyanose und schließlich schmerzhafte reaktive Hyperämie; Komplikation: bei längerem Bestehen kann es zu Gefäßwandschäden mit nachfolgender Nekrose und Gangrän kommen.

111. Was sind die typischen Exsikkose-Zeichen?

1. Starkes Durstgefühl
2. Stehende Hautfalten
3. Austrocknung der Mundschleimhaut und der Lippen
4. Hypertonie

☐ A) Nur die Aussagen 1, 2 und 3 sind richtig
☐ B) Nur die Aussagen 1 und 3 sind richtig
☐ C) Nur die Aussagen 2, 3 und 4 sind richtig
☐ D) Nur die Aussagen 2 und 3 sind richtig
☐ E) Alle Aussagen sind richtig

112. Wie ist die Ursache einer vasovagalen Synkope?

☐ A) Bradykardie
☐ B) Tachykardie
☐ C) Hypertonie
☐ D) Abrupte Lagerungsveränderung

Antwort 111

▶ Die Lösung **A** ist richtig.

Exsikkose = Dehydration, Abnahme des Körperwassers infolge gesteigerter Wasserabgabe über die Niere (Polyurie), den Magen-Darm-Trakt (Diarrhö) und die Haut (übermäßiges Schwitzen); Symptomatik (sog. *Hypovolämiesymptome*): Durst, Oligurie, trockene Haut und Schleimhäute, Tachykardie, Hypotonie

Zu 2: Es kommt zu einer Verringerung der elastischen Spannkraft der Haut und dadurch zu stehenbleibenden Hautfalten

Antwort 112

▶ Die Lösung **A** ist richtig.

Synkope = kurzzeitige Bewußtseinsstörung mit oder ohne Hinstürzen.

Vasovagale Synkope: Funktionell bedingte Bewußtseinsstörung infolge Vasodilatation (Blutdruckabfall) und Bradykardie; auslösende Faktoren häufig Streß, Angst, Schmerz, Vagusreiz u. a.

Orthostatische Synkope: Funktionell bedingte Bewußtseinsstörung infolge plötzlichem Aufstehen aus sitzender oder liegender Position (abrupte Lagerungsveränderung).

4. Respirationstrakt

4.1 Anatomie und Physiologie

113. Was stimmt für den Stimmfremitus?

1. Kann angewandt werden bei Frauen mit hoher Stimmlage
2. Aufgehoben bei Pleuraerguß
3. Aufgehoben bei Pneumothorax
4. Aufgehoben bei Pneumonie
5. Kann angewandt werden bei Säuglingen

☐ A) Nur die Aussagen 1, 2, 3 und 4 sind richtig
☐ B) Nur die Aussagen 1, 2 und 3 sind richtig
☐ C) Nur die Aussagen 2, 3 und 4 sind richtig
☐ D) Nur die Aussagen 2 und 3 sind richtig
☐ E) Alle Aussagen sind richtig

114. Was stimmt für die Perkussion der Lunge?

1. Die Lungengrenzen sind beim Lungenemphysem nach unten verlegt
2. Am Rücken liegt die normale Lungengrenze bei den Brustwirbeln10 bis 11
3. Der Perkussionsbefund gilt nur für eine Lungentiefe von ca. 5 cm
4. Die Lungengrenzen sind bei einseitiger Phrenikuslähmung (Zwerchfellähmung) nach unten verlegt
5. Der normale Perkussionsbefund der Lunge ist hypersonor

☐ A) Nur die Aussagen 1, 2 und 3 sind richtig
☐ B) Nur die Aussagen 1, 2 und 4 sind richtig
☐ C) Nur die Aussagen 1, 4 und 5 sind richtig
☐ D) Nur die Aussagen 2 und 3 sind richtig
☐ E) Alle Aussagen sind richtig

Antwort 113

▶ Die Lösung **D** ist richtig.

Durch den Stimmfremitus wird die Leitfähigkeit des Lungengewebes für niederfrequente Schwingungen untersucht: Die Hand wird flach und parallel zu den Rippen aufgelegt und der Patient spricht die Zahl 99 so tief wie möglich. **Nicht vergessen:** Alle Lungenuntersuchungen immer seitenvergleichend durchführen!

Stimmfremitus aufgehoben bzw. geschwächt bei Pneumothorax, Pleuraerguß und Pleuraschwarte.

Stimmfremitus verstärkt bei der Lungenentzündung

Zu 1+5: Stimmfremitus kann bei Frauen und Kindern wegen der hohen Stimmlage schlecht durchgeführt werden; statt dessen wird die Bronchophonie angewandt: Patient flüstert so laut wie möglich „*66*“; der Befund wird auskultiert; gleiche Diagnose wie Stimmfremitus.

Antwort 114

▶ Die Lösung **A** ist richtig.

Die Qualitäten des Perkussionsschalles dienen zur Beurteilung des Lungengewebes.

Technik: Mit dem rechten Mittelfinger als sog. *Perkussionshammer* auf das Endglied des fest aufgelegten linken Mittelfingers als Plessimeter (Klopfplättchen).

Perkussionsqualität: 1. Sonorer Klopfschall (laut, tief und anhaltend) über dem gesunden Lungengewebe; 2. Hypersonorer Klopfschall (ungewöhnlich laut und lang anhaltend) beim Emphysematiker oder beim Pneumothorax; 3. Schenkelschall oder Dämpfung (kurz, leise und dumpf) bei massivem oder mit Flüssigkeit gefülltem Lungengewebe: z. B. Pneumonie, Pleuraerguß, Pleuraschwarte, evtl. Tumorbildung

Zu 1: Beim Lungenemphysem sind die Lungengrenzen tiefstehend

Zu 2: Die normale Lungengrenze am Rücken liegt bei Th_{10} bis Th_{11}

Zu 3: Der Perkussionsbefund gilt nur für eine Lungentiefe von ca. 5 cm

Zu 4: Bei einseitiger Phrenikuslähmung (Zwerchfellähmung) ist die betroffene Zwerchfellkuppe hochgestellt

Zu 5: Der normale Perkussionsbefund der Lunge ist sonor und nicht hypersonor

4.1 Anatomie und Physiologie

115. Welche Aussage ist richtig?

A) Die Ohrtrompete verbindet das Innenohr mit dem Nasenrachenraum

B) Die Ohrtrompete verbindet Innenohr mit Mundrachenraum

C) Die Ohrtrompete verbindet das Mittelohr mit der Nasenhöhle.

D) Die Ohrtrompete verbindet die Paukenhöhle mit dem Mundrachenraum

E) Die Ohrtrompete verbindet das Mittelohr mit dem Nasenrachenraum

116. Welche Aussage(n) zur Pleura sind richtig?

1. Die Pleura besitzt einen Pleuraspalt, in dem ein Überdruck herrscht
2. Die Pleura besitzt einen Verschieberaum, in dem beide äußeren Pleurablätter während der Ausatmung einander anliegen
3. Die Pleura ist mit dem Zwerchfell verwachsen
4. Die Pleura ist mit der Lunge verwachsen
5. Die Pleura ist mit den Rippen verwachsen

☐ A) Nur die Aussagen 1, 3, 4 und 5 sind richtig
☐ B) Nur die Aussagen 2, 3, 4 und 5 sind richtig
☐ C) Nur die Aussagen 3 und 5 sind richtig
☐ D) Nur die Aussagen 4 und 5 sind richtig
☐ E) Alle Aussagen sind richtig

117. Zu welchen anderen anatomischen Strukturen finden Sie, von der Nasenhaupthöhle ausgehend, eine direkte Verbindung?

1. Kieferhöhle
2. Stirnbeinhöhle
3. Siebbeinzellen
4. Mittelohr
5. Mundhöhle

☐ A) Nur die Aussagen 1, 2, 3 und 4 sind richtig
☐ B) Nur die Aussagen 1, 2 und 3 sind richtig
☐ C) Nur die Aussagen 1 und 2 sind richtig
☐ D) Nur die Aussage 1 ist richtig
☐ E) Alle Aussagen sind richtig

Antwort 115

▶ Die Lösung **E** ist richtig.

Der Rachen kann in drei Räume unterteilen werden: Nasenrachenraum, Mundrachenraum und Kehlkopfrachenraum. Die Verbindung zwischen Rachen und Ohr geschieht über die Ohrtrompete (Eustachische Röhre, Tuba auditiva) vom Nasenrachenraum in das Mittelohr und dient als Druckausgleichsröhre.

Antwort 116

▶ Die Lösung **B** ist richtig.

Die Pleura (Brustfell) besteht aus Pleura parietalis (Rippenfell) und Pleura visceralis (Lungenfell). Sie ist nach außen an den Rippen, nach innen an der Lunge und nach unten am Zwerchfell angehaftet. Zwischen den Pleurablättern befindet sich ein mit seröser Flüssigkeit benetzter Pleuraspalt. Diese Flüssigkeit dient der Gleitfähigkeit beider Blätter. Im Pleuraspalt herrscht ein Unterdruck von 3–6 mmHg. Der Unterdruck ist notwendig, um das Lungengewebe an den Rippen gleitfähig zu befestigen. Entschwindet der Unterdruck durch ein Loch in der Pleura, so ist die Befestigung der Lunge an den Rippen aufgehoben und die Lunge kollabiert (Pneumothorax)

Zu 2: Die Pleura besitzt einen Verschieberaum, in dem beide äußeren Pleurablätter während der Ausatmung einander anliegen, den *Komplementärraum*. Dieser Raum ist der tiefste Punkt der Pleurahöhle und ist dafür verantwortlich, daß sich die Lunge während der Atmung innerhalb der festen Pleuragrenzen verändern kann.

Antwort 117

▶ Die Lösung **B** ist richtig.

Die Nasenscheidewand unterteilt die Nasenhöhle in eine rechte und linke Hälfte. Von dort aus führt ein Gang zur jeweiligen Nasennebenhöhle. Alle Nebenhöhlen haben natürlich eine Verbindung zur Nasenhöhle.

Zu 4: Der Eingang zum Mittelohr über die Ohrtrompete (Eustachische Röhre) liegt im oberen Nasenrachenraum. Das ist nicht die Nasenhöhle.

118. Was versteht man unter dem Begriff „Vitalkapazität"?

☐ A) Menge an Luft, die nach maximaler Ausatmung noch in der Lunge verbleibt
☐ B) Menge an Luft, die nach normaler Einatmung noch zusätzlich eingeatmet werden kann
☐ C) Menge an Luft, die nach normaler Ausatmung noch zusätzlich ausgeatmet werden kann
☐ D) Menge an Luft, die bei einem einzelnen normalen Atemzug eingeatmet wird
☐ E) Differenz zwischen maximaler Einatmung und maximaler Ausatmung

119. Wie groß ist die Verschieblichkeit der unteren Lungengrenzen in der Medioklavikularlinie zwischen maximaler Ein- und Ausatmung?

☐ A) Etwa 1–2 cm
☐ B) Etwa 2–3 cm
☐ C) Etwa 4–5 cm
☐ D) Etwa 6–7 cm

120. Welche Aussage zu den Lungen ist richtig?

1. Rechte Lunge hat 2 Lappen, linke Lunge hat 3 Lappen
2. Die Lungenspitze überragt noch die erste Rippe
3. Das Lungenparenchym ist mit sensiblen Nervenfasern versorgt
4. Die Atemverschieblichkeit beträgt in etwa 4 bis 5 cm
5. Die Lungenbasis liegt am Lungenhilus

☐ A) Nur die Aussagen 1, 2, 4 und 5 sind richtig
☐ B) Nur die Aussagen 1, 2 und 4 sind richtig
☐ C) Nur die Aussagen 2 und 4 sind richtig
☐ D) Nur die Aussagen 2, 3 und 5 sind richtig
☐ E) Alle Aussagen sind richtig

121. Wie ist die normale Thoraxumfassungsdifferenz zwischen Ein- und Ausatmung?

☐ A) Normal 1–2 cm
☐ B) Normal 2–4 cm
☐ C) Normal 4–6 cm
☐ D) Normal mehr als 10 cm

Antwort 118

▶ Die Lösung **E** ist richtig.

Vitalkapazität ist die Summe von Atemzugsvolumen und dem inspiratorischen und exspiratorischen Reservevolumen (ca. 5 l)
Zu A: Menge an Luft, die nach maximaler Ausatmung noch in der Lunge verbleibt = *Residualvolumen* (1,2 l)
Zu B: Menge an Luft, die nach normaler Einatmung noch zusätzlich eingeatmet werden kann = *Inspiratorisches Reservevolumen* (ca. 2,5 l)
Zu C: Menge an Luft, die nach normaler Ausatmung noch zusätzlich ausgeatmet werden kann = *Exspiratorisches Reservevolumen* (ca. 1,8 l)
Zu D: Menge an Luft, die bei einem einzelnen normalen Atemzug eingeatmet wird = *Atemzugvolumen* (0,5 l)
Totalkapazität ist die Vitalkapazität plus Residualvolumen

Antwort 119

▶ Die Lösung **C** ist richtig.

Die respiratorische Verschieblichkeit zwischen tiefster Exspiration und tiefster Inspiration beträgt etwa 4 – 5 cm. Sie ist verringert z. B. bei Emphysematikern, Morbus Bechterew und Fibrosen. Aufgehoben ist sie bei einer Phrenikuslähmung mit Zwerchfellhochstand.

Antwort 120

▶ Die Lösung **C** ist richtig.

Die beiden Lungenflügel liegen im Brustraum und in der Mitte das Mediastinum. Nach außen sind die Lungen konvex gewölbt und von den Rippen begrenzt, nach innen und unten sind sie konkav gewölbt. Die Lungenbasis liegt direkt dem Zwerchfell auf und ist mit ihm fest verwachsen. Die Lungenspitze ragt in die Schlüsselbeingrube hinein und über die erste Rippe hinaus. Der Lungenhilus ist die Ein- und Austrittsstelle des Bronchialbaumes, der Blutgefäße, der Lymphgefäße und der Nerven. Hier ist der Umschlag zwischen Pleura visceralis und Pleura parietalis.
Die Lungenflügel sind aufgeteilt in Lungenlappen (links zwei und rechts drei Lappen) und in Lungensegmente (rechts 10 Segmente und links 8–10 Segmente).
Zu 3: Nur die Pleura parietalis ist mit sensiblen Nervenfasern versorgt.

Antwort 121

▶ Die Lösung **C** ist richtig.

Die Thoraxumfassungsdifferenz zwischen Ein- und Ausatmung ist normal 4 – 6 cm. Sie wird geringer bei Emphysematikern, Morbus Bechterew (Versteifung des Thorax) und Lungenfibrosen.

4.1 Anatomie und Physiologie

122. Was bedeutet der Stimmfremitus?

- ☐ A) Der Patient flüstert mit hoher Stimme 66 während der Auskultation
- ☐ B) Der Patient sagt bei der Auskultation mit tiefer Stimme 66
- ☐ C) Der Patient flüstert bei der Palpation 66
- ☐ D) Der Patient flüstert bei der Palpation 99
- ☐ E) Keine Aussage ist richtig

123. Der Perkussionsbefund der Lunge kann verfälscht oder behindert werden, wenn…?

1. …das Infiltrat tiefer als 6 cm liegt
2. …der Patient eine massive Fettauflage aufweist
3. …mit der Methode der indirekten Perkussion gearbeitet wird
4. …wenn es sich bei den Patienten um eine Frau oder ein Kind handelt

- ☐ A) Nur die Aussagen 1, 2 und 3 sind richtig
- ☐ B) Nur die Aussagen 1 und 2 sind richtig
- ☐ C) Nur die Aussagen 1 und 4 sind richtig
- ☐ D) Nur die Aussagen 2 und 3 sind richtig
- ☐ E) Alle Aussagen sind richtig

Antwort 122

▶ Die Lösung **E** ist richtig.

Durch den Stimmfremitus wird die Leitfähigkeit des Lungengewebes für niederfrequente Schwingungen untersucht: Die Hand wird flach und parallel zu den Rippen aufgelegt und der Patient spricht die Zahl 99 so tief wie möglich. **Nicht vergessen:** Alle Lungenuntersuchung immer seitenvergleichend durchführen!

Stimmfremitus aufgehoben bzw. geschwächt bei Pneumothorax, Pleuraerguß und Pleuraschwarte; Stimmfremitus verstärkt bei der Lungenentzündung; Stimmfremitus bei Frauen und Kindern wegen der hohen Stimmlage und bei adipösen Patienten schlecht durchführbar.

Antwort 123

▶ Die Lösung **B** ist richtig.

Die Qualitäten des Perkussionsschalles dienen zur Beurteilung des Lungengewebes.

Technik: Mit dem rechten Mittelfinger als sog. *Perkussionshammer* auf das Endglied des fest aufgelegten linken Mittelfingers (indirekte Perkussion) oder unmittelbar auf das zu perkutierende Organ (direkte Perkussion).

Perkussionsqualität:

1. Sonorer Klopfschall (laut, tief und anhaltend) über dem gesunden Lungengewebe
2. Hypersonorer Klopfschall (ungewöhnlich laut und lang anhaltend) beim Emphysematiker oder beim Pneumothorax,
3. Schenkelschall oder Dämpfung (kurz, leise und dumpf) bei massivem oder mit Flüssigkeit gefülltem Lungengewebe: z. B. Pneumonie, Pleuraerguß, Pleuraschwarte, evtl. Tumorbildung.

Zu 1: Der Perkussionsbefund gilt nur für eine Lungentiefe von ca. 5 cm

Zu 2: Adipöse Patienten können den Perkussionsschall verfälschen

Zu 3: Die Methoden der direkten oder indirekten Perkussion können beide zur Beurteilung des Lungengewebes angewandt werden

Zu 4: Bei Frauen und Kindern mit hoher Stimme kann der Stimmfremitus nicht optimal durchgeführt werden

4.1 Anatomie und Physiologie

124. Für die Anatomie der Lunge trifft folgendes zu:

1. Der rechte Lungenflügel besteht aus 3 Lappen
2. Der linke Lungenflügel besteht aus 2 Lappen
3. Der Gasaustausch findet in den Bronchiolen statt
4. Der linke Stammbronchus verläuft steiler als der rechte
5. Die Lunge ist vom Brustfell überzogen, das in Rippen- und Lungenfell unterteilt wird und großflächig untereinander verwachsen ist.

☐ A) Nur die Aussagen 1, 2 und 4 sind richtig
☐ B) Nur die Aussagen 1 und 2 sind richtig
☐ C) Nur die Aussagen 3 und 4 sind richtig
☐ D) Nur die Aussagen 4 und 5 sind richtig
☐ E) Keine Aussage ist richtig

4.2 Pathologie

125. Welcher Befund ist typisch für einen Patienten mit Bronchiektasen?

☐ A) Klopfschall gedämpft
☐ B) Klopfschall hypersonor
☐ C) Auskultation leises Atemgeräusch
☐ D) Auskultation Rasselgeräusche
☐ E) Stimmfremitus verstärkt

126. Welches ist das Leitsymptom der chronischen Bronchitis?

☐ A) Chronische Heiserkeit
☐ B) Reizhusten mit spärlichem Auswurf
☐ C) Schmerzen hinter dem Brustbein
☐ D) Morgendlicher dreischichtiger Auswurf
☐ E) Pflaumenkompottartiger Auswurf

Antwort 124

▶ Die Lösung **B** ist richtig.

Die Lungenflügel sind aufgeteilt in Lungenlappen (links zwei und rechts drei Lappen) und in Lungensegmente (Rechts 10 Segmente und links 8–10 Segmente)

Zu 3: Der Gasaustausch findet in den Alveolen statt

Zu 4: Der rechte Stammbronchus verläuft steiler als der linke, weil auf dieser Seite das Herz sitzt

Zu 5: Die Pleura parietalis (Rippenfell) und die Pleura visceralis (Lungenfell) sind durch den mit seröser Flüssigkeit benetzten Pleuraspalt getrennt. Dieser dient der Gleitfähigkeit der Lunge gegenüber den Rippen.

Antwort 125

▶ Die Lösung **D** ist richtig.

Symptomatik *Bronchiektasen:* Chronischer Husten mit reichlich Auswurf besonders morgens (klassisch: dreischichtig und maulvoll), rezidivierendes Fieber, Leistungsschwäche, Sputum evtl. blutig, evtl. Trommelschlegelfinger

maulvolle Expektorationen

Zu A: Klopfschall gedämpft: bei Fibrosen, Lobärpneumonie, Karzinom, Pleuraschwarte, Pleuraerguß

Zu B: Klopfschall hypersonor: bei Asthma bronchiale, Emphysem, Pneumothorax (tympanitischer Schall)

Zu C: Abgeschwächtes Atemgeräusch: bei Pleuraschwarte und Pleuraerguß

Zu E: Stimmfremitus verstärkt: bei Pneumonie

Antwort 126

▶ Die Lösung **B** ist richtig.

Definition *chronische Bronchitis* nach WHO: Husten mit oder ohne Auswurf mindestens je 3 Monate am Stück in 2 aufeinanderfolgenden Jahren.

Zu A: Chronische Heiserkeit: Kehlkopfkarzinom, andere Stimmlippenerkrankungen (z. B. Knötchen, Polypen), Raucher, Strumabildung, Ösophagusdivertikel, endokrinologische Erkrankungen (z. B. Hypothyreose, Akromegalie)

Zu C: Akute retrosternale Schmerzen geben den Verdacht auf Myokardinfarkt, differentialdiagnostisch muß auch an Lungenembolie und Spontanpneumothorax gedacht werden

Zu D: 3-schichtiger Auswurf: klassisch bei Bronchiektasen

Zu E: Pflaumenkompottartiger Auswurf bei Pneumonie (Himbeergeleeartig = TBC, Karzinom)

127. Typisch für das Erscheinungsbild von Asthma bronchiale ist/sind:

1. Die Ausatmung ist erschwert
2. Zyanose
3. Hypersonorer Klopfschall
4. Nachtschweiß
5. Schnappatmung

☐ A) Nur die Aussagen 1, 2, 3 und 4 sind richtig
☐ B) Nur die Aussagen 1, 2 und 3 sind richtig
☐ C) Nur die Aussagen 1 und 2 sind richtig
☐ D) Nur die Aussagen 1, 2 und 4 sind richtig
☐ E) Alle Aussagen sind richtig

128. Typische Symptome bei einer klassischen Lungenentzündung.

1. Fieber
2. Tachykardie
3. Husten
4. Zyanose
5. Verstärkter Stimmfremitus

☐ A) Nur die Aussagen 1, 2, 3 und 4 sind richtig
☐ B) Nur die Aussagen 1, 2 und 3 sind richtig
☐ C) Nur die Aussagen 1, 3 und 4 sind richtig
☐ D) Nur die Aussagen 1, 2, 3 und 5 sind richtig
☐ E) Alle Aussagen sind richtig

Antwort 127

▶ Die Lösung **B** ist richtig.

Leitsymptom beim Anfall eines Asthma bronchiale: Dyspnoe mit exspiratorischen Stridor. Weitere Befunde: Zyanose, Inanspruchnahme der Atemhilfsmuskulatur. Quälender Hustenreiz mit spärlichem zäh-glasigem Sputum, Tachykardie, Auskultation: Giemen, Brummen, Pfeifen, Perkussion: Hypersonorer Klopfschall mit Zwerchfelltiefstand, absolute Herzdämpfung verkleinert,

Zu 4: Nachtschweiß typisch bei chronischen Erkrankungen, AIDS, Tbc, malignen Tumoren, Leukämie, Lymphogranulomatose

Zu 5: Schnappatmung: langsame, von großen Pausen unterbrochene Atmung bei Schädigung des Atemzentrums

Antwort 128

▶ Die Lösung **E** ist richtig.

Meistens ist der Mittel- oder Unterlappen im rechten Lungenflügel betroffen.

Typische Stadien einer *Pneumokokkenpneumonie:*

1. Anschoppung: dunkelrote, blutreiche Lunge (1. Tag);
2. Rote Hepatisation: Fibrinausschüttung führt zur leberartigen Konsistenz der grauroten Lunge (2.-3. Tag);
3. Graugelbe Hepatisation: Leukozyteninfiltration (4.-8. Tag);
4. Lösung (Lysis): Abhusten des eitrigen Auswurfes (nach dem 8. Tag)

Typische Symptomatik der *Lobärpneumonie:*

Plötzlicher Beginn mit hohem Fieber (Kontinua), schweres Krankheitsgefühl, Tachykardie, Tachypnoe, Dyspnoe, Zyanose, Nachschleppen der betroffenen Thoraxseite, Nasenflügelatmen, Herpes labialis, retrosternale Schmerzen, evtl. Begleitpleuritis mit atemabhängigen Schmerzen, Fortleitung der Schmerzen in den rechten Oberbauch, Sputum: rostbraun, später pflaumenkompottartig, Dämpfung über befallenen Lappen, positiver Stimmfremitus, Bronchialatem über der ganzen Lunge, Crepitatio indux = Entfaltungsknistern am Anfang (1. Tag) und Crepitatio redux am Ende (nach dem 8. Tag), in der Mitte klingende Rasselgeräusche oder keine Geräusche hörbar.

129. Was stimmt für die chronische Sarkoidose (Morbus Boeck)?

1. Systemerkrankung
2. Wird hervorgerufen durch Einwirkung von kieselhaltigem Staub
3. Kann auch Herz (Myokarditis) und Nervensystem (Enzephalitis) befallen
4. Manifestiert sich zu 90% in der Lunge
5. Wird hervorgerufen durch Einatmung von asbesthaltigem Staub

☐ A) Nur die Aussagen 1, 2, 3 und 4 sind richtig
☐ B) Nur die Aussagen 1, 3, 4 und 5 sind richtig
☐ C) Nur die Aussagen 1, 3 und 4 sind richtig
☐ D) Nur die Aussagen 3 und 4 sind richtig
☐ E) Alle Aussagen sind richtig

130. Was stimmt nicht für die verschiedenen Formen der Angina?

☐ A) Angina catarrhalis = Rötung und Schwellung
☐ B) Angina abdominalis = Grauweiße Membranen, die schwer abwischbar sind
☐ C) Angina lacunaris = Kleine Eiterstippchen an den Kryptenmündungen der Mandeln
☐ D) Plaut-Vincent-Angina = Einseitiger geschwüriger Befall einer Tonsille

131. Welche Untersuchungsmethoden geben einen Befund bei Pleuritis exsudativa?

1. Auskultation
2. Perkussion
3. Inspektion
4. Röntgen

☐ A) Nur die Aussagen 1, 2, 3 und 4 sind richtig
☐ B) Nur die Aussagen 1, 2 und 3 sind richtig
☐ C) Nur die Aussagen 1 und 2 sind richtig
☐ D) Nur die Aussage 2 ist richtig
☐ E) Nur die Aussagen 2 und 3 sind richtig

Antwort 129

▶ Die Lösung **C** ist richtig.

Morbus Boeck = Lymphogranulomatosis benigna: Granulomatöse Systemerkrankung, die zu 90% in der Lunge verläuft, Ursache unbekannt. Unterscheidung akut und chronisch. Bei der chronischen anfangs keine Symptome, nicht verkäsende Granulombildung aus Epithelzellen, später zunehmend Fibrosierung der Lunge mit irreversibler Lungenfunktionsminderung (Reizhusten und Belastungsdyspnoe)

Zu 2: Silikose

Zu 5: Asbestose

Antwort 130

▶ Die Lösung **B** ist richtig.

Angina abdominalis = Claudicatio intermittens abdominalis bei chronischer Durchblutungsstörung aufgrund von Arteriosklerose im Abdomen oder in den Mesenterialgefäßen.

Grauweiße, schwer abwischbare Membran ist zu finden bei Diphtherie.

Antwort 131

▶ Die Lösung **A** ist richtig.

Primäre Brustfellentzündung ist äußerst selten. Ursache sekundärer Pleuritis: Tbc, Pneumonie, Lungeninfarkt, Karzinome, Kollagenosen, Pankreatitis u. a.

Symptomatik je nach Ausmaß des Ergusses: Fieber, Dyspnoe, evtl. Schulterschmerz durch Reiz des Nervus phrenicus

Zu 1: Auskultation: Atemgeräusch fehlend oder herabgesetzt

Zu 2: Perkussion: Lateral aufsteigende Dämpfung

Zu 3: Inspektion: Nachschleppen der betroffenen Thoraxhälfte beim Atmen, bei großen Ergüssen Vorwölbung der Interkostalräume

Zu 4: Röntgen: Als weiße Schatten gut zu sehen

132. Welche Symptome treffen auf eine Lungenembolie zu?

1. Brustschmerzen
2. Atemnot
3. Tachykardie
4. Vernichtungsgefühl
5. Schweißausbruch

☐ A) Nur die Aussagen 1, 2, 3 und 4 sind richtig
☐ B) Nur die Aussagen 1, 2 und 3 sind richtig
☐ C) Nur die Aussagen 2, 3 und 4 sind richtig
☐ D) Nur die Aussagen 2, 4 und 5 sind richtig
☐ E) Alle Aussagen sind richtig

133. Was ist für die typische Pneumonie zutreffend?

1. Subfebrile Temperaturen
2. Herpes labialis
3. Hypersonorer Lungenschall
4. Bradykardie
5. Feuchte Rippenfellentzündung

☐ A) Nur die Aussagen 1, 2, 3 und 5 sind richtig
☐ B) Nur die Aussagen 1, 2 und 3 sind richtig
☐ C) Nur die Aussagen 2 und 4 sind richtig
☐ D) Nur die Aussagen 2 und 5 sind richtig
☐ E) Nur die Aussagen 2, 3 und 5 sind richtig

Antwort 132

▶ Die Lösung **E** ist richtig.

Symptomatik Lungenembolie: Dyspnoe, Tachypnoe, Brustschmerzen, Unruhe, Angst, Beklemmungsgefühl, gestaute Halsvenen, Husten, Schocksymptomatik.

Typisch sind rezidivierende Embolien, die symptomlos oder atypisch verlaufen (z. B. Schwindelanfälle, unklare Fieberschübe, Tachykardien, kurze Bewußtlosigkeit)

Antwort 133

▶ Die Lösung **D** ist richtig.

Meistens ist der Mittel- oder Unterlappen im rechten Lungenflügel betroffen.

Typische Stadien einer *Pneumokokkenpneumonie:*

1. Anschoppung: dunkelrote, blutreiche Lunge (1. Tag);
2. Rote Hepatisation: Fibrinausschüttung führt zur leberartigen Konsistenz der grauroten Lunge (2.-3. Tag);
3. Graugelbe Hepatisation: Leukozyteninfiltration (4.-8. Tag);
4. Lösung (Lysis): Abhusten des eitrigen Auswurfes (nach dem 8. Tag)

Typische Symptomatik der *Lobärpneumonie:*

Plötzlicher Beginn mit hohem Fieber (Kontinua), schweres Krankheitsgefühl, Tachykardie, Tachypnoe, Dyspnoe, Zyanose, Nachschleppen der betroffenen Thoraxseite, Nasenflügelatmen, Herpes labialis, retrosternale Schmerzen, evtl. Begleitpleuritis mit atemabhängigen Schmerzen, Fortleitung der Schmerzen in den rechten Oberbauch. Sputum: rostbraun, später pflaumenkompottartig, Dämpfung über befallenen Lappen, positiver Stimmfremitus, Bronchialatem über der ganzen Lunge, Crepitatio indux = Entfaltungsknistern am Anfang (1. Tag) und Crepitatio redux am Ende (nach dem 8. Tag), in der Mitte klingende Rasselgeräusche oder keine Geräusche hörbar.

134. Was stimmt für ein Lungenemphysem?

1. Das Lungenemphysem führt zu einer verminderten Sauerstoffaufnahme
2. Beim Lungenemphysem befindet sich vermehrt Luft in der Lunge
3. Beim Lungenemphysem ist die absolute Herzdämpfung verkleinert
4. Beim Lungenemphysem sind die Herztöne wesentlich deutlicher zu hören
5. Das Lungenemphysem weist ein hochstehendes Zwerchfell auf

☐ A) Nur die Aussagen 1, 2, 3 und 4 sind richtig
☐ B) Nur die Aussagen 1, 2 und 3 sind richtig
☐ C) Nur die Aussagen 1 und 2 sind richtig
☐ D) Nur die Aussagen 1, 2 und 5 sind richtig
☐ E) Alle Aussagen sind richtig

135. Was ist eine obstruktive Lungenerkrankung?

☐ A) Parenchymabbau der Lunge
☐ B) Stridor
☐ C) Bronchialspasmus
☐ D) Aspiration von Fremdkörpern
☐ E) Verlegung der Bronchialwege

Antwort 134

▶ Die Lösung **B** ist richtig.

Das Lungenemphysem ist eine irreversible Erweiterung der Alveolarräume mit Zerstörung der Alveolarzwischenwände. Ursache ist meist eine chronische obstruktive Lungenerkrankung (chronische Bronchitis, Asthma bronchiale).

Klassische Unterscheidung zweier Emphysemtypen:

1. „*pink puffer*" (starke Dyspnoe, kaum Zyanose; hagerer, eher untergewichtiger Typ)
2. „*blue bloater*" (kaum Dyspnoe, aber ausgeprägte Zyanose mit Polyglobulie, übergewichtig)

Untersuchungsbefund: Faßthorax, geblähte Schlüsselbeingruben, horizontal verlaufende Rippen, Interkostalräume vergrößert, Brustumfangsdifferenz zwischen Ein- und Ausatmung vermindert, erschwerte Ausatmung, tiefstehend und wenig verschiebliche Atemgrenzen (Zwerchfelltiefstand), hypersonorer Klopfschall, Atemgeräusch abgeschwächt, leise Herztöne, verkleinerte oder aufgehobene absolute Herzdämpfung

Antwort 135

▶ Die Lösung **E** ist richtig.

Bei einer obstruktiven Lungenerkrankung kommt es zu einer chronischen Einengung der Bronchien, meist im Verlauf einer chronischen Bronchitis oder eines Asthma bronchiales. Die Folge ist eine zunehmende Lungenüberblähung mit allmählicher Verminderung der Vitalkapazität und den daraus resultierenden Symptomen.

Zu A: Parenchymabbau der Lunge: Bei restriktiven Lungenerkrankungen, z. B. Lungenfibrosen

Zu B: Inspiratorischer Stridor: Pfeifendes Atemgeräusch während der Einatmung bei Verengung der oberen Luftwege (z. B. Pseudokrupp, Tumore, Entzündungen, Stimmbandlähmung); Exspiratorischer Stridor: Pfeifendes Atemgeräusch während der Ausatmung bei Verengung der unteren Luftwege (z. B. Entzündungen, Tumore)

Zu C: Bronchialspasmus ist typisch bei Asthma bronchiale; dazu kommt eine Schleimhautschwellung und vermehrte Sekretion von Schleim; führt zur verlängerten Ausatmung

136. Bei welcher Erkrankung ist das Tiefen-Breiten-Verhältnis des Thoraxraumes = eins oder noch größer?

- ☐ A) Pneumonie
- ☐ B) Bronchialkarzinom
- ☐ C) Lungenfibrose
- ☐ D) Emphysem
- ☐ E) Schlafapnoesyndrom

137. Welche Untersuchungen sind positiv beim Spontanpneumothorax?

1. Atemgeräusch aufgehoben
2. Perkussion lauter
3. Stimmfremitus verstärkt
4. Bronchialatem
5. Diskontinuierliche Nebengeräusche

- ☐ A) Nur die Aussagen 1, 2, 3 und 4 sind richtig
- ☐ B) Nur die Aussagen 1, 2 und 3 sind richtig
- ☐ C) Nur die Aussagen 1 und 2 sind richtig
- ☐ D) Nur die Aussage 2 ist richtig
- ☐ E) Alle Aussagen sind richtig

138. Bei einem Spasmus der Bronchiolen im Status asthmaticus muß der Patient flach auf dem Rücken gelagert werden
weil
in Rückenlage die Atemhilfsmuskulatur am wirkungsvollsten eingesetzt werden kann

- ☐ A) Beide Aussagen und die Verknüpfung ist richtig
- ☐ B) Nur die beiden Aussagen sind richtig
- ☐ C) Die erste Aussage ist richtig, die zweite falsch
- ☐ D) Die erste Aussage ist falsch, die zweite richtig
- ☐ E) Beide Aussagen sind falsch

Antwort 136

▶ Die Lösung **D** ist richtig.

Auch wer den Ausdruck *„Tiefen-Breiten-Verhältnis“* noch nicht gehört hat, kann leicht herausfinden, um welche Erkrankung es sich handeln muß. Nur beim *Faßthorax* ist das Verhältnis der Thoraxbreite zur Thoraxtiefe in etwa gleich.

Zu E: *Schlafapnoesyndrom* = Atemstörungen im Schlaf; während des Schlafes kommt es zur Atempause mit einer Dauer von mehr als 10 Sekunden. Schlafapnoe wird auch beim Gesunden beobachtet und gilt erst als pathologisch, wenn es zu Müdigkeitssymptomen am Tag kommt (Patienten können überall einschlafen, z. B. unter der Dusche, beim Auto fahren)

Antwort 137

▶ Die Lösung **C** ist richtig.

Pneumothorax = Eindringen von Luft in den Pleuraspalt, dadurch Aufhebung des negativen intrapleuralen Druckes mit teilweisem oder komplettem Zusammenfall der Lunge.

Ursachen: 1. Spontanpneu: Platzen von Lungenbläschen, idiopathisch, häufig sind junge Männer während einer körperlichen Betätigung betroffen 2. Traumatisch 3. Durch einen Behandler verursacht (z. B. Akupunktur, Neuraltherapie u. a.)

Symptomatik: Dyspnoe, Schmerzen und Nachschleppen auf der betroffenen Seite, Hustenreiz; Auskultation: fehlendes Atemgeräusch; Perkussion: hypersonorer Klopfschall; Palpation: fehlender Stimmfremitus

Antwort 138

▶ Die Lösung **E** ist richtig.

Status asthmaticus = schwerer Asthmaanfall mit Orthopnoe (Atmung nur in aufrechter Haltung möglich) und Einsatz der Atemhilfsmuskulatur; Patient ist zyanotisch und ringt nach Luft; pfeifendes Atemgeräusch schon auf Distanz zu hören; quälende Hustenanfälle; faßförmiger Thorax mit geringen Atemexkursionen und hypersonorem Perkussionsgeräusch.

Zu Aussage 1: Der Asthamapatient hat starke Atemnot, diese kann im Aufrechtsitzen und durch Benutzen der Atemhilfsmuskulatur gelindert werden. Ein Asthmapatient mit schwerster Atemnot läßt sich niemals auf den Rücken lagern.

Zu Aussage 2: Die Atemhilfsmuskulatur läßt sich nur am wirkungsvollsten einsetzen, wenn der Patient aufsitzt, sich mit den Händen aufstützt und sich dabei weit nach vorne beugt. Zur Atemhilfsmuskulatur gehört im wesentlichen: M. pectorales (großer und kleiner Brustmuskel), M. sternocleidomastoideus (Kopfwender), M. scaleni (Treppenmuskel) und M. serrati (Sägezahnmuskel)

139. Welche Aussagen treffen beim Lungenemphysem zu?

1. Lunge ist in Inspirationsstellung
2. Verkleinerte Atemfläche
3. Verminderte Zwerchfellbeweglichkeit
4. Tiefe gleichmäßige Atmung ohne Pause
5. Kommt bei älteren Menschen öfter vor

☐ A) Nur die Aussagen 1, 2, 3 und 5 sind richtig
☐ B) Nur die Aussagen 1, 2 und 3 sind richtig
☐ C) Nur die Aussagen 1 und 2 sind richtig
☐ D) Nur die Aussagen 1, 2 und 5 sind richtig
☐ E) Alle Aussagen sind richtig

140. Die Pneumonie macht welche Symptome?

1. Verstärkte Atemgeräusche
2. Stimmfremitus verstärkt
3. Bronchialatem
4. Klopfschall gedämpft
5. Bradypnoe (verlangsamte Atmung)

☐ A) Nur die Aussagen 1, 2, 3 und 4 sind richtig
☐ B) Nur die Aussagen 1, 2 und 3 sind richtig
☐ C) Nur die Aussagen 2, 3 und 4 sind richtig
☐ D) Nur die Aussagen 2 und 4 sind richtig
☐ E) Nur die Aussagen 3, 4 und 5 sind richtig

Antwort 139

▶ Die Lösung **A** ist richtig.

Das Lungenemphysem ist eine irreversible Erweiterung der Alveolarräume mit Zerstörung der Alveolarzwischenwände. Ursache ist meist eine chronische obstruktive Lungenerkrankung (chronische Bronchitis, Asthma bronchiale) und bei alten Menschen als sog. *normales Altersemphysem.*

Klassische Unterscheidung zweier Emphysemtypen:

1. *„pink puffer"* (starke Dyspnoe, kaum Zyanose, hagerer eher untergewichtiger Typ)
2. *„blue bloater"* (kaum Dyspnoe aber ausgeprägte Zyanose mit Polyglobulie, übergewichtig).

Untersuchungsbefund: Faßthorax, geblähte Schlüsselbeingruben, horizontal verlaufende Rippen, Interkostalräume vergrößert, Brustumfangsdifferenz zwischen Ein- und Ausatmung vermindert, erschwerte Ausatmung, tiefstehend und wenig verschiebliche Atemgrenzen (Zwerchfelltiefstand), hypersonorer Klopfschall, Atemgeräusch abgeschwächt, leise Herztöne, verkleinerte oder aufgehobene absolute Herzdämpfung

Antwort 140

▶ Die Lösung **C** ist richtig.

Typische Symptomatik der *Lobärpneumonie:*

Plötzlicher Beginn mit hohem Fieber (Kontinua), schweres Krankheitsgefühl, Tachykardie, Tachypnoe, Dyspnoe, Zyanose, Nachschleppen der betroffenen Thoraxseite, Nasenflügelatmen, Herpes labialis, retrosternale Schmerzen, evtl. Begleitpleuritis mit atemabhängigen Schmerzen, Fortleitung der Schmerzen in den rechten Oberbauch. Sputum: rostbraun später pflaumenkompottartig. Dämpfung über befallenen Lappen, positiver Stimmfremitus, Bronchialatem über der ganzen Lunge, Crepitatio indux = Entfaltungsknistern am Anfang (1. Tag) und Crepitatio redux am Ende (nach dem 8. Tag), in der Mitte klingende Rasselgeräusche oder keine Geräusche hörbar.

141. Bei einem Lungenödem muß der Patient flach auf dem Rücken liegend gelagert werden,
weil
bei einem Lungenödem eine Drucksteigerung im kleinen Kreislauf erreicht werden muß.

☐ A) Beide Aussagen und die Verknüpfung ist richtig
☐ B) Nur die beiden Aussagen sind richtig
☐ C) Die erste Aussage ist richtig, die zweite falsch
☐ D) Die erste Aussage ist falsch, die zweite richtig
☐ E) Beide Aussagen sind falsch

142. Bei der chronisch-obstruktiven Bronchitis treten welche Symptome auf ?

1. Pfeifen, Brummen und Giemen
2. Verlängerte Ausatmung
3. Rechtsherzinsuffizienz
4. Reichlich Sputum
5. Anfallsartige Atemnot, besonders in der Nacht

☐ A) Nur die Aussagen 1, 2 und 3 sind richtig
☐ B) Nur die Aussagen 1, 2, 4 und 5 sind richtig
☐ C) Nur die Aussagen 1, 3 und 5 sind richtig
☐ D) Nur die Aussagen 1 und 4 sind richtig
☐ E) Alle Aussagen sind richtig

Antwort 141

▶ Die Lösung **E** ist richtig.

Lungenödem = Massiver Eintritt von Blutplasma in das Lungeninterstitium (interstitielles Lungenödem) und/oder den Alveolarraum (alveoläres Lungenödem) mit **lebensbedrohlicher Atemstörung**.

Ursache: Meist Linksherzinsuffizienz, Abfall des kolloidosmotischen Drucks infolge Verminderung der Bluteiweiße (nephrotisches Syndrom, Hungerzustände), Permeabilitätssteigerung der Lungenkapillaren (Toxine, anaphylaktischer Schock)

Symptomatik: Dyspnoe, Orthopnoe, Patient ist zyanotisch und hustet schaumig-rotes Sputum ab, Unruhe und Todesangst, Tachykardie mit sinkendem Blutdruck, Distanzrasseln

Zu Aussage 1: Es handelt sich um einen **Notfall!** Oberkörper des Patienten hoch und Beine tief lagern, Atemwege frei machen und venösen Zugang legen, Sauerstoffbehandlung falls vorhanden

Zu Aussage 2: Natürlich muß der Druck im kleinen Kreislauf verringert werden (z. B. durch Nitroglyzerin sublingual)

Antwort 142

▶ Die Lösung **A** ist richtig.

Bei einer *obstruktiven* Lungenerkrankung kommt es zu einer chronischen Einengung der Bronchien, meist im Verlauf einer chronischen Bronchitis oder eines Asthma bronchiales. Die Folge ist eine erschwerte Ausatmung (Einatemmuskulatur ist wesentlich stärker als Ausatemmuskulatur) mit zunehmender Lungenüberblähung (Emphysem) und allmählichem Abbau der Alveolarzwischenwände (führt zu Druckerhöhung im Lungenkreislauf und zunehmender Rechtsherzinsuffizienz).

Zu 4: Die Aussage „reichlich Sputum" ist nicht so eindeutig zu beantworten. Eine chronische Bronchitis hat eher wenig Auswurf, allerdings kann es im weiteren Verlauf zu Schädigungen bzw. Erweiterungen der Bronchien kommen (Bronchiektasen), die als Leitsymptom reichlich Sputum aufweisen.

Zu 5: Die Aussage „anfallsartige Atemnot, besonders in der Nacht" ist typisch für ein *Asthma cardiale.*

5. Gastroenterologie

5.1 Anatomie und Physiologie

143. Aus welchen Organen kommt das Pfortaderblut?

1. Milz
2. Blinddarm
3. Leber
4. Blase
5. Nebenniere

☐ A) Nur die Aussagen 1, 2, 3 und 4 sind richtig
☐ B) Nur die Aussagen 1, 2 und 3 sind richtig
☐ C) Nur die Aussagen 1 und 2 sind richtig
☐ D) Nur die Aussage 1 ist richtig
☐ E) Alle Aussagen sind richtig

144. Welche Aussage(n) betreffend der Leber sind falsch?

1. Die Leber stellt fettspaltende Enzyme her
2. Die Leber ist zu einem geringen Teil an der Blutbildung beteiligt
3. Die Leber speichert Glukose in Form von Glykogen
4. Die Leber mündet in den Pfortaderkreislauf
5. Die Leber scheidet Medikamente und Hormone aus

☐ A) Nur die Aussagen 1, 2, 3 und 4 sind richtig
☐ B) Nur die Aussagen 1, 2, 4 und 5 sind richtig
☐ C) Nur die Aussagen 1 und 5 sind richtig
☐ D) Nur die Aussagen 2 und 4 sind richtig
☐ E) Nur die Aussage 3 ist richtig

Antwort 143

▶ Die Lösung **C** ist richtig.

Die Pfortader sammelt das venöse Blut aus der gesamten Bauchhöhle: Magen, Dünndarm, Dickdarm, Pankreas, Milz.

Achtung: Das untere Drittel des Mastdarms wird venös über die Vena iliaca entsorgt.

Antwort 144

▶ Die Lösung **B** ist richtig.

Aufpassen: Es wurde gefragt, welche Aussagen **falsch** sind.

Funktion der Leber: Stoffwechselfunktionen, Herstellung von Bluteiweißen (z. B. Fibrinogen, Prothrombin, Albumin, Globulin, Transferrin u. a.), Umwandlung von Glukose in die Speicherform (Glykogen), Glukoneogenese (Herstellung von Glukose aus Eiweißen und Fetten), Umbau und Verwertung der aus der Nahrung zugeführten Aminosäuren (Transaminierungsprozeß), Fettsäurenabbau, Bildung von Cholesterin,

Produktion und Ausscheidung von Gallensaft, Entgiftung körpereigener Stoffe (Harnstoff) und körperfremder Stoffe (z. B. Medikamente, Lebensmittelzusatzstoffe), Speicherorgan (Eisen, Vitamine, Blut), Blutbildung beim Fetus

Zu 1: Die Leber stellt die Gallenflüssigkeit her, fettspaltende Enzyme werden vom Pankreas hergestellt

Zu 2: Die Leber ist nur beim ungeborenen Kind an der Blutbildung beteiligt

Zu 3. Die Aussage „Die Leber speichert Glukose in Form von Glykogen" ist richtig, also nicht ankreuzen

Zu 4: Die Leber mündet nicht in den Pfortaderkreislauf, sie mündet über drei Lebervenen in die untere Hohlvene. Der Pfortaderkreislauf mündet in die Leber

Zu 5. Die Leber scheidet keine Stoffe aus, das macht die Niere. Die Leber baut Medikamente und Hormone ab

145. Die chemischen Verdauungsgänge im Magen gelten im wesentlichen der Fettspaltung
weil
die Hauptzellen der Magenschleimhaut das Enzym Pepsin bilden.

- ☐ A) Beide Aussagen und die Verknüpfung ist richtig
- ☐ B) Nur die beiden Aussagen sind richtig
- ☐ C) Die erste Aussage ist richtig, die zweite falsch
- ☐ D) Die erste Aussage ist falsch, die zweite richtig
- ☐ E) Beide Aussagen sind falsch

146. Welche Aussagen zum Bilirubinkreislauf sind falsch?

1. Bilirubin entsteht aus der Hämolyse
2. Fehlt das Bilirubin in der Galle, so wird der Kot braun
3. Urobilinogen wird im Darm rückresorbiert und in der Leber wieder zu Bilirubin umgewandelt
4. Urobilinogen ist im Urin normal immer vorhanden
5. Bilirubin ist im Urin normalerweise vorhanden

- ☐ A) Nur die Aussagen 1, 2 und 5 sind richtig
- ☐ B) Nur die Aussagen 1, 3 und 4 sind richtig
- ☐ C) Nur die Aussagen 2 und 4 sind richtig
- ☐ D) Nur die Aussagen 2 und 5 sind richtig
- ☐ E) Nur die Aussagen 4 und 5 sind richtig

Antwort 145

▶ Die Lösung **D** ist richtig.

Die chemischen Verdauungsvorgänge im Magen gelten vor allem der Eiweißspaltung durch das Enzym Pepsin. Dieses Enzym wird in den Hauptzellen der Magenschleimhaut produziert. In den Belegzellen wird die Salzsäure und der Intrinsic-Faktor hergestellt. Die Nebenzellen produzieren muzinhaltigen Magenschleim.

Antwort 146

▶ Die Lösung **D** ist richtig.

Es wurde nach **falschen** Aussagen gefragt!

Bilirubin entsteht bei dem Abbau von Erythrozyten (Hämolyse). Es ist nicht wasserlöslich und wird daher an Albumine gebunden (unkonjugiertes, indirektes oder freies Bilirubin). In der Leber wird das nicht-wasserlösliche Bilirubin durch Kopplung an die Glukuronsäure wasserlöslich gemacht (konjugiertes, direktes oder unfreies Bilirubin) und über die Galle ausgeschieden. Im Darm verändert sich Bilirubin durch chemische Spaltung: Bilirubin – Urobilinogen – Sterkobilin

Zu 2: Sterkobilin macht den Kot braun. Fehlt das Bilirubin, so wird der Stuhl hell

Zu 3: Ein Teil des Urobilinogen wird im terminalen Ileum zurückresorbiert und gelangt über das Pfortadersystem wieder zur Leber

Zu 4: Ein kleiner Teil des rückresorbierten Urobilinogen wird über die Nieren ausgeschieden und färbt den Urin gelb; kein Urobilinogen im Urin nachweisbar bei totalem Verschluß der Gallenwege

Zu 5: Das unkonjugierte Bilirubin wird nicht über die Nieren ausgeschieden (nicht wasserlöslich). Das konjugierte Bilirubin wird normalerweise über die Galle ausgeschieden. Nur bei Stauungen oder Erkrankungen der Leber gelangt das konjugierte Bilirubin ins Blut und färbt den Urin braun (es kann über die Nieren ausgeschieden werden, da wasserlöslich)

5.1 Anatomie und Physiologie

147. Welche Organe können beim Gesunden tastbar sein?

1. Leber
2. Niere
3. Gallenblase
4. Volle Harnblase
5. Milz

- ☐ A) Nur die Aussagen 1, 2 und 5 sind richtig
- ☐ B) Nur die Aussagen 1, 2 und 4 sind richtig
- ☐ C) Nur die Aussagen 1, 2, 4 und 5 sind richtig
- ☐ D) Nur die Aussagen 1, 4 und 5 sind richtig
- ☐ E) Alle Aussagen sind richtig

148. Was trifft auf die Bauchspeicheldrüse zu?

1. Der Bauchspeicheldrüsenkopf liegt in der C-Schlinge des Krummdarms
2. Der Bauchspeicheldrüsenschwanz liegt am Nierenhilus
3. Der Bauchspeicheldrüsenkörper überquert die Wirbelsäule in Höhe Th_7 – Th_8
4. Die Bauchspeicheldrüse wiegt in etwa 80 – 90 g
5. Die Bauchspeicheldrüse ist ungefähr 8 – 10 cm lang

- ☐ A) Nur die Aussagen 1, 2 und 5 sind richtig
- ☐ B) Nur die Aussagen 1 und 3 sind richtig
- ☐ C) Nur die Aussagen 2, 4 und 5 sind richtig
- ☐ D) Nur die Aussagen 2, 3 und 4 sind richtig
- ☐ E) Nur die Aussage 4 ist richtig

Antwort 147

▶ Die Lösung **B** ist richtig.

Zu 1: Palpation der Leber: Von der rechten Patientenseite aus beide Hände auf Höhe der Medioklavikularlinie flach auf die Bauchdecke, mit den Fingerspitzen kurz unterhalb des Rippenbogens. Bei tiefer Inspiration des Patienten hebt der Leberrand die darüberliegenden Fingerendglieder an und die Leber kann beurteilt werden.

Zu 2: Palpation der Nieren nur möglich, wenn keine entzündlichen Erkrankungen vorliegen (verspannte Muskulatur behindert die Palpation): Von der rechten Seite aus mit angewinkelten Fingern unterhalb des Rippenbogens bei tiefer Inspiration kräftig nach frontal drücken

Zu 3: Palpation nur bei vergrößerter Gallenblase möglich (Courvoisier-Zeichen, Murphy-Zeichen)

Zu 4: Palpation der Blase nur möglich, wenn die Blase mindestens halb gefüllt ist

Zu 5: Palpation der Milz nur bei Vergrößerung (Splenomegalie) möglich: Milzpalpation mit zwei Händen bei Rücken- oder rechter Seitenlage des Patienten. Behandler steht auf der rechten Seite des Patienten und palpiert mit der rechten Hand von schräg nach lateral, während die linke Hand dagegen hält.

Antwort 148

▶ Die Lösung **E** ist richtig.

Zu 1: Der Pankreaskopf liegt in der C-Schlinge des Zwölffingerdarms (Duodenum)

Zu 2: Der Pankreasschwanz liegt am Milzhilus

Zu 3: Der Pankreaskörper überquert die Wirbelsäule in Höhe des 1. Und 2. Lendenwirbels

Zu 4: Die Bauchspeicheldrüse wiegt tatsächlich in etwa 80–90 g

Zu 5: Die Bauchspeicheldrüse kann niemals nur 8–10 cm lang sein, sie durchquert den ganzen Bauchraum und ist etwa 15 bis 20 cm lang

149. Die Bauchspeicheldrüse ist beteiligt…?
1. …an der Fettverdauung
2. …an der Kohlenhydratverdauung
3. …an der Eiweißverdauung
4. …an der Vitaminaufspaltung
5. …an der Aufbereitung der Galle

☐ A) Nur die Aussagen 1, 2, 3 und 5 sind richtig
☐ B) Nur die Aussagen 1, 2 und 3 sind richtig
☐ C) Nur die Aussagen 1 und 3 sind richtig
☐ D) Nur die Aussagen 2 und 4 sind richtig
☐ E) Alle Aussagen sind richtig

! **150. Welche Darmabschnitte sind innerhalb des Bauchfells beweglich?**
1. Duodenum (Zwölffingerdarm)
2. Ileum (Krummdarm)
3. Jejunum (Leerdarm)
4. Colon ascendens (aufsteigender Dickdarm)
5. Sigmoid (S-förmiger Teil des Dickdarms)

☐ A) Nur die Aussagen 1, 2 und 3 sind richtig
☐ B) Nur die Aussagen 2, 3 und 5 sind richtig
☐ C) Nur die Aussagen 2 und 3 sind richtig
☐ D) Nur die Aussagen 2 und 5 sind richtig
☐ E) Alle Aussagen sind richtig

! **151. Was beinhaltet der Magensaft?**
1. Salzsäure
2. Pepsinogen
3. Trypsinogen
4. Gastrin
5. Bikarbonatreichen Magenschleim

☐ A) Nur die Aussagen 1, 2 und 3 sind richtig
☐ B) Nur die Aussagen 1, 2 und 4 sind richtig
☐ C) Nur die Aussagen 1 und 2 sind richtig
☐ D) Nur die Aussagen 1, 4 und 5 sind richtig
☐ E) Alle Aussagen sind richtig

Antwort 149

▶ Die Lösung **B** ist richtig.

Exokrine Funktion: Bildung von Enzymen zur Spaltung von Proteinen, Lipiden und Kohlenhydraten. Produktion von bikarbonatreichem Bauchspeichel, um den sauren Magenbrei zu neutralisieren.

Endokrine Funktion: In den A-Zellen Glukagon, in den B-Zellen Insulin und in den C-Zellen Somatostatin

Zu 4: Vitamine sind für den Körper lebenswichtige organische Verbindungen, die keiner enzymatischen Aufspaltung bedürfen

Zu 5: Der Gallensaft wird in den Leberzellen produziert und in der Gallenblase eingedickt und gespeichert

Antwort 150

▶ Die Lösung **B** ist richtig.

Jejunum und Ileum sind innerhalb des Bauchfells frei beweglich und mit dem Mesenterium (Dünndarmgekröse) an der hinteren Bauchwand, der Mesenterialwurzel, befestigt. Auch Zökum, Colon transversum und Sigma sind frei beweglich, sie sind mit dem Mesocolon (Dickdarmgekröse) an der hinteren Bauchwand befestigt. Duodenum, Colon ascendens und Colon descendens sind an der hinteren Bauchwand direkt befestigt, sind also nicht beweglich

Antwort 151

▶ Die Lösung **C** ist richtig.

1. Hauptzellen: Produktion von Pepsinogen zur Eiweißspaltung (unwirksame Vorstufe); 2. Belegzellen: Produktion von Salzsäure und Intrinsic-Faktor (der wird zur Aufnahme von Vitamin B_{12} in den Körper benötigt); 3. Nebenzellen: Produktion von muzinhaltigem Magenschleim

Zu 3: Trypsinogen wird in der Bauchspeicheldrüse zur Eiweißverdauung produziert

Zu 4: Gastrin ist ein Hormon und wird in den G-Zellen des Antrums produziert. Es gelangt über die Blutwege zu den Beleg- und Hauptzellen und fördert deren Sekretion.

Zu 5: Bikarbonat ist alkalisch und hat natürlich nichts im Magen zu suchen.

152. Welche der aufgezählten Organgruppen liegen intraperitoneal?

1. Milz, Pankreas, Niere
2. Magen, Zwölffingerdarm, querliegender Dickdarm
3. Magen, Milz, Leber
4. Ileum, Jejunum, Sigmoid
5. Blinddarm, Magen, absteigender Dickdarm

☐ A) Nur die Aussagen 1, 3 und 4 sind richtig
☐ B) Nur die Aussagen 1, 4 und 5 sind richtig
☐ C) Nur die Aussagen 2, 4 und 5 sind richtig
☐ D) Nur die Aussagen 3 und 4 sind richtig
☐ E) Nur die Aussagen 4 und 5 sind richtig

153. Welche Aufgaben hat die Leber

1. Gallenspeicherung
2. Spaltung der Nahrung
3. Vitamin K Speicherung
4. Beteiligung an der Blutgerinnung
5. Eiweißsynthese

☐ A) Nur die Aussagen 1, 3, 4 und 5 sind richtig
☐ B) Nur die Aussagen 2, 3 und 5 sind richtig
☐ C) Nur die Aussagen 2, 4 und 5 sind richtig
☐ D) Nur die Aussagen 3, 4 und 5 sind richtig
☐ E) Alle Aussagen sind richtig

Antwort 152

▶ Die Lösung **D** ist richtig.

Hier geht es darum, sich nicht verwirren zu lassen.

Intraperitoneale Organe sind: Leber, Magen, Milz, Jejunum, Ileum, Blinddarm mit Appendix, quer laufender Teil des Dickdarms und Sigmoid (S-förmiger Teil des Dickdarms, kurz vorm Rektum).

Organe, die von vorne mit dem Bauchfell überzogen sind und nach hinten mit der Bauchwand verwachsen: Pankreas, Duodenum, Colon ascendens und descendens

retroperitoneal

Antwort 153

▶ Die Lösung **D** ist richtig.

Funktion der Leber: Stoffwechselfunktionen, Herstellung von Bluteiweißen (z. B. Fibrinogen, Prothrombin, Albumin, Globulin, Transferrin u. a.), Umwandlung von Glukose in die Speicherform (Glykogen), Glukoneogenese (Herstellung von Glukose aus Eiweißen und Fetten), Umbau und Verwertung der aus der Nahrung zugeführten Aminosäuren (Transaminierungsprozeß), Fettsäurenabbau, Bildung von Cholesterin,

Produktion und Ausscheidung von Gallensaft, Entgiftung körpereigener Stoffe (Harnstoff) und körperfremder Stoffe (z. B. Medikamente, Lebensmittelzusatzstoffe), Speicherorgan (Eisen, Vitamine, Blut), Blutbildung beim Fetus

Zu 1: Gallenspeicherung geschieht in der Galle, dort wird der Saft zusätzlich eingedickt

Zu 2: Spaltung der Nahrung geschieht durch Enzyme im Mundspeichel, Magensaft und Bauchspeichel

Zu 3: Beteiligung an der Blutgerinnung durch Bildung von Fibrinogen und Prothrombin und Speicherung von Vitamin K. Bei Zerstörung der Leber kommt es zur Blutungsneigung

5.1 Anatomie und Physiologie

154. Welche Funktion hat die Gallenblase?

1. Bildung der Gallenflüssigkeit
2. Eindicken der Gallenflüssigkeit
3. Speicherung Galle
4. Produktion des Hormons CCK (Cholezystokinin)
5. Umwandlung des wasserunlöslichen Bilirubins in das wasserlösliche

☐ A) Nur die Aussagen 1, 2, 3 und 4 sind richtig
☐ B) Nur die Aussagen 1, 2 und 3 sind richtig
☐ C) Nur die Aussagen 2 und 3 sind richtig
☐ D) Nur die Aussagen 3, 4 und 5 sind richtig
☐ E) Alle Aussagen sind richtig

5.2 Pathologie

155. Welche Symptome sind beim Pankreas-Karzinom möglich?

1. Oberbauchbeschwerden
2. Gewichtszunahme
3. Ikterus
4. Gallenblase schmerzlos zu fühlen
5. Leistungsminderung, Schwäche

☐ A) Nur die Aussagen 1, 3, 4 und 5 sind richtig
☐ B) Nur die Aussagen 1, 2 und 3 sind richtig
☐ C) Nur die Aussagen 1 und 3 sind richtig
☐ D) Nur die Aussagen 2, 3 und 4 sind richtig
☐ E) Alle Aussagen sind richtig

156. Was kann als Folge eines Dickdarmkarzinoms auftreten?

1. Gewichtsverlust
2. Eisenmangelanämie
3. Durchfall
4. Verstopfung
5. Diabetes mellitus

☐ A) Nur die Aussagen 1, 2, 3 und 4 sind richtig
☐ B) Nur die Aussagen 1, 2 und 3 sind richtig
☐ C) Nur die Aussagen 1, 3 und 4 sind richtig
☐ D) Nur die Aussagen 2, 3 und 4 sind richtig
☐ E) Alle Aussagen sind richtig

Antwort 154

▶ Die Lösung **C** ist richtig.

Aufgabe der Gallenblase: Gallenspeicherung. Da das Volumen der Gallenblase recht klein ist (40 – 100 ml) wird der Gallensaft durch Resorption von Wasser und Kochsalz eingedickt bzw. konzentriert. Über das Hormon Cholezystokinin in der Duodenalschleimhaut wird die ringförmig angelegte glatte Muskulatur zur Kontraktion angeregt.

Zu 1: Die Bildung der Gallenflüssigkeit geschieht in den Leberzellen

Zu 4: CCK = Cholezystokinin; wird freigesetzt durch den sauren Magenbrei; stimuliert die Sekretion von Pankreasenzymen und fördert die Kontraktion der Gallenblase und die Erschlaffung der Vater-Papille

Zu 5: Die Umwandlung des wasserunlöslichen Bilirubins in das wasserlösliche geschieht in den Leberzellen durch Ankopplung von Glukuronsäure (Konjugierung)

Antwort 155

▶ Die Lösung **A** ist richtig.

Ein Pankreas-Karzinom ist zu 70% im Kopfbereich der Bauchspeicheldrüse lokalisiert, findet sich am häufigsten im 6. Lebensjahrzehnt, metastasiert sehr früh und ist gekennzeichnet durch schwierige Diagnose, schwierige Therapie und schlechte Prognose.

Mögliche Symptome: Schmerzen im Oberbauch und in den Rücken, Appetitlosigkeit, Übelkeit und Erbrechen, Gewichtsabnahme, evtl. Ikterus durch Verdrängung der Gallengänge mit Verlegung der Vaterpapille, Courvoisier-Zeichen vorhanden = Galle prallelastisch und schmerzlos tastbar als Folge einer Verlegung des Duktus Choledochus durch den Tumor

Antwort 156

▶ Die Lösung **A** ist richtig.

Symptomatik kolorektales Karzinom: Sichtbares oder okkultes Blut im Stuhl (**Vorsicht:** kein Blut im Stuhl, also kein CA ist nicht richtig!), Änderungen der Stuhlgewohnheiten (Verstopfung, Diarrhö, oft abwechselnd), ungewollte Flüssigkeitsabgänge aus dem After (Schleim, Blut), anorektale Beschwerden (Brennen, Jucken, Nässen, Schmerzen), übel riechende Windabgänge (auch mit Stuhlabgang).

Im fortgeschrittenen Stadium: Eisenmangelanämie, Gewichtsverlust, Leistungsminderung, abdominelle Schmerzen, Kachexie, evtl. Fieber, evtl. Tumor tastbar.

157. Wie können sich Blutungen aus dem Magen und dem oberen Darmbereich im Stuhl zeigen?

1. Als Blutgerinnsel
2. Als hellrotes Blut
3. Als okkultes Blut
4. Als sog. Teerstuhl

☐ A) Nur die Aussagen 1, 2, und 3 sind richtig
☐ B) Nur die Aussagen 2 und 3 sind richtig
☐ C) Nur die Aussagen 2 und 4 sind richtig
☐ D) Nur die Aussagen 3 und 4 sind richtig
☐ E) Alle Aussagen sind richtig

158. Auf was würden Sie bei der Anamneseerhebung bei einem Alkoholiker besonders achten?

1. Läusebefall
2. Fußpilz
3. Desorientiertheit
4. Halluzinationen
5. Schlafstörungen

☐ A) Nur die Aussagen 1, 3, und 4 sind richtig
☐ B) Nur die Aussagen 1 und 4 sind richtig
☐ C) Nur die Aussagen 3 und 4 sind richtig
☐ D) Nur die Aussagen 3, 4 und 5 sind richtig
☐ E) Alle Aussagen sind richtig

Antwort 157

▶ Die Lösung **D** ist richtig.

Blutungen aus dem oberen Gastrointestinaltrakt zeigen sich im Stuhl „versteckt" (nachweisbar durch Hämoccult®) oder als teerartig klebriger Stuhl (> 100 – 200 ml), bei größeren Mengen kann es auch zum Bluterbrechen (Hämatemesis) kommen: Ulkuskrankheit, Magen-CA, Ösophagitis, Ösophagusvarizen

Untere gastrointestinale Blutungen führen zum Blutstuhl mit dunkel bis hellroten Blutbeimengungen. Allerdings können diese Blutungen auch eine Schwarzfärbung des Stuhls bei langsamer Darmpassage bewirken: M. Crohn, Colitis, Dickdarmkarzinom, Dickdarmdivertikel, Dickdarmpolypen, Hämorrhoidalblutung, Analfissuren

Zu 1: Blutgerinnsel = Thrombus

Antwort 158

▶ Die Lösung **D** ist richtig.

Alkoholmißbrauch ist eine weit verbreitete Krankheit (ca. 5% der Bevölkerung); Unterteilung in körperliche Abhängigkeit (verträgt unglaublich viel) und psychische Abhängigkeit (Kontrollverlust, Abstinenzunfähigkeit, Alkoholkonsum ohne Rücksicht auf soziale Auswirkungen).

Im Verlauf der Alkoholkrankheit kann es zu verschiedensten Organerkrankungen kommen: Ösophagitis, erhöhtes Risiko für Ösophaguskarzinom, Mallory-Weiss-Syndrom (Erbrechen mit nachfolgender Blutung infolge Schleimhauteinrissen), Gastritis mit Gefahr der Blutung, akute und chronische Pankreatitis, Fettleber, Alkoholhepatitis, Leberzirrhose mit nachfolgenden Komplikationen (Funktionsausfall, portale Hypertension), Zieve-Syndrom (Trias aus Fettleber, hämolytischer Anämie mit Ikterus und Hyperlipoproteinämie), Kardiomyopathie, Malabsorptionssyndrom (z. B. mit Vitaminmangelzuständen), Polyneuropathie, atrophische Hirnveränderungen (50%!), Wernicke-Enzephalopathie (akute motorische Störungen infolge von Vitamin B_1-Mangel)

Akute Lebensgefahr besteht beim Leberausfallskoma, beim Alkoholdelir (Delirium tremens = Entzugssyndrom: Psychomotorische Unruhe, Angst, Halluzination, Desorientiertheit, Bewußtseinsstörungen, Schlafstörungen) und bei akuten gastrointestinalen Blutungen (z. B. Ösophagusvarizenblutung). Auch das Korsakow-Syndrom (Desorientiertheit, Gedächtnisstörungen und Konfabulation) im Rahmen einer organischen Psychose ist kritisch zu beurteilen.

159. Welche Aussage gilt für die Colitis ulcerosa?

1. Blutige Stühle
2. Toxisches Megakolon
3. Gefahr einer malignen Entartung
4. Fistelbildung
5. Pflastersteinrelief

☐ A) Nur die Aussagen 1, 2, 3 und 4 sind richtig
☐ B) Nur die Aussagen 1, 2 und 3 sind richtig
☐ C) Nur die Aussagen 1 und 3 sind richtig
☐ D) Nur die Aussagen 4 und 5 sind richtig
☐ E) Alle Aussagen sind richtig

160. Wie kann die Symptomatik bei einem mechanischen Ileus aussehen?

1. Meteorismus
2. Koterbrechen
3. Blutige Stühle
4. Fieber
5. Schmerzhafter Stuhlgang

☐ A) Nur die Aussagen 1, 2, 3 und 5 sind richtig
☐ B) Nur die Aussagen 1, 2 und 4 sind richtig
☐ C) Nur die Aussagen 1 und 2 sind richtig
☐ D) Nur die Aussagen 2, 3 und 4 sind richtig
☐ E) Nur die Aussagen 2 und 4 sind richtig

161. Welche Aussage trifft auf die Colitis ulcerosa zu?

1. Blutige Geschwüre
2. Kann zur Perforation führen
3. Es besteht keine Gefahr der malignen Entartung
4. Schmerzen im Kreuzbeinbereich
5. Pseudoappendizitis

☐ A) Nur die Aussagen 1, 2, 3 und 4 sind richtig
☐ B) Nur die Aussagen 1, 2 und 4 sind richtig
☐ C) Nur die Aussagen 1 und 4 sind richtig
☐ D) Nur die Aussagen 1, 4 und 5 sind richtig
☐ E) Alle Aussagen sind richtig

Antwort 159

▶ Die Lösung **B** ist richtig.

Colitis ulcerosa ist eine chronische Entzündung des Dickdarms (sog. *Linksappendizitis*); Ausbreitung meist vom Rektum aus in Gegenrichtung, im Gegensatz zum M. Crohn sind meist nur die Schleimhäute befallen; Symptomatik: Blutig-schleimige Durchfälle, Koliken und Tenesmen (schmerzhafter Stuhldrang), im akuten Schub Fieber, evtl. Exsikkose-Zeichen

Zu 2: Toxisches Megakolon: Komplikation der Colitis ulcerosa, schwere Verlaufsform, alle Wandschichten sind betroffen, **Perforationsgefahr**

Zu 3: Gefahr der malignen Entartung: Nach ca. 8 Krankheitsjahren wird jährlich eine systemische Biopsie empfohlen

Zu 4+5: Fistelbildung und Pflastersteinrelief sind typische Symptome des Morbus Crohn

Antwort 160

▶ Die Lösung **C** ist richtig.

Symptomatik mechanischer Ileus: kolikartige Schmerzen (erst große Abstände, dann kleiner werdend), Meteorismus (geblähter Bauch durch Gasansammlung), Stuhl- und Windverhalten, Erbrechen und Übelkeit (evtl. Koterbrechen), spritzstrahlförmige Darmgeräusche, allmählicher Übergang in paralytischen Ileus

Zu 3: Blutige Stühle: Typisch für Erkrankungen im Bereich des Dickdarms, beim Ileus sind anfänglich Stühle möglich, später nicht mehr

Zu 4: Kein Fieber beim mechanischen und paralytischen Ileus

Zu 5: Schmerzhafter Stuhlgang typisch bei entzündlichen Erkrankungen im Bereich des Rektums

Antwort 161

▶ Die Lösung **B** ist richtig.

Symptomatik Colitis ulcerosa: Blutig-schleimige Durchfälle, Koliken und Tenesmen (schmerzhafter Stuhldrang). Im akuten Schub Fieber, Gewichtsverlust, evtl. Exsikkose-Zeichen, extraintestinale Symptome: Haut, Augen, Gelenke und Leber (seltener als bei Morbus Crohn)

Komplikationen: Karzinomrisiko, toxisches Megakolon beim schweren Verlauf, Eisenmangelanämie, massive Blutungen

Zu 2: Perforationsgefahr beim schweren Verlauf, sonst nicht

Zu 3: Gefahr der malignen Entartung ist gegeben

Zu 4: Schmerzen im Kreuzbeinbereich, das Rektum liegt teilweise vor dem Kreuzbein

Zu 5: *Pseudoappendizitis* ist ein Ausdruck für den Morbus Crohn (ähnliche Position und ähnliche Schmerzsymptomatik wie bei Appendizitis)

162. Wie kann sich die Symptomatik bei einem Magenkarzinom äußern?

1. Meist keine eindeutige Beschwerden
2. Subfebrile Temperaturen
3. Gewichtsverlust
4. Appetitverlust
5. Druckgefühl im Oberbauch

☐ A) Nur die Aussagen 1, 3 und 5 sind richtig
☐ B) Nur die Aussagen 1, 3 und 4 sind richtig
☐ C) Nur die Aussagen 3, 4 und 5 sind richtig
☐ D) Nur die Aussagen 2, 3, 4 und 5 sind richtig
☐ E) Alle Aussagen sind richtig

163. Welche Symptome können bei einem paralytischen Ileus auftreten?

1. Trommelbauch
2. Windverhalten
3. Hyperperistaltik
4. Wäßrige Stühle
5. Allgemeinzustand wenig beeinträchtigt

☐ A) Nur die Aussagen 1, 2, 3 und 5 sind richtig
☐ B) Nur die Aussagen 1 und 2 sind richtig
☐ C) Nur die Aussagen 2, 3, und 4 sind richtig
☐ D) Nur die Aussagen 2, 4 und 5 sind richtig
☐ E) Nur die Aussagen 2 und 5 sind richtig

164. Welche Symptome kann eine Leberzirrhose zeigen?

1. Aszites
2. Milzschwellung
3. Menstruationsstörungen bei der Frau
4. Plantarerythem (Rötung der Fußinnenfläche)
5. Ikterus

☐ A) Nur die Aussagen 1, 2, 3 und 5 sind richtig
☐ B) Nur die Aussagen 1 und 5 sind richtig
☐ C) Nur die Aussagen 1, 2, 4, und 5 sind richtig
☐ D) Nur die Aussagen 2, 3, 4 und 5 sind richtig
☐ E) Alle Aussagen sind richtig

Antwort 162

▶ Die Lösung **E** ist richtig.

Bei 90% der Patienten besteht eine chronische Gastritis bzw. eine Ulkuskrankheit; Patient gewöhnt sich an das „Bauchzwikken"

Symptomatik beim Magenkarzinom: Im Frühstadium keine oder nur geringe Beschwerden; im weiteren Stadium: Druckgefühl oder Schmerzen im Oberbauch, die in den Rücken ausstrahlen können, Völlegefühl, Übelkeit und Erbrechen, Sodbrennen, Appetitlosigkeit, Gewichtsabnahme, Speiseunverträglichkeit, Eisenmangelanämie (Tumoranämie oder Blutungsanämie), evtl. Virchow-Lymphknoten geschwollen (hinter dem Schlüsselbein im Bereich des Ansatzes des linken Kopfwenders), evtl. als Oberbauchtumor tastbar, Tumorkachexie.

Zu 2: Subfebrile Temperaturen können generell bei Tumorleiden bestehen

Antwort 163

▶ Die Lösung **B** ist richtig.

Ein paralytischer Ileus ist eine Darmlähmung unterschiedlicher Ursache. Die Darmperistaltik hat aufgehört!

Symptomatik: Patient befindet sich in **Schockgefahr** (stark beeinträchtigter Allgemeinzustand), Wind- und Stuhlverhalten, bei der Auskultation: Grabesstille (evtl. Pulsation der Aorta hörbar), durch Gärung des Darminhalts kommt es zu einem diffusen Meteorismus (sog. *Trommelbauch*), Schmerzen können abhängig von der Ursache bestehen, führt unbehandelt zum Tod

Antwort 164

▶ Die Lösung **E** ist richtig.

Symptomatik: 1. Allgemeinsymptome: Oberbauchbeschwerden, Völlegefühl, Leistungsminderung, Übelkeit, Gewichtsabnahme; 2. Leberhautzeichen: Palmar- und Plantarerythem (Rötung der Hand bzw. Fußinnenfläche), spider nävi (Spinnennävus = arterielle sternförmige Gefäßneubildung), Lacklippen, Lackzunge, Weißnägel, Dupuytren-Kontraktur (Beugekontraktur der Finger infolge sehniger Verhärtung und Schrumpfung), evtl. Ikterus mit Juckreiz; 3. Portale Hypertension mit Aszites (Bauchwassersucht), sichtbare Kollateralvenen (sog. *Medusenhaupt*), Ösophagusvarizen, Milzvergrößerung; 4. Hormonelle Störungen: Beim Mann → Gynäkomastie (Brustbildung beim Mann), Hodenatrophie, Potenzstörungen, Abdominalglatze.

Bei der Frau: → Menstruationsstörungen, Libidoverlust

165. Welche Aussage über das kolorektale Karzinom ist richtig?

1. Schmerzen beim Stuhlgang und Blutung
2. Als weiche, verschiebliche Kapsel tastbar
3. Bis ca. 8 – 10 cm Tiefe tastbar
4. Als harte Platte mit Rand tastbar
5. Wind mit ungewolltem Stuhlabgang

☐ A) Nur die Aussagen 1, 2, 3 und 4 sind richtig
☐ B) Nur die Aussagen 1, 3, 4 und 5 sind richtig
☐ C) Nur die Aussagen 1, 3 und 5 sind richtig
☐ D) Nur die Aussagen 1 und 5 sind richtig
☐ E) Alle Aussagen sind richtig

166. Was trifft für eine Zwerchfellhernie zu?

☐ A) Refluxösophagitis
☐ B) Schmerzen im Oberbauch
☐ C) Übelkeit und Erbrechen
☐ D) Macht nie Schmerzen
☐ E) Schmerzen beim Husten

167. Was trifft auf das Pankreas-Karzinom zu?

1. Schmerz im Oberbauch, in den Rücken ausstrahlend
2. Courvoisier-Zeichen
3. Appetitlosigkeit
4. Ikterus ohne weitere Symptomatik
5. Hämolytischer Ikterus

☐ A) Nur die Aussagen 1, 2, 3 und 4 sind richtig
☐ B) Nur die Aussagen 1, 2 und 3 sind richtig
☐ C) Nur die Aussagen 1 und 2 sind richtig
☐ D) Nur die Aussagen 1, 3 und 4 sind richtig
☐ E) Alle Aussagen sind richtig

Antwort 165

▶ Die Lösung **B** ist richtig.

Symptomatik kolorektales Karzinom: Sichtbares oder okkultes Blut im Stuhl (Vorsicht: kein Blut im Stuhl, also „kein CA“ ist nicht richtig!), Änderungen der Stuhlgewohnheiten (Verstopfung, Diarrhö, oft abwechselnd), ungewollte Flüssigkeitsabgänge aus dem After (Schleim, Blut), anorektale Beschwerden (Brennen, Jucken, Nässen, Schmerzen), übel riechende Windabgänge (auch mit Stuhlabgang).

Im fortgeschrittenen Stadium: Eisenmangelanämie, Gewichtsverlust, Leistungsminderung, abdominelle Schmerzen, Kachexie, evtl. Fieber, evtl. Tumor tastbar.

Zu 2: Weich und gut verschieblich tastbar bei Polypen oder Hämorrhoiden (nur gutartige Tumore sind verschieblich!)

Zu 3: Rektum bis zu einer Tiefe von maximal 12 cm zu ertasten

Zu 4: Als harte Platte mit Rand tastbar, oft blutend, typisch beim Rektumkarzinom

Zu 5: Wind mit ungewolltem Stuhlabgang (sog. *falscher Freund*) bei karzinomatösem Befall des Schließmuskels

Antwort 166

▶ Die Lösung **A** ist richtig.

Zwerchfellhernie: Verlagerungen von Magen bzw. Magenanteilen durch das Zwerchfell nach oben in den Brustraum. Ursache: Bindegewebsschwäche und Bauchpresse (z. B. bei ständiger körperlicher Anstrengung, chronischem Husten, Verstopfung, Adipositas, mehrfachen Schwangerschaften, Aszites u. a.). Am häufigsten ist die *Hiatusgleithernie*, meist ohne Beschwerden, evtl. Refluxösophagitis mit Aufstoßen und Sodbrennen. Hiatusgleithernien nehmen an Häufigkeit mit dem Alter zu.

Zu A: Die Ursache einer Refluxösophagitis ist meist eine Hiatusgleithernie.

Antwort 167

▶ Die Lösung **A** ist richtig.

Ein Pankreaskarzinom ist zu 70% im Kopfbereich der Bauchspeicheldrüse lokalisiert, findet sich am häufigsten im 6. Lebensjahrzehnt, metastasiert sehr früh. Kennzeichen: schwierige Diagnose und Therapie sowie schlechte Prognose.

Mögliche Symptome: Schmerzen im Oberbauch und in den Rükken, Appetitlosigkeit, Übelkeit, Erbrechen, Gewichtsabnahme, evtl. Ikterus durch Verdrängung der Gallengänge mit Verlegung der Vaterpapille, Kachexie, evtl. als Oberbauchtumor tastbar.

Zu 2: Courvoisier Zeichen = Galle prallelastisch und schmerzlos tastbar nach Verlegung des Duktus choledochus durch den Tumor

Zu 5: Hämolytischer Ikterus entsteht durch verstärkten Erythrozytenabbau (z. B. Medikamente, Strahlungen, Intoxikationen, Antikörper und Infektionen)

168. Was trifft für die Hiatushernie zu?

1. Kloßgefühl im Hals, Heiserkeit, Schluckbeschwerden
2. Symptomatik wird bei der Bauchpresse stärker
3. Schluckbeschwerden, Erbrechen unverdauter Nahrung
4. Sodbrennen, Aufstoßen, Herzschmerzen im Liegen
5. Hypochrome Anämie

- ☐ A) Nur die Aussagen 1, 2, 3 und 4 sind richtig
- ☐ B) Nur die Aussagen 2 und 4 sind richtig
- ☐ C) Nur die Aussagen 2 und 5 sind richtig
- ☐ D) Nur die Aussagen 2, 4 und 5 sind richtig
- ☐ E) Alle Aussagen sind richtig

169. Was stimmt für die Alkoholkrankheit?

1. Körperliche Folgen können neben der Leberzirrhose auch Kardiomyopathien und Gehirnatrophien sein
2. Alkoholkonsum kann zu einer organischen Psychose führen
3. Lange erhöhte Einnahme von Alkohol wirkt hemmend auf Libido und Potenz
4. Ist ein Alkoholiker nach einer erfolgreichen Entziehungskur 10 Jahre lang „trocken" geblieben, so gilt er als geheilt.
5. Der Alkoholschmerz tritt typischerweise bei Alkoholikern während des Entzuges auf.

- ☐ A) Nur die Aussagen 1, 2, 3 und 4 sind richtig
- ☐ B) Nur die Aussagen 1, 2 und 3 sind richtig
- ☐ C) Nur die Aussagen 1 und 2 sind richtig
- ☐ D) Nur die Aussagen 1, 3 und 5 sind richtig
- ☐ E) Alle Aussagen sind richtig

Antwort 168

▶ Die Lösung **D** ist richtig.

Hiatushernien sind Verlagerungen des Magens bzw. von Magenanteilen durch das Zwerchfell nach oben in den Brustraum.
Ursache: Bindegewebsschwäche und Bauchpresse (z.B. bei ständiger körperlicher Anstrengung, chronischem Husten, Verstopfung, Adipositas, mehrfachen Schwangerschaften, Aszites u.a.).
Symptomatik: 1. Hiatusgleithernie: meist ohne Beschwerden, evtl. Refluxösophagitis mit Aufstoßen und Sodbrennen;
2. Paraösophageale Hernie: Aufstoßen, Völlegefühl und Druckgefühl (besonders nach Nahrungsaufnahme);
3. Upside-down-stomach (selten): Verdrängungserscheinungen im Brustraum mit Dyspnoe und Tachykardie.
Komplikationen v.a. bei der paraösophagealen Hernie: Ulzeration mit Blutungen (Eisenmangelanämie = hypochrome Anämie) Perforation, Inkarzeration, Passagestörung.
Zu 1: Die Aussage „Kloßgefühl im Hals – Heiserkeit – Schluckbeschwerden" stimmt bei Ösophagusdivertikel (Zenker-Divertikel) oder Tumoren
Zu 3: Schluckbeschwerden und Erbrechen unverdauter Nahrung typisch bei Achalasie, Tumor, Divertikel, Sphinkterinsuffizienz u.a.

Antwort 169

▶ Die Lösung **B** ist richtig.

Symptome der Alkoholkrankheit: Fettleber, Alkoholhepatitis, Leberzirrhose und Aszites, Ösophagitis, Pankreatitis, Gastritis, Kardiomyopathien, Gehirnatrophie, Wernicke-Enzephalopathie, Polyneuropathie, Libido- und Potenzstörungen, exogene Psychose (Wesensveränderung durch organische Erkrankungen = HOPS)
Zu 4: Ein Alkoholiker ist nie geheilt im klassischen Sinne. Er darf nie mehr Alkohol trinken, da die Gefahr, nach Jahren wieder rückfällig zu werden, zu groß ist.
Zu 5: Wenn in MC-Fragen *Alkoholschmerz* genannt wird, ist immer der Schmerz bei Alkoholgenuß beim Morbus Hodgkin gemeint.

170. Ein Stein im Duktus choledochus kann welche Symptome hervorrufen?

1. Dunkler Urin
2. Koliken
3. Teerstühle
4. Ikterus
5. Sichtbares Blut im Stuhl

☐ A) Nur die Aussagen 1, 2, 4 und 5 sind richtig
☐ B) Nur die Aussagen 1, 2 und 4 sind richtig
☐ C) Nur die Aussagen 1, 3, und 4 sind richtig
☐ D) Nur die Aussagen 2 und 4 sind richtig
☐ E) Nur die Aussagen 2, 3 und 5 sind richtig

171. Welche Symptomengruppe spricht am ehesten für das Krankheitsbild Colitis ulcerosa?

☐ A) Erbsenbreiartige Durchfälle, relative Bradykardie, Roseolen auf dem Bauch
☐ B) Blutig-schleimig-eitrige Durchfälle und Fieber
☐ C) Blutig-schleimige Durchfälle, Gefahr auf maligne Entartung
☐ D) Erbrechen und Durchfälle wenige Stunden nach der Nahrungsaufnahme
☐ E) Verstopfung und Durchfall abwechselnd mit Bauchschmerzen und Windabgängen

172. Welche Substanzen im Urin weisen auf eine Lebererkrankung hin?

1. Konjugiertes Bilirubin
2. Unkonjugiertes Bilirubin
3. Urobilinogen
4. Ketonkörperchen
5. Albumine (Plasmaeiweiße)

☐ A) Nur die Aussagen 1 und 2 sind richtig
☐ B) Nur die Aussage 1 ist richtig
☐ C) Nur die Aussagen 2 und 3 sind richtig
☐ D) Nur die Aussagen 2 und 5 sind richtig
☐ E) Nur die Aussagen 1 und 5 sind richtig

Antwort 170

▶ Die Lösung **B** ist richtig.

Ein Stein im Duktus choledochus kann zu einem sogenannten *Verschlußikterus* führen. Die von den Leberzellen produzierte Gallenflüssigkeit staut sich zurück bis in die Gallenkapillaren und tritt dann in das Blut über. Symptome: Gelbfärbung der Haut und Schleimhäute, Braunfärbung des Urins, Entfärbung des Stuhls, Gallenkolik

Zu 3: Teerstühle bei großen Blutungen aus dem oberen Gastrointestinaltrakt (z. B. Ulkus, Karzinom, Ösophagusvarizenblutungen)

Zu 5: Sichtbares Blut im Stuhl bei M. Crohn, Colitis, Dickdarmkarzinom, Dickdarmdivertikel, Dickdarmpolypen, Hämorrhoidalblutung, Analfissuren

Antwort 171

▶ Die Lösung **C** ist richtig.

Symptomatik Colitis ulcerosa: Blutig-schleimige Durchfälle, Koliken und Tenesmen (schmerzhafter Stuhldrang), im akuten Schub Fieber, evtl. Exsikkose-Zeichen

Zu A: Erbsenbreiartige Durchfälle, relative Bradykardie, Roseolen auf dem Bauch = Verdacht auf Typhus

Zu B: Blutig-schleimig-eitrige Durchfälle und Fieber = Verdacht auf Shigellenruhr oder andere infektiöse Darmerkrankungen

Zu D: Erbrechen und Durchfälle wenige Stunden nach der Nahrungsaufnahme = Verdacht auf Lebensmittelvergiftung

Zu E: Verstopfung und Durchfall abwechselnd mit Bauchschmerzen und Windabgänge = Verdacht auf Reizkolon oder Karzinom (Haemoccult®)

Antwort 172

▶ Die Lösung **B** ist richtig.

Zu 1: Konjugiertes Bilirubin im Urin (bräunlicher Urin) bei Lebererkrankungen (z.B. Hepatitis) und bei Gallengangsverschlüssen

Zu 2: Unkonjugiertes Bilirubin entsteht bei der Hämolyse, ist an Albumine gebunden und nicht harngängig

Zu 3: Urobilinogen ist immer im Urin vorhanden (macht den Urin gelb). Auf eine Lebererkrankung könnte es hinweisen, wenn Urobilinogen im Urin fehlt

Zu 4: Ketonkörperchen im Urin sind beim manifesten Diabetes mellitus und beim Fasten zu finden

Zu 5: Albumine im Urin weisen auf eine Proteinurie hin, z. B. bei nephrotischem Syndrom, Stauungsniere

173. Was stimmt für die Colitis ulcerosa?

1. Führt typischerweise zur Fistelbildung
2. Alle Darmschichten sind typischerweise betroffen
3. Entzündung des Bauchfells
4. Verursacht blutigen Durchfall
5. Infektion der Dickdarmschleimhaut

☐ A) Nur die Aussagen 1 und 2 sind richtig
☐ B) Nur die Aussagen 2, 3 und 4 sind richtig
☐ C) Nur die Aussagen 4 und 5 sind richtig
☐ D) Nur die Aussage 4 ist richtig
☐ E) Alle Aussagen sind richtig

174. Welche Aussagen sind richtig?

1. Gallensteine können durch erniedrigte Konzentration von Gallensäure entstehen
2. Gallensteine können durch erhöhte Konzentration von Gallensäure entstehen
3. Gallensteine können eine juckende Gelbsucht auslösen
4. Gallensteine können eine Entzündung der Gallenblase verursachen
5. Gallensteine können eine Entzündung der Bauchspeicheldrüse verursachen.

☐ A) Nur die Aussagen 1, 3, 4 und 5 sind richtig
☐ B) Nur die Aussagen 1, 3 und 5 sind richtig
☐ C) Nur die Aussagen 2, 3, 4 und 5 sind richtig
☐ D) Nur die Aussagen 2, 3 und 5 ist richtig
☐ E) Nur die Aussagen 3, 4 und 5 sind richtig

Antwort 173

▶ Die Lösung **D** ist richtig.

Immer wieder Colitis ulcerosa, beliebte Prüferfrage!
Symptomatik: Blutig-schleimige Durchfälle, Koliken und Tenesmen (schmerzhafter Stuhldrang), im akuten Schub Fieber, Gewichtsverlust, evtl. Exsikkose-Zeichen, extraintestinale Symptome: Haut, Augen, Gelenke und Leber (seltener als bei Morbus Crohn)
Zu 1: Fistelbildung typisch bei Morbus Crohn
Zu 2: Alle Darmschichten sind typischerweise betroffen bei Morbus Crohn
Zu 3: Peritonitis kann nur beim toxischen Megakolon (seltenere, schwere Verlaufsform) entstehen
Zu 5: Definition Infektion: Durch Mikroorganismen verursachte Erkrankungen. Mikroorganismen sind hier aber nicht die Ursache. Die Ursache von Colitis ulcerosa ist unklar, vermutet wird eine Autoimmunkrankheit

Antwort 174

▶ Die Lösung **A** ist richtig.

Steinarten: Cholesterinsteine, Bilirubinsteine und gemischte Steine.
Der Gallensaft besteht zu 80% aus Wasser. Das wasserunlösliche Cholesterin wird durch Gallensäuren und Phospholipide in Form von Mizellen in Lösung gehalten. Ist der Anteil von Cholesterin höher als normal oder der Anteil von Gallensäuren weniger als normal, so kann es durch die Übersättigung mit Cholesterin zur Kristallisierung kommen.

175. Was stimmt für Ulkus duodeni am ehesten nicht?

☐ A) Rückenschmerzen
☐ B) Spätschmerz oder Nüchternschmerz
☐ C) Oberbauchschmerzen
☐ D) Meist ältere Männer
☐ E) Helicobacter pylori

176. Ein Patient hat ein stark gelbes Aussehen. Welche Ursachen können vorliegen?

1. Fettleber
2. Gallensteinverschluß im Duktus zysticus
3. Gallensteinverschluß im Choledochus
4. Pankreaskopftumor
5. Pankreasschwanztumor

☐ A) Nur die Aussagen 1, 2 und 4 sind richtig
☐ B) Nur die Aussagen 1, 3 und 5 sind richtig
☐ C) Nur die Aussagen 2, 3, 4 und 5 sind richtig
☐ D) Nur die Aussagen 3 und 4 ist richtig
☐ E) Nur die Aussagen 3, 4 und 5 sind richtig

Antwort 175

▶ Die Lösung **D** ist richtig.

Eine Unterscheidung zwischen einem Magen- und einem Zwölffingerdarmgeschwür ist aufgrund der klinischen Beschwerden nicht möglich, jedoch kann im Einzelfall auftreten:
Ulkus duodeni → Spät-, Nacht- und/oder Nüchternschmerz im Oberbauch. Beschwerden werden besser nach Nahrungsaufnahme, Schmerzlokalisation mehr rechts der Körpermittellinie.
Ulkus ventriculi → Sofortschmerz nach Nahrungsaufnahme, Schmerzlokalisation mehr links der Körpermittellinie
Ursache Ulkus duodeni: Helicobacter pylori, Psyche, erhöhter Vagotonus, oft junge Männer (Patienten mit einem Duodenalgeschwür klagen selten), gehäuft bei Menschen mit der Blutgruppe 0, jahreszeitliche Häufung im Frühjahr und Herbst
Ursache Ulkus ventriculi: Helicobacter pylori, Psyche, erhöhter Vagotonus; Alkohol, chronische Gastritis, Gallenreflux, Medikamenteneinnahme, hohes Alter
Zu A: Rückenschmerzen bei einem bestehenden Duodenalgeschwür geben den Verdacht auf Perforation
Zu D: Meist ältere Männer: **Falsch**, meist sind jüngere Männer betroffen
Zu E: Heliobacter pylori gilt als prädisponierender Faktor für chronische Antrumgastritis und Ulkus duodeni

Antwort 176

▶ Die Lösung **D** ist richtig.

Gelbfärbung = wenn Gesamtbilirubin > 2 mg/dl beträgt.
Prähepatischer Ikterus: Beschleunigter Erythrozytenabbau mit Anstieg des indirekten Bilirubins im Blut durch Gifte, Medikamente, Strahlen, Leukämien, Infektionen (z. B. Malaria) und Erythrozytenveränderungen (z. B. Sichelzellen, Kugelzellen, Megaloblasten bei der perniziösen Anämie)
Intrahepatischer Ikterus: Alle Erkrankungen, die zu einer Veränderung bzw. Zerstörung des Leberparenchyms führen (Hepatitis, Leberzirrhose)
Posthepatischer Ikterus: Cholestase = Abflußstörungen der Galle z. B. durch Gallensteine (Choledochussteine), Cholangitis, Pankreaskopfkarzinom, Pankreatitis, Papillenstenose, Gallengangsstriktur, Gallengangtumore
Zu 1: Fettleber: Ablagerung von Fetttropfen in mindestens der Hälfte aller Leberzellen durch Alkohol oder Medikamente, Adipositas, Diabetes mellitus, Schwangerschaft u. a.
Zu 2: Gallensteinverschluß im Duktus zysticus führt eher zum Gallenblasenempyem
Zu 5: Pankreasschwanztumor liegt im linken Oberbauch in der Nähe des Milzhilus

177. Ein Patient berichtet, daß er ein wenig Blut in seinem Stuhl entdeckt hätte. Welche Erkrankungen müssen Sie in Betracht ziehen?

1. Magengeschwür
2. Zwölffingerdarmgeschwür
3. Morbus Crohn
4. Colitis ulcerosa
5. Dickdarmpolypen

☐ A) Nur die Aussagen 1, 2 und 4 sind richtig
☐ B) Nur die Aussagen 1, 2, 3 und 5 sind richtig
☐ C) Nur die Aussagen 3 und 4 sind richtig
☐ D) Nur die Aussagen 3, 4 und 5 ist richtig
☐ E) Alle Aussagen sind richtig

178. Welche Aussagen zur akuten Pankreatitis sind richtig?

1. Tiefe Oberbauchschmerzen, die in den Rücken ausstrahlen
2. Teerstühle
3. Schocksymptome
4. Meteorismus
5. Schmerzen sind typisch kolikartig

☐ A) Nur die Aussagen 1, 2, 3 und 5 sind richtig
☐ B) Nur die Aussagen 1, 2 und 3 sind richtig
☐ C) Nur die Aussagen 1, 3 und 4 sind richtig
☐ D) Nur die Aussagen 1, 4 und 5 sind richtig
☐ E) Alle Aussagen sind richtig

179. Wie äußern sich Früh- und Spätsymptome bei einem Magenkarzinom?

1. Völlegefühl
2. Sodbrennen
3. Sogenannte Teerstühle
4. Bluterbrechen
5. Schleimig-eitriger Durchfall

☐ A) Nur die Aussagen 1, 2, 3 und 4 sind richtig
☐ B) Nur die Aussagen 1, 2 und 3 sind richtig
☐ C) Nur die Aussagen 1 und 2 sind richtig
☐ D) Nur die Aussagen 1, 2 und 5 sind richtig
☐ E) Alle Aussagen sind richtig

Antwort 177

▶ Die Lösung **D** ist richtig.

Blutungen aus dem oberen Gastrointestinaltrakt zeigen sich im Stuhl „versteckt" (nachweisbar durch Hämoccult-) oder als teerartig klebriger Stuhl (> 100–200 ml). Bei größeren Mengen kann es auch zum Bluterbrechen (Hämatemesis) kommen: Ulkuskrankheit, Magen-CA, Ösophagitis, Ösophagusvarizen

Untere gastrointestinale Blutungen führen zum Blutstuhl mit dunklen bis hellroten Blutbeimengungen.

Allerdings können diese Blutungen auch eine Schwarzfärbung des Stuhls bei langsamer Darmpassage bewirken: M. Crohn, Colitis, Dickdarmkarzinom, Dickdarmdivertikel, Dickdarmpolypen, Hämorrhoidalblutung, Analfissuren

Zu 3: Morbus Crohn macht häufig als Komplikation Analfisteln mit Eiter- und Blutbeimengungen im Stuhl

Antwort 178

▶ Die Lösung **C** ist richtig.

Symptomatik akute Pankreatitis: Heftige Oberbauchschmerzen, die nach allen Seiten ausstrahlen können (DD: Herzinfarkt), meist gürtelförmig und in den Rücken (Pankreasschonhaltung = beim Vorwärtsbeugen lassen die Schmerzen nach), Übelkeit und Erbrechen, Fieber, paralytischer Ileus, Meteorismus, elastische Bauchdeckenspannung (Gummibauch), Aszites, Ikterus, Schockzeichen, Pleuraerguß, Gesichtsrötung, EKG-Veränderungen, evtl. als Oberbauchtumor palpabel

Zu 2: Normalerweise keine Teerstühle, es kann bei schwerer hämorrhagischer Pankreatitis zu Blutungen in das Gewebe kommen

Zu 5: Typisch ist der Dauerschmerz

Antwort 179

▶ Die Lösung **A** ist richtig.

Häufig bösartiger Tumor; Erkrankungsgipfel zwischen 50–60 Jahren; mehr Männer sind betroffen.

Bei 90% der Patienten besteht eine chronische Gastritis bzw. eine Ulkuskrankheit; Patient gewöhnt sich an das „Bauchzwicken"

Symptomatik beim Magenkarzinom: Im Frühstadium keine oder nur geringe Beschwerden; im weiteren Stadium: Druckgefühl oder Schmerzen im Oberbauch, die in den Rücken ausstrahlen können, Völlegefühl, Übelkeit und Erbrechen, Sodbrennen, Appetitlosigkeit, Gewichtsabnahme, Speiseunverträglichkeit, Eisenmangelanämie (Tumoranämie oder Blutungsanämie), evtl. Virchow-Lymphknoten geschwollen (hinter dem Schlüsselbein im Bereich des Ansatzes des linken Kopfwenders), Tumorkachexie. Bei einer akuten Magenblutung kann es zum Bluterbrechen (Hämatemesis) oder einer Schwarzfärbung des Stuhls (sog. Teerstuhl) kommen.

Zu 5: Schleimig-eitriger Durchfall bei bakteriellen Infektionen

180. Was stimmt für die alkoholische Leberzirrhose?

1. Hyperöstrogenismus: Gynäkomastie (weibliche Brustentwicklung beim Mann)
2. Hypoandregonismus: Hodenatrophie, verminderte Spermatogenese beim Mann
3. Bei der Frau verminderte Fruchtbarkeit und Ausbleiben der Menstruation
4. Weibliche Formveränderung beim Mann
5. Dupuytren-Kontraktur: Gelenksteife in Beugestellung, Streckung im Gelenk nicht möglich

☐ A) Nur die Aussagen 1, 2, 3 und 4 sind richtig
☐ B) Nur die Aussagen 1, 2 und 3 sind richtig
☐ C) Nur die Aussagen 1 und 2 sind richtig
☐ D) Nur die Aussagen 2, 3 und 5 sind richtig
☐ E) Alle Aussagen sind richtig

Antwort 180

▶ Die Lösung **E** ist richtig.

Symptomatik: 1. Allgemeinsymptome: Oberbauchbeschwerden, Völlegefühl, Leistungsminderung, Übelkeit, Gewichtsabnahme; 2. Leberhautzeichen: Palmar- und Plantarerythem (Rötung der Hand bzw. Fußinnenfläche), Spider nävi (Spinnennävus = arterielle sternförmige Gefäßneubildung), Lacklippen, Lackzunge, Weißnägel, Dupuytren-Kontraktur (Beugekontraktur der Finger infolge sehniger Verhärtung und Schrumpfung), evtl. Ikterus mit Juckreiz; 3. Portale Hypertension mit Aszites (Bauchwassersucht), Milzvergrößerung, portokavale Anastomosen: sichtbare Kollateralvenen (sog. *Medusenhaupt*) und Ösophagusvarizen; 4. Hormonelle Störungen: Beim Mann: Gynäkomastie (Brustbildung beim Mann), Hodenatrophie, Potenzstörungen, Abdominalglatze. Bei der Frau: Menstruationsstörungen, Libidoverlust

Labor: Thrombozytopenie, Anämie, Leukopenie, Hypoproteinämie, Hyperbilirubinämie

6. Stoffwechsel

181. Was stimmt für den Diabetes mellitus?

1. Ist die häufigste endokrine Störung
2. Geht einher mit Juckreiz, Anfälligkeit für Hautinfektionen, Müdigkeit und Leistungsminderung
3. Der Diabetes-Typ II ist der sog. Altersdiabetes
4. Zu den Symptomen Polyurie und Polydipsie (übermäßiger Durst) kommt es erst bei Blutzuckerwerten von ca. 250–300 mg/dl
5. Patienten des Diabetes-Typ I sind zu 90% übergewichtig

☐ A) Nur die Aussagen 1, 2, 3 und 5 sind richtig
☐ B) Nur die Aussagen 1, 2 und 3 sind richtig
☐ C) Nur die Aussagen 1, 3 und 4 sind richtig
☐ D) Nur die Aussagen 2, 3 und 5 sind richtig
☐ E) Alle Aussagen sind richtig

182. Welche Behandlung von Gicht ist sinnvoll?

1. Purinarme Ernährung mit verminderter Fleisch- und Fischzufuhr
2. Beim akuten Anfall sind kalte Umschläge und Eispakkungen sinnvoll
3. Gewichtsabnahme
4. Vermehrtes Trinken
5. Verzicht auf Alkohol

☐ A) Nur die Aussagen 1, 2, 3 und 4 sind richtig
☐ B) Nur die Aussagen 1, 2 und 3 sind richtig
☐ C) Nur die Aussagen 1, 3 und 4 sind richtig
☐ D) Nur die Aussagen 2, 3 und 4 sind richtig
☐ E) Alle Aussagen sind richtig

Antwort 181

▶ Die Lösung **B** ist richtig.

Diabetes mellitus ist eine sehr komplexe Stoffwechselerkrankung. Ursache, Einteilung, Symptomatik und Komplikationen **müssen genau gelernt werden!**

Zu 3: Typ I: Juveniler Diabetes, insulinabhängiger Diabetes, Typ II: Altersdiabetes, insulinunabhängiger Diabetes

Zu 4: Harnschwelle liegt bei ca. 180 mg/dl Glukose im Blut, ab dieser Grenze kann der Tubulusapparat in der Niere den Zucker nicht mehr vollständig zurückresorbieren, Zucker geht im Harn verloren und zieht Wasser mit sich: Harnflut mit reflektorischem Durst

Zu 5: Patienten des Diabetes Typ II sind zu 90% übergewichtig

Antwort 182

▶ Die Lösung **E** ist richtig.

Therapie bei Gicht: 1. Vor allem Gewichtsabnahme, aber **Vorsicht:** bei Nulldiät steigt der Harnsäurespiegel an und damit die Gefahr auf einen Gichtanfall; 2. Purinarme Diät: v. a. fleischarme Nahrung, Verzicht auf Innereien und Wurstprodukte und eingelegte Fische (Sardinen, Hering), weitere harnsäuresteigernde Lebensmittel: Hülsenfrüchte, Blumenkohl, Spargel, Spinat, Pilze, scharfe Gewürze, Mayonnaisen und Remouladen; 3. Verzicht auf Alkohol (führt zur Störung der Harnsäureausscheidung); 4. Reichlich Flüssigkeitszufuhr (führt zu vermehrter Harnausscheidung und Harnneutralisation)

183. Ein länger bestehender Laxanzienabusus führt zu einem Kalium-Mangel (z. B. bei Anorexie). Welche Folgen würden Sie erwarten?

1. Herzrhythmusstörungen
2. Hypotonie der Muskulatur
3. Obstipation bis zum paralytischen Ileus
4. Apathie und Adynamie
5. Gesteigerte Reflexe

- ☐ A) Nur die Aussagen 1, 2, 3 und 4 sind richtig
- ☐ B) Nur die Aussagen 1, 2 und 5 sind richtig
- ☐ C) Nur die Aussagen 2 und 4 sind richtig
- ☐ D) Nur die Aussagen 2, 3 und 5 sind richtig
- ☐ E) Alle Aussagen sind richtig

184. Wie beurteilen Sie den Kalium- bzw. Kalziumstoffwechsel in Bezug auf die Einnahme von Digitalispräparaten?

- ☐ A) Kalium hat keinen Einfluß auf die Digitaliswirkung
- ☐ B) Kalzium hat keinen Einfluß auf die Digitaliswirkung
- ☐ C) Kalium verstärkt die Digitaliswirkung
- ☐ D) Kalzium vermindert die Digitaliswirkung
- ☐ E) Kalzium verstärkt die Digitaliswirkung

185. Welches Vitamin wird in der Haut umgewandelt?

- ☐ A) Vitamin A
- ☐ B) Vitamin B
- ☐ C) Vitamin D
- ☐ D) Vitamin K
- ☐ E) Vitamin E

Antwort 183

▶ Die Lösung **A** ist richtig.

Laxanzienabusus = mißbräuchliche Einnahme von Abführmitteln, betrifft v. a. Frauen.

Kalium-Mangel = Hypokaliämie-Syndrom: 1. Neuromuskulär: Apathie, Adynamie, herabgesetzter Muskeltonus, Wulstbildung bei Beklopfen der Muskulatur, abgeschwächte bis fehlende Reflexe, Paresen; 2. Gastrointestinal: Appetitlosigkeit, Darmträgheit, paralytischer Ileus;

3. Kardiovaskulär: Arrhythmien, EKG-Veränderungen,

Achtung: Hypokaliämie führt zu einer verstärkten Digitaliswirkung (Digitalisunverträglichkeit)!

Antwort 184

▶ Die Lösung **E** ist richtig.

Wechselwirkung von Kalium und Kalzium mit Digitalispräparaten:

1. Kalzium verstärkt die Digitaliswirkung
2. Kalium vermindert die Digitaliswirkung

Antwort 185

▶ Die Lösung **C** ist richtig.

Vitamin D (Cholecalciferol) ist eigentlich kein „echtes" Vitamin, da die Haut bei genügender Sonneneinwirkung diese Substanz aus Cholesterin selbst herstellen kann (20% Aufnahme über Nahrung und 80% eigene Herstellung in der Haut). Cholecalciferol wird in der Leber und der Niere weiter synthetisiert (Zufügen jeweils einer OH-Gruppe) damit das eigentliche aktive Vitamin D entsteht.

Funktion: Zusammen mit Parathormon fördert es die Calciumaufnahme im Darm, die Calciumrückresorption in der Niere und die Mobilisierung von Calcium aus den Knochen.

Ein Vitamin D-Hormon-Mangel tritt v.a. bei Kindern durch fehlende Sonnenbestrahlung der Haut oder durch Mangelernährung auf und führt zur Rachitis.

186. Was ist eine Gicht?

- ☐ A) Eiweißstoffwechselstörung
- ☐ B) Kohlenhydratstoffwechselstörung
- ☐ C) Fettstoffwechselstörung
- ☐ D) Purinstoffwechselstörung

187. Wo beginnt die Kohlenhydratverdauung?

- ☐ A) Im Mund
- ☐ B) Im Magen
- ☐ C) Im Duodenum
- ☐ D) Im Jejunum
- ☐ E) Im Ileum

188. Welche Ursachen sind für eine Hypokaliämie denkbar?

1. Massive Blutung
2. Chronische Niereninsuffizienz in der polyurischen Phase
3. Diuretika
4. Anorexie
5. Häufiges Erbrechen

- ☐ A) Nur die Aussagen 2, 3, 4 und 5 sind richtig
- ☐ B) Nur die Aussagen 2, 4 und 5 sind richtig
- ☐ C) Nur die Aussagen 3, 4 und 5 sind richtig
- ☐ D) Nur die Aussagen 3 und 5 sind richtig
- ☐ E) Alle Aussagen sind richtig

Antwort 186

▶ Die Lösung **D** ist richtig.

Beim Abbau von Zellkernen fallen Purinstoffe an. Diese werden in Harnsäure überführt, damit sie über die Niere ausscheidungsfähig werden. Von der Krankheit Gicht spricht man, wenn die Harnsäure im Blutserum mehr als 6,4 mg/dl beträgt. Der bessere Ausdruck dafür ist Hyperurikämie. Ca. 20% aller Männer haben eine Hyperurikämie! Das Risiko eines Gichtanfalls (0,8 -1 %) steigt mit zunehmender Höhe der Hyperurikämie. Gicht zeigt ein gehäuftes gemeinsames Vorkommen mit Erkrankungen des sog. Wohlstandssyndroms (Adipositas, Diabetes mellitus Typ II, Hypertonie, Hyperlipidämie). Hauptsächlich Männer sind betroffen.

Antwort 187

▶ Die Lösung **A** ist richtig.

Der Kohlenhydratabbau beginnt in der Mundhöhle durch das im Speichel enthaltende Enzym Ptyalin (Alphaamylase). Im Magen ist die Kohlenhydratverdauung wegen des niedrigen pH-Wertes unterbrochen. Erst im Duodenum wird die Spaltung der Polysaccharide durch die Amylasen des Pankreas weitergeführt

Zu B: Im Magen beginnt die Eiweißverdauung durch das Enzym Pepsin.

Zu E: Im Ileum, v.a. im terminalen Teil werden die Gallensäuren und Vitamin B_{12} aufgenommen.

Antwort 188

▶ Die Lösung **A** ist richtig.

Ursachen Hypokaliämie: 1. Gastrointestinale Verluste durch Laxanzienabusus (am häufigsten), Durchfall oder Erbrechen;
2. Verminderte Zufuhr (z. B. Anorexie);
3. Erhöhte renale Ausscheidung (z. B. Diuretika-Einnahme, chronische Niereninsuffizienz in der polyurischen Phase, Hyperaldosteronismus)

Symptomatik: 1. Neuromuskulär: Apathie, Adynamie, herabgesetzter Muskeltonus, Wulstbildung bei Beklopfen der Muskulatur, abgeschwächte bis fehlende Reflexe, Paresen; 2. Gastrointestinal: Appetitlosigkeit, Darmträgheit, paralytischer Ileus;
3. Kardiovaskulär: Arrhythmien, EKG-Veränderungen,

Zu 1: **Aufpassen:** Massive Blutungen führen zu einem hypovolämischen **Schock**. Von einer Hypokaliämie kann keine Rede sein.

189. Diabetes mellitus kann zu einer Gefühlsstörung an den Beinen führen,
weil
in den Nervenzellen Glukose verstoffwechselt wird.

- ☐ A) Beide Aussagen und die Verknüpfung ist richtig
- ☐ B) Nur die beiden Aussagen sind richtig
- ☐ C) Die erste Aussage ist richtig, die zweite falsch
- ☐ D) Die erste Aussage ist falsch, die zweite richtig
- ☐ E) Beide Aussagen sind falsch

190. Was können die Ursachen einer Osteoporose sein?

1. Bandscheibenvorfall
2. Kortisonbehandlung
3. Lange Bettlägerigkeit
4. Hyperthyreose
5. Mangelnde Bewegung

- ☐ A) Nur die Aussagen 1, 2, 3 und 5 sind richtig
- ☐ B) Nur die Aussagen 1, 2 und 4 sind richtig
- ☐ C) Nur die Aussagen 2, 3, 4 und 5 sind richtig
- ☐ D) Nur die Aussagen 2, 3 und 5 sind richtig
- ☐ E) Nur die Aussagen 3, 4 und 5 sind richtig

191. Bei der Erkrankung Rachitis findet sich der sog. Rosenkranz wo?

- ☐ A) An den distalen Enden der Röhrenknochen
- ☐ B) An der Knorpel-Knochen-Grenze an den Rippen
- ☐ C) An den inneren Fußknöcheln
- ☐ D) Im Bereich der Stirn- und Scheitelbeine
- ☐ E) An den Schlüsselbeinen

Antwort 189

▶ Die Lösung **B** ist richtig.

„Weil-Fragen" sind tückisch, bitte immer genau lesen. Beide Aussagen sind richtig, aber der Abbau der Glukose in den Nervenzellen hat nichts mit den Gefühlsstörungen in den Beinen (Polyneuropathie) zu tun.

Durch die Blutzuckererhöhung kommt es zu einer Makroangiopathie und einer Mikroangiopathie (Schädigung der Kapillaren): Herzinfarkt, Apoplexie, periphere arterielle Verschlußkrankheit, diabetische Retinopathie, diabetische Nephropathie (Glomerulosklerose = Kimmelstiel-Wilson-Syndrom), Polyneuropathie, Autonome Neuropathie, diabetisches Fußsyndrom (ischämischer Fuß, neuropathischer Fuß).

Antwort 190

▶ Die Lösung **C** ist richtig.

Osteoporose = eine mit Frakturen einhergehende Verminderung der Knochenmasse, -struktur und -funktion. Mit 70 Jahren hat jeder Mensch etwa $^1/_3$ seiner Knochenmasse verloren. Erst wenn durch Knochenbrüche Beschwerden auftreten, ist jemand osteoporosekrank.

Ursachen: 1. Primäre Osteoporose (95%): Typ-I-Osteoporose (postmenopausal), Typ-II-Osteoporose (Altersosteoporose), idiopathisch juvenile Osteoporose (selten); 2. Sekundäre Osteoporose: Immobilisation, Hyperkortisolismus (exogenes und endogenes Cushing-Syndrom), Hyperthyreose, Hypogonadismus, Mangelernährung, Malabsorption, Heparin-Dauertherapie, Diabetes mellitus

Zu 1: Ein Bandscheibenvorfall selbst kann nicht zu Osteoporose führen. Resultiert daraus bei einem Risikopatienten (zierlich gebaute Frauen, vorzeitiger Menopause, Alkohol und/oder Nikotinabusus) eine wenn auch nur kurz andauernde Immobilisation, könnte die Entwicklung einer Osteoporose denkbar sein.

Antwort 191

▶ Die Lösung **B** ist richtig.

Rachitis = gestörte Knochenmineralisation durch Mangel an Vitamin D beim Kind (bei Erwachsenen: Osteomalazie). Ursache: mangelhafte Vitamin-D-Zufuhr oder ungenügende UV-Bestrahlung (selten), Malassimilation, chronische Leber- oder Niereninsuffizienz (gestörter Vitamin-D-Stoffwechsel).

Die Symptomatik äußert sich durch Schmerzen im Bereich des Bewegungsapparates, Muskelschwäche und Skelettverformungen: sog. *Watschelgang*, schlaffe Bauchdecke (sog. *Froschbauch*), Erweiterung der distalen Ende der Röhrenknochen, Perlschnurfinger (Verdickung der Fingerglieder), Auftreibung der Knorpel-Knochen-Grenze am Thorax (Rachitis-Rosenkranz), Glockenthorax, Kyphose, Beckendeformierung u. a.

192. Bei einer Untersuchung hat eine Patientin erstmals einen Blutzuckerspiegel von 160 mg/%. Was kann die Ursache sein?

1. Schwangerschaft
2. Karzinom an der Nebennierenrinde oder Prostata
3. Adipositas
4. Pankreaserkrankungen
5. Hypophysentumore
6. Hyperthyreose

☐ A) Nur die Aussagen 1, 2, 3 und 4 sind richtig
☐ B) Nur die Aussagen 1, 2 und 6 sind richtig
☐ C) Nur die Aussagen 1, 4, 5 und 6 sind richtig
☐ D) Nur die Aussagen 2, 3, 4 und 6 sind richtig
☐ E) Alle Aussagen sind richtig

193. Woran können sie bei einem Patienten schon durch die äußerliche Inspektion eine Fettstoffwechselstörung erkennen?

☐ A) Blutungsneigung
☐ B) Gelbliche Knoten/Ablagerungen an den Augen
☐ C) Cafe-au-lait-Flecken
☐ D) Knötchen an den Fingerendgelenken
☐ E) Knötchen an den Zehen

Antwort 192

▶ Die Lösung **E** ist richtig.

Der Blutzuckerspiegel ist abhängig von der Zuckeraufnahme mit der Nahrung, dem Glukoseverbrauch im Körper, der Hormonregulation durch Insulin und Insulingegenspieler (Glukagon, Adrenalin, Kortison, Schilddrüsenhormone, STH) und von der Zuckerfreisetzung aus den Depots. Primäre Hyperglykämie: Diabetes mellitus; sekundäre Hyperglykämie bei: Schwangerschaft, Pankreaserkrankungen (akute und chronische Pankreatitis, zystische Pankreasfibrose, Hämochromatose), Hyperthyreose, Morbus Cushing, Akromegalie, Phäochromozytom, medikamentös (z. B. Kortison, orale Kontrazeptiva), Herzinfarkt, Apoplexie, Meningitis, Enzephalitis, Tumore (paraneoplastisches Syndrom), Fieber, Schock, Kohlenmonoxidvergiftung u. a.
Zu 3: Diabetes Typ II: 90% der Patienten sind übergewichtig. Häufig findet sich eine pathologische Glukosetoleranz (oraler Glukosetoleranztest positiv).

Antwort 193

▶ Die Lösung **B** ist richtig.

70% der Bevölkerung in Deutschland über 40 Jahre haben eine Hyperlipidämie (Hypertriglyzeridämie, Hypercholesterinämie). Fettstoffwechselstörungen finden sich meist im Zusammenhang mit dem sog. *Wohlstandssyndrom* (Adipositas, Hypertonie, Hyperurikämie, Diabetes mellitus Typ II).
Symptomatik: Arteriosklerose mit nachfolgenden Erkrankungen (Herzinfarkt, KHK, Apoplexie, periphere arterielle Verschlußkrankheit), Pankreatitis (bei starker Hypertriglyzeridämie), Fettleber (Hypertriglyzeridämie) und Xanthome (gelbe Knoten an der Haut infolge Lipideinlagerungen)
Zu B: Gelbliche Knoten an den Augenlidern = Xanthelasmen (auch bei Leberzirrhose)
Zu C: Cafe-au-lait-Flecken weisen auf eine chronische Niereninsuffizienz hin (Anämie und Ablagerung von gelben Harnfarbstoffen)
Zu D: Knötchen an den Fingerendgelenken = Verdacht auf Heberden-Knötchen (Heberden-Polyarthrose)

194. Welche Aussagen zur Osteoporose sind richtig?

1. Bei der Osteoporose handelt es sich um einen mangelhaften Einbau von Mineralstoffen in den Knochen mit Zunahme der elastischen bzw. bindegewebigen Anteile des Knochens
2. Osteoporose tritt nur bei Frauen auf
3. Übergewicht begünstigt die Entwicklung einer Osteoporose
4. Eine Anorexia nervosa (Magersucht) kann die Entwicklung einer Osteoporose fördern
5. Eine lang andauernde Kortisontherapie begünstigt das Auftreten einer Osteoporose

☐ A) Nur die Aussagen 1, 3, 4 und 5 sind richtig
☐ B) Nur die Aussagen 2, 3 und 5 sind richtig
☐ C) Nur die Aussagen 3, 4 und 5 sind richtig
☐ D) Nur die Aussagen 4 und 5 sind richtig
☐ E) Alle Aussagen sind richtig

195. Was tritt bei einer Hypokalzämie auf?

1. Tetanie
2. Trousseau-Zeichen nachweisbar
3. Katarakt
4. Polyurie
5. Übelkeit und Erbrechen

☐ A) Nur die Aussagen 1, 2, 3 und 4 sind richtig
☐ B) Nur die Aussagen 1, 2 und 3 sind richtig
☐ C) Nur die Aussagen 1 und 2 sind richtig
☐ D) Nur die Aussage 1 ist richtig
☐ E) Alle Aussagen sind richtig

Antwort 194

▶ Die Lösung **D** ist richtig.

Osteoporose = eine mit Frakturen einhergehende Verminderung der Knochenmasse, -struktur und -funktion. Mit 70 Jahren hat jeder Mensch etwa 1/3 seiner Knochenmasse verloren. Erst wenn durch Knochenbrüche Beschwerden auftreten, ist jemand osteoporosekrank.

Ursachen: 1. Primäre Osteoporose (95%): Typ-I-Osteoporose (postmenopausal), Typ-II-Osteoporose (Altersosteoporose), idiopathisch juvenile Osteoporose (selten); 2. Sekundäre Osteoporose: Immobilisation, Hyperkortisolismus, Hyperthyreose, Hypogonadismus, Mangelernährung, Malabsorption, Heparin-Dauertherapie

Zu 2: Im hohen Alter nimmt die Osteoporosehäufigkeit bei beiden Geschlechtern stetig zu.

Zu 3: Übergewicht begünstigt nicht die Entwicklung von Osteoporose, auch wenn es logisch erscheinen würde. Der Grund, warum „mollige" Personen keine Osteoporose entwickeln, ist bis jetzt unbekannt. Typische Risikopatienten sind zierlich gebaute Frauen, vorzeitige Menopause, Alkohol und/oder Nikotinabusus.

Antwort 195

▶ Die Lösung **B** ist richtig.

Ursache Hypokalzämie: Hypoparathyreoidismus (Mangel an Parathormon, meist postoperativ nach Halsoperationen), Vitamin-D-Stoffwechselstörungen (z. B. Niereninsuffizienz), Malabsorption (gestörte Aufnahme von Kalzium und Vitamin D), akute Pankreatitis.

Symptomatik: Tetanie mit anfallsartigen Muskelkrämpfen (Pfötchenstellung, „Tetaniegesicht" mit gespitzten Lippen, Stimmritzenkrampf, sog. *Geburtshelferstellung* der Hand, u. a.), Hyperreflexie, Parästhesien.

Untersuchung: Chvostek-Zeichen = Kontraktion der gleichseitigen Gesichtsmuskulatur beim Beklopfen des Nervus facialis im Bereich der Wange, Trousseau-Zeichen = Blutdruckmanschette wird am Oberarm aufgepumpt und führt im positiven Fall zur Pfötchenstellung.

Chronischer Verlauf: Candida-Mykosen der Haut, Haar- und Nagelwuchsstörungen, Katarakt (grauer Star), Konjunktivitis, psychische Veränderung (reizbar, depressiv)

Zu 4+5: Polyurie, Übelkeit und Erbrechen bei einer Hyperkalzämie (Merksatz: Stein, -Bein, und -Magenpein!)

196. Welche Lebensmittel empfehlen Sie einem Gichtpatienten nicht?

1. Innereien
2. Spargel
3. Blumenkohl
4. Kartoffeln
5. Scharfe Gewürze

- ☐ A) Nur die Aussagen 1, 2, 3, und 5 sind richtig
- ☐ B) Nur die Aussagen 1 und 3 sind richtig
- ☐ C) Nur die Aussagen 1, 3 und 5 sind richtig
- ☐ D) Nur die Aussagen 3 und 5 sind richtig
- ☐ E) Alle Aussagen sind richtig

Antwort 196

▶ Die Lösung **A** ist richtig.

Therapie bei Gicht: 1. Vor allem Gewichtsabnahme, aber **Vorsicht:** bei Nulldiät steigt der Harnsäurespiegel an und damit die Gefahr auf einen Gichtanfall; 2. Purinarme Diät: v. a. fleischarme Nahrung, Verzicht auf Innereien und Wurstprodukte und eingelegte Fische (Sardinen, Hering), weitere harnsäuresteigernde Lebensmittel: Hülsenfrüchte (z. B. Erbsen), Blumenkohl, Spargel, Spinat, Pilze, scharfe Gewürze, Mayonnaisen und Remouladen; 3. Verzicht auf Alkohol (führt zur Störung der Harnsäureausscheidung); 4. Reichlich Flüssigkeitszufuhr (führt zu vermehrten Harnausscheidung und Harnneutralisation)

7. Harnapparat

7.1 Anatomie und Physiologie

197. Welche Parameter kann man mit dem Urinschnellteststreifen erfassen?
1. Blut
2. Zucker
3. pH-Wert
4. Bilirubin
5. Staphylokokken

☐ A) Nur die Aussagen 1, 2, 3 und 4 sind richtig
☐ B) Nur die Aussagen 1, 2 und 4 sind richtig
☐ C) Nur die Aussagen 2, 3 und 4 sind richtig
☐ D) Nur die Aussagen 2, 3, 4 und 5 sind richtig
☐ E) Alle Aussagen sind richtig

198. Mit welchem Urin wird das spezifische Gewicht gemessen, um eine Aussage über die Funktion der Niere zu erhalten?
☐ A) Mittelstrahlurin
☐ B) Morgenurin
☐ C) Spontanurin
☐ D) 24 Stundenurin

199. Was wird aus dem Primärharn zurückresorbiert?
1. Wasser
2. Aminosäuren
3. Glukose
4. Erythrozyten
5. Albumine

☐ A) Nur die Aussagen 1, 2, 3 und 4 sind richtig
☐ B) Nur die Aussagen 1, 2 und 3 sind richtig
☐ C) Nur die Aussagen 1, 4 und 5 sind richtig
☐ D) Nur die Aussagen 1, 3, und 5 sind richtig
☐ E) Alle Aussagen sind richtig

Antwort 197

▶ Die Lösung **A** ist richtig.

Schnelltestverfahren mit Teststreifen: Leukozyten, Erythrozyten, Nitrit, Glukose, Protein, Bilirubin, Urobilinogen, Ketonkörperchen, pH-Wert, spezifisches Gewicht

(10 x)

Zu 5: Bakterien können nur über ein Kulturverfahren spezifiziert werden. Nitrit (Stoffwechselprodukt von Bakterien) gibt allerdings den Hinweis, daß Bakterien vorhanden sind

Antwort 198

▶ Die Lösung **D** ist richtig.

24 Stundenurin wird gesammelt. Entweder mit dem Urometer oder mit speziellen Teststreifen kann das spezifische Gewicht ermittelt werden; normal ist 1001 – 1035; erhöhtes spezifisches Gewicht bei herabgesetzter Flüssigkeitsaufnahme und Fieber; erniedrigtes spezifisches Gewicht bei erhöhter Flüssigkeitszufuhr, Diuretika, Hyperkalziämie, Diabetes insipidus

Zu A: Mittelstrahlurin bei der 2-Gläser-Probe

Zu B: Zur Schwangerschaftsfrüherkennung und zum Glukosetoleranztest

Antwort 199

▶ Die Lösung **B** ist richtig.

Der Primärharn entsteht durch die glomeruläre Filtration. Der feine Filter in den Nierenkörperchen läßt nur Wasser und kleinmolekulare Plasmabestandteile hindurch. Blutzellen und Plasmamoleküle mit einem höheren Molekulargewicht als 60 000 – 70 000 werden zurückgehalten. Also: alles was in den Primärharn gelangen kann, wird auch wieder zurückresorbiert, nämlich 99%!

Zu 2: Aminosäuren sind kleinmolekulare Eiweißbausteine, die zum Aufbau von Körperproteinen benötigt werden

Zu 3: Glukose wird immer ins Blut zurückgeholt und ist einfach zu wichtig für den Körper. Nur wenn die Glukose-Blutkonzentration über einen Schwellenwert von ca. 180 mg/dl (Nierenschwelle) steigt, kann die Ausscheidung der Glukose über den Sekundärharn nicht mehr verhindert werden.

Zu 5: Albumine sind zu große Moleküle und werden im Normalfall nicht mit filtriert.

7.1 Anatomie und Physiologie

200. Wie groß ist die Menge des Primärharns in 24 Stunden?

- ☐ A) 160 190 ml
- ☐ B) 1,6 – 1,9 Liter
- ☐ C) 16 – 19 Liter
- ☐ D) 160 – 190 Liter
- ☐ E) 1600 – 1900 Liter

201. Was kann man unter dem Lichtmikroskop beim Mittelstrahlurin sehen?

1. Kristalle
2. Viren
3. Plattenepithelien
4. Leukozyten
5. Hyaline Zylinder

- ☐ A) Nur die Aussagen 1, 2, 3 und 4 sind richtig
- ☐ B) Nur die Aussagen 1, 3, 4 und 5 sind richtig
- ☐ C) Nur die Aussagen 1, 4 und 5 sind richtig
- ☐ D) Nur die Aussagen 2, 3, und 5 sind richtig
- ☐ E) Alle Aussagen sind richtig

202. Welche Stoffe werden bei gesunder Niere über den Harn ausgeschieden?

1. Harnstoff
2. Kreatinin
3. Eisen
4. Bilirubin
5. Urobilinogen

- ☐ A) Nur die Aussagen 1, 2, 4 und 5 sind richtig
- ☐ B) Nur die Aussagen 1, 2 und 5 sind richtig
- ☐ C) Nur die Aussagen 1, 4 und 5 sind richtig
- ☐ D) Nur die Aussagen 2, 3, und 4 sind richtig
- ☐ E) Alle Aussagen sind richtig

Antwort 200

▶ Die Lösung **D** ist richtig.

Die Nierendurchblutung beträgt ca. 25% des Herzzeitvolumens, das sind in der Minute ca. 1,2 l und am Tag ca. 1700 l. Davon werden ungefähr 160 bis 190 Liter Primärharn gebildet (entspricht einer Badewannenfüllung). 99% dieser glomerulären Filtrationsprodukte werden im Tubulusapparat wieder ins Blut zurückgeführt.

Antwort 201

▶ Die Lösung **B** ist richtig.

1 Tropfen von zentrifugiertem Mittelstrahlurin wird auf einen Objektträger zur Beurteilung von 10 Gesichtsfeldern aufgetragen. Große Bedeutung haben Zellen (Epithelien, Urothelkarzinomzellen) und Zylinder.
Erythrozyten → Hämaturie
Leukozyten → Infekt oder Tumore in den Harnwegen
Erythrozytenzylinder → Nierenparenchym (Glomerulonephritis)
Leukozytenzylinder → Interstitium (Pyelonephritis)
Hyaline Zylinder → Proteinurie
Fettzylinder → nephrotisches Syndrom, diabetische Nephropathie
Kristalle → je nach pH-Wert des Urins
Zu 2: Viren sind nur unter dem Elektronenmikroskop festzustellen

Antwort 202

▶ Die Lösung **B** ist richtig.

Der Endharn besteht zu 95% aus Wasser, der Rest enthält harnpflichtige Stoffe (Harnstoff = Abbauprodukt des Eiweißstoffwechsels, Harnsäure = Abbauprodukt des Purinstoffwechsels, Kreatinin = Abbauprodukt des Muskelstoffwechsels), Salze, Säuren, Urobilinogen = Abbauprodukt des Blutfarbstoffs Häm.
Zu 3: Eisen kann nicht vom Körper aktiv ausgeschieden werden. Es ist immer an Bluteiweiße gebunden (Transporteisen = Transferrin, Speichereisen = Ferritin und Hämosiderin)
Zu 4: Unkonjugiertes Bilirubin ist nicht wasserlöslich, wird im Blutserum an Albumine gebunden und kann nicht ausgeschieden werden. Konjugiertes Bilirubin ist wasserlöslich und wird im Normalfall über die Galle ausgeschieden. Nur im Krankheitsfall (posthepatischer und hepatischer Ikterus) wird Bilirubin über den Harn ausgeschieden und führt dann zur Schaumbildung und Braunfärbung des Urins.

7.1 Anatomie und Physiologie

203. Welche anatomischen Strukturen verlaufen durch den Nierenhilus?

1. V. lienalis
2. A. lienalis
3. Urethra
4. Bauchaorta
5. Ureter

- ☐ A) Nur die Aussagen 1, 2, 3 und 5 sind richtig
- ☐ B) Nur die Aussagen 1, 2 und 3 sind richtig
- ☐ C) Nur die Aussagen 1, 2 und 5 sind richtig
- ☐ D) Nur die Aussage 5 ist richtig
- ☐ E) Alle Aussagen sind richtig

204. Was können Sie durch eine Nierenperkussion feststellen?

- ☐ A) Nierengröße
- ☐ B) Nierenlage
- ☐ C) Nierenschmerzen
- ☐ D) Nierenbeweglichkeit
- ☐ E) Arteriosklerose

205. Wo wird der Primärharn gebildet?

- ☐ A) Nierenmark
- ☐ B) Henlesche Schleife
- ☐ C) Distaler Tubulusapparat
- ☐ D) Proximaler Tubulusapparat
- ☐ E) Glomeruli

206. Was bezeichnet man als Henlesche Schleife?

- ☐ A) Anfangsstück des Tubulusapparates
- ☐ B) Mittelstück des Tubulusapparates
- ☐ C) Endstück des Tubulusapparates
- ☐ D) Mittelstück der Sammelrohre
- ☐ E) Verläuft anschließend der Nierenkörperchen

Antwort 203

▶ Die Lösung **D** ist richtig.

Der Nierenhilus liegt in der Mitte des medialen Nierenrandes und stellt eine Art Eintritts- und Austrittspforte dar: Nierenarterie und Nierenvene (A. renalis, V. renalis), Harnleiter (Ureter), Nerven und Lymphgefäße

Für diejenigen, die Schwierigkeiten mit der Unterscheidung Ureter (Harnleiter) und Urethra (Harnröhre) haben, gibt es einen **Trick:** Urethra und Röhre werden mit „h" geschrieben. Jetzt muß man allerdings wissen, wo sich die Harnröhre befindet.

Zu 1: V. lienalis = Milzvene

Zu 2: A. lienalis = Milzarterie

MC-Fragen immer ganz genau lesen!

Antwort 204

▶ Die Lösung **C** ist richtig.

Die Perkussion der Nierenlager erfolgt beiderseits der WS vergleichend mit der Faust und geringem Kraftaufwand. Nur die Nierenkapsel ist sensibel innerviert und sendet ein Schmerzgefühl bei Kapselspannung (Nierenentzündungen, Nierenabszeß, Niereninfarkt und Abflußbehinderung).

Zu A+B: Größe, Gestalt und Konsistenz der Nieren kann bei schlanken Personen durch die Nierenpalpation beurteilt werden: Von der rechten Seite aus mit angewinkelten Fingern unterhalb des Rippenbogens bei tiefer Inspiration kräftig nach frontal drücken. Die Palpation der Nieren ist nur möglich, wenn keine entzündlichen Erkrankungen vorliegen (verspannte Muskulatur behindert die Palpation).

Zu E: Gefäßgeräusche bei der Auskultation im Oberbauch und im kostovertebralen Bereich weisen auf arteriosklerotische Gefäßveränderungen oder auf ein Aneurysma hin.

Antwort 205

▶ Die Lösung **E** ist richtig.

Der Primärharn entsteht durch die glomeruläre Filtration in den glomerulären Kapillarschlingen. An einem Tag wird ungefähr 160 bis 190 Liter Primärharn gebildet (entspricht einer Badewannenfüllung). 99% dieser glomerulären Filtrationsrate wird im Tubulusapparat wieder ins Blut zurückgeführt.

Antwort 206

▶ Die Lösung **B** ist richtig.

Die funktionelle Einheit der Niere ist das *Nephron*. Jedes Nephron besteht aus dem Nierenkörperchen und einem nachfolgendem Tubulusapparat (proximaler Tubulus, Henlesche Schleife und distaler Tubulus). *Aufgabe:* 1. Glomeruläre Filtration; 2. Tubuläre Resorption; 3. Tubuläre Sekretion

207. Typische Symptome bei der akuten Pyelonephritis?
1. Flankenschmerz
2. Massive Proteinurie
3. Leukozyturie
4. Hypertonie
5. Dysurie

☐ A) Nur die Aussagen 1, 2 und 3 sind richtig
☐ B) Nur die Aussagen 1, 3 und sind richtig
☐ C) Nur die Aussagen 1 und 5 sind richtig
☐ D) Nur die Aussagen 1, 3 und 5 sind richtig
☐ E) Alle Aussagen sind richtig

208. Welche Folgen kann eine Niereninsuffizienz haben?
1. Lungenödem
2. Anämie
3. Osteopathie
4. Bluthochdruck
5. Peritonitis

☐ A) Nur die Aussagen 1, 2, 3 und 4 sind richtig
☐ B) Nur die Aussagen 1, 2 und 4 sind richtig
☐ C) Nur die Aussagen 2, 4 und 5 sind richtig
☐ D) Nur die Aussagen 2, 3, 4 und 5 sind richtig
☐ E) Alle Aussagen sind richtig

209. Welche Ursachen können Ketonkörper im Urin haben?
1. Gicht
2. Diabetes insipidus
3. Diabetes mellitus Typ I
4. Diabetes mellitus Typ II
5. Hungerzustand

☐ A) Nur die Aussagen 1, 3 und 4 sind richtig
☐ B) Nur die Aussagen 2, 3 und 4 sind richtig
☐ C) Nur die Aussagen 3 und 5 sind richtig
☐ D) Nur die Aussagen 3, 4 und 5 sind richtig
☐ E) Nur die Aussagen 4 und 5 sind richtig

210. Eine signifikante Bakteriurie wird als pathologisch angesehen. Wie hoch ist die Keimzahl im Urin pro ml bei Frauen, als Hinweis auf eine Blasenentzündung?
☐ A) Ab 1.000
☐ B) Ab 10000
☐ C) Ab 100000
☐ D) Ab 1000000

Antwort 207

▶ Die Lösung **D** ist richtig.

Klinische Trias bei der akuten Pyelonephritis: 1. Fieber mit evtl. Schüttelfrost, 2. Dysurie, 3. Klopfschmerz der Nierenlager. Harnstatus: Leukozyten, evtl. Leukozytenzylinder, evtl. Mikrohämaturie, evtl. postrenale Proteinurie (Immunglobuline!)
Zu 2: Massive Proteinurie (L 3,5 g/24 Std.) nur beim nephrotischem Syndrom
Zu 4: Renale Hypertonie bei Glomerulopathie und Nierenarterienstenose

Antwort 208

▶ Die Lösung **E** ist richtig.

Das klinische Bild der Niereninsuffizienz im III. + IV. Stadium kann sehr komplex sein. Neben den Allgemeinsymptomen (Leistungsminderung, Schwäche, abnorme Müdigkeit, Kachexie, Kopfschmerz, Juckreiz, urämischer Mundgeruch, blaß-schmutzige Hautfarbe = Cafe-au-lait-Flecken, Polyurie und Anurie) sind folgende Organe betroffen: Zentrales und peripheres Nervensystem (z. B. Psychosen, Polyneuropathie), Herzkreislauf (z. B. Hypertonie, Rhythmusstörungen, Perikarditis), Lunge (z. B. Lungenödem, Pneumonie, Pleuritis), Magen-Darm-Trakt, (z. B. Gastroenteritis, Peritonitis), Blut (z. B. Anämie, Thrombozytopathie), Knochen (renale Osteopathie)

Antwort 209

▶ Die Lösung **D** ist richtig

Ketonkörperchen entstehen durch die Glukoneogenese (Produktion von Glukose aus Fetten oder Eiweißen)
Zu 1: Gicht: Hyperurikämie, Erhöhung der Harnsäure im Blut
Zu 2: Diabetes insipidus: Wasserruhr (insipidus = nicht süß) durch fehlende Produktion von ADH (D. insipidus zentralis)
Zu 3+ 4: Vor allem beim Typ I entstehen Ketonkörper, kein Insulin – keine Glukose in den Zellen, der Körper synthetisiert jetzt den benötigten Zucker aus Fetten und Eiweißen (dabei entstehen Ketonkörperchen als Abfallprodukt)
Zu 5: Hungerzustand: nach 12 Stunden sind die Glykogen-Depots in Leber und Muskeln erschöpft, der Körper muß jetzt seinen Bedarf an Zucker durch die Glukoneogenese decken

Antwort 210

▶ Die Lösung **C** ist richtig.

Von einer *signifikanten* Bakteriurie spricht man bei einer Keimzahl ab 10^5 (Mittelstrahlurin). Antibiotika-Therapie wird in der Regel nur bei der symptomatischen Bakteriurie gegeben. Niedrigere Keimzahlen sind allerdings nicht beweisend für kein Vorhandensein einer Infektion der Harnwege.

211. Welche Symptome hat eine Pyelonephritis in der Regel?

1. Fieber
2. Ödeme
3. Schmerzen der Nierenlager
4. Makrohämaturie
5. Leukozytenzylinder im Urin nachweisbar

☐ A) Nur die Aussagen 1, 2, 3 und 4 sind richtig
☐ B) Nur die Aussagen 1, 3 und 5 sind richtig
☐ C) Nur die Aussagen 1, 3, 4 und 5 sind richtig
☐ D) Nur die Aussagen 2, 3 und 4 sind richtig
☐ E) Alle Aussagen sind richtig

212. Wann kann eine Hämaturie vorkommen?

1. Prostata-Ca
2. Harnleitersteine
3. Blasenpapillom
4. Hämorrhagische Diathese
5. Hepatitis

☐ A) Nur die Aussagen 1, 2, 3 und 4 sind richtig
☐ B) Nur die Aussagen 1, 2 und 3 sind richtig
☐ C) Nur die Aussagen 1 und 2 sind richtig
☐ D) Nur die Aussage 1 ist richtig
☐ E) Alle Aussagen sind richtig

213. Wann finden Sie vermehrt Leukozyten im Urin?

1. Harnwegsinfektion
2. Harnleiter-tbc
3. (Leukämie) Nierentumor
4. Diabetes mellitus
5. Nierenbeckenentzündung

☐ A) Nur die Aussagen 1, 2, 3 und 5 sind richtig
☐ B) Nur die Aussagen 1, 2 und 4 sind richtig
☐ C) Nur die Aussagen 1 und 2 sind richtig
☐ D) Nur die Aussagen 1, 3 und 5 sind richtig
☐ E) Alle Aussagen sind richtig

Antwort 211
▶ Die Lösung **B** ist richtig.
Symptome Pyelonephritis: Fieber, Dysurie, Flankenschmerz und klopfschmerzhafte Nierenlager.
Harnstatus: Leukozyten, evtl. Leukozytenzylinder, evtl. Mikrohämaturie, evtl. postrenale Proteinurie (Immunglobuline!)
Zu 2: Ödeme plus Nierenzeichen geben den Verdacht auf Glomerulonephritis
Zu 4: Makrohämaturie: bis zum Ausschluß immer *Verdacht auf Tumor*

Antwort 212
▶ Die Lösung **A** ist richtig.
Unterscheidung zwischen *Makrohämaturie* (mit dem bloßen Auge erkennbare Rotfärbung) und *Mikrohämaturie* (nur mit Teststreifen oder unter dem Mikroskop erkennbar).
Hämaturie bei Harnwegsinfektionen, Nephrolithiasis (Steinleiden der Niere), Tumore der Niere und ableitenden Harnwege, Glomerulonephritis, Tbc des Urogenitaltraktes (früher häufiger), hämorrhagische Diathese (Blutungsneigung), Traumen, Medikamenteneinnahme (z.B. Antikoagulanzien), Periodenblutung
Zu 3: *Blasenpappilom* ist ein von der Blasenschleimhaut ausgehender gutartiger Tumor, der als Leitsymptom eine schmerzlose Hämaturie aufweist

Antwort 213
▶ Die Lösung **A** ist richtig.
Im Teststreifen Leukozyten positiv: Bei allen akuten und chronischen Entzündungen und Tumorleiden im Urogenitaltrakt.
Zu 3: Bei leukämischen Infiltraten in der Niere kann es zur Leukozyturie kommen!
Zu 4: Diabetes mellitus führt ab 180 mg/% Glukose im Blut (Nierenschwelle) zur Glukosurie. Leukozyten haben damit nichts zu tun. Allerdings: viele Diabetiker entwickeln im Laufe der Zeit rezidivierende Harnwegsinfektionen!

214. Wie sind die typischen Veränderungen im Urin bei bestimmten Krankheiten?

1. Wird dunkelbraun, wenn Bilirubin im Urin ist
2. Wird rot und trüb, wenn Blut im Urin ist
3. Wird kräftig gelb bei Diabetes mellitus
4. Wird hell bei Hepatitis
5. Ist stark getrübt bei Gonorrhoe

☐ A) Nur die Aussagen 1, 2, 4 und 5 sind richtig
☐ B) Nur die Aussagen 1, 2 und 4 sind richtig
☐ C) Nur die Aussagen 1, 2 und 5 sind richtig
☐ D) Nur die Aussagen 1 und 5 sind richtig
☐ E) Nur die Aussagen 2 und 4 sind richtig

215. Ein Patient kommt zu Ihnen und berichtet von einer Blasenentzündung. Welche Symptome erwarten Sie?

1. Leukozyten im Teststreifen positiv
2. Nierenlager sind bei der Perkussion schmerzempfindlich
3. Fieber
4. Patient muß ständig auf Toilette
5. Protein im Teststreifen positiv

☐ A) Nur die Aussagen 1, 2, 3 und 5 sind richtig
☐ B) Nur die Aussagen 1, 2 und 3 sind richtig
☐ C) Nur die Aussagen 1, 3 und 4 sind richtig
☐ D) Nur die Aussagen 1 und 4 sind richtig
☐ E) Alle Aussagen sind richtig

216. Welche Aussage stimmt für die akute Pyelonephritis am ehesten nicht?

☐ A) Erbrechen
☐ B) Leukozytenzylinder im Harnsediment
☐ C) Schüttelfrost
☐ D) Lidödem
☐ E) Diarrhö

Antwort 214

▶ Die Lösung **C** ist richtig.

Zu 1: Es kommt zu einer Bilirubinurie, wenn der Blutwert über 2 mg/dl steigt. Bilirubin färbt den Urin bräunlich und führt zur Schaumbildung

Zu 2: Eine sichtbare Rotfärbung des Urins (Makrohämaturie) kommt ab 1 ml Blut/l Urin zustande. Hinweis auf: Tbc im Urogenitaltrakt, Karzinome, Niereninfarkt, Traumen, hämorrhagische Diathese, Zystenniere, Steinleiden, Prostataleiden, evtl. Zystitis, Menstruation

Zu 3: Kräftig gelb ist v. a. der Morgenurin oder kommt vor, wenn zu wenig getrunken wird. Beim Diabetes mellitus ist der Harn durch die Polyurie wasserhell

Zu 4: Hepatitis führt durch die Erhöhung von Bilirubin im Blut zu einer Ausscheidung über den Harn und macht diesen braun

Zu 5: Bei Gonorrhoe kann der Urin durch Eiter getrübt sein. Eiter im Urin (Pyurie) findet man bei Pyelonephritis (v. a. beim chronischen Verlauf), Tbc, Steinen, Abszessen, Urethritis (z. B. bei Gonorrhoe, Morbus Reiter), Prostatitis

Antwort 215

▶ Die Lösung **D** ist richtig.

Symptomatik: Dysurie, häufiger Harndrang mit geringen Mengen (Pollakisurie), evtl. Nykturie, Blasentenesmen, keine Schmerzen der Nierenlager. Im Teststreifen positiv: evtl. Erythrozyten, Leukozyten, Nitrit (Stoffwechselprodukt von Bakterien)

Komplikation: Hämorrhagische Zystitis, Infektion steigt auf _ Pyelonephritis

Zu 2: Wenn die Nierenlager bei der Perkussion schmerzempfindlich sind: Verdacht auf Pyelonephritis

Zu 3: Fieber ist für eine isolierte Blasenentzündung untypisch und gibt erst mal den Verdacht auf eine aufsteigende Infektion (Nierenbeckenentzündung)

Zu 5: Protein im Teststreifen positiv bei Eiweißverlustniere oder Glomerulonephritis

Antwort 216

▶ Die Lösung **D** ist richtig.

Nicht verwirren lassen bei dieser MC-Frage: *Lidödeme* stehen für die *Glomerulonephritis.* Bei schwerem Krankheitsverlauf kann es ohne weiteres reflektorisch zum Durchfall kommen.

Symptome Pyelonephritis: Fieber, schweres Krankheitsgefühl, Dysurie, Pollakisurie, Flankenschmerz und klopfschmerzhafte Nierenlager. Harnstatus: Leukozyten, Leukozytenzylinder, Mikrohämaturie

217. Welche Symptome treten bei einer akuten Entzündung der Nierenkörperchen (Glomerulonephritis) auf?

1. Schmerzen beim Wasserlassen und Harndrang
2. Eiweiß im Urin
3. Blut im Urin
4. Bluthochdruck
5. Gesichtsödeme, vor allem an den Lidern

- ☐ A) Nur die Aussagen 1, 2, 3 und 5 sind richtig
- ☐ B) Nur die Aussagen 2, 3, 4 und 5 sind richtig
- ☐ C) Nur die Aussagen 2, 3 und 5 sind richtig
- ☐ D) Nur die Aussagen 2 und 5 sind richtig
- ☐ E) Alle Aussagen sind richtig

218. Die Eiweißverlustniere weist folgende Symptome auf?

1. Große Proteinurie
2. Hyperproteinämie
3. Hyperlipidämie
4. Beinödeme
5. Hypertonie

- ☐ A) Nur die Aussagen 1, 2 und 3 sind richtig
- ☐ B) Nur die Aussagen 1, 3 und 4 sind richtig
- ☐ C) Nur die Aussagen 1, 4 und 5 sind richtig
- ☐ D) Nur die Aussagen 3, 4 und 5 sind richtig
- ☐ E) Alle Aussagen sind richtig

Antwort 217

▶ Die Lösung **B** ist richtig.

Glomerulonephritis (GN) = Entzündung der Nierenkörperchen; meist als postinfektiöse, nicht bakterielle GN-Symptomatik: Mikrohämaturie und Proteinurie, Ödeme (v.a. Gesichtsödem), Hypertonie (nicht immer), Fieber, Abgeschlagenheit, Kopfschmerzen, Schmerzen in der Lendenregion (Nierenkapselspannung), evtl. Makrohämaturie (fleischwasserfarbener Urin)

Zu 1: Schmerzen beim Wasserlassen sind Miktionsstörungen und treten bei Entzündung der Harnröhre, Blasenerkrankungen und Entzündungen des Nierenbeckens auf.

Antwort 218

▶ Die Lösung **B** ist richtig.

Eiweißverlustniere = nephrotisches Syndrom: 1. Große Proteinurie (> 3,5 g/24 Std.); 2. Hypoproteinämie; 3. Hyperlipidämie (Erhöhung von Cholesterin und Triglyzeriden).

Ursache: Glomerulonephritis, Diabetes mellitus (Glomerulosklerose), Kollagenosen, Amyloidose (= aseptische Erkrankung mit bindegewebiger Ablagerung von Protein-Polysaccharid-Komplexen und nachfolgender Behinderung des Stoffaustausches, Ursache unbekannt), Plasmozytom, Stauungsniere (Rechtsherzinsuffizienz, Nierenvenenthrombose), Nierenarterienstenose.

Symptomatik: Ödeme als Folge des Eiweißverlustes; bei Erwachsenen anfangs meist Unterschenkelödem, bei Kinder Lidödeme, bei schwerer Hypoproteinämie auch Aszites und Pleuraergüsse.

Zu 3: Hyperlipidämie bei Plasmozytom (bösartige Erkrankung der Plasmazellen mit unkontrollierbarer Vermehrung von Immunglobulinen)

8. Neurologie

8.1 Anatomie, Physiologie und Untersuchungsmethoden

219. Welche Aussage ist dem vegetativen Nervensystem zuzuordnen?

1. Besteht im wesentlichen aus Sympathikus und Parasympathikus
2. Erweiterung der Bronchien
3. Hat Einfluß auf die quergestreifte Muskulatur
4. Verläuft ausschließlich im ZNS
5. Speicheldrüsensekretion

☐ A) Nur die Aussagen 1, 2, 4 und 5 sind richtig
☐ B) Nur die Aussagen 1, 2 und 5 sind richtig
☐ C) Nur die Aussagen 1 und 2 sind richtig
☐ D) Nur die Aussagen 2, 4 und 5 sind richtig
☐ E) Alle Aussagen sind richtig

220. Wie schafft man eine Bahnung bei einem schwer auslösbaren Eigenreflex?

1. Jendrassik-Handgriff
2. Patient soll die Zähne zusammenbeißen
3. Patient bitten, die Beine kurz hoch zu nehmen
4. Kurze Pause, nichts tun und noch mal probieren

☐ A) Nur die Aussage 1 ist richtig
☐ B) Nur die Aussagen 1, 2 und 3 sind richtig
☐ C) Nur die Aussagen 2 und 3 sind richtig
☐ D) Nur die Aussage 3 ist richtig
☐ E) Nur die Aussage 4 ist richtig

221. Sympathikus und Parasympathikus ...?

1. ... gehören zum autonomen Nervensystem
2. ... gehören zum vegetativen Nervensystem
3. ... gehören zum willkürlichen Nervensystem
4. ... arbeiten willkürlich und unwillkürlich
5. ... arbeiten unwillkürlich

☐ A) Nur die Aussagen 1, 2, 3 und 4 sind richtig
☐ B) Nur die Aussagen 1, 2 und 5 sind richtig
☐ C) Nur die Aussage 1 ist richtig
☐ D) Nur die Aussagen 1 und 2 sind richtig
☐ E) Nur die Aussagen 2 und 5 sind richtig

Antwort 219

▶ Die Lösung **B** ist richtig.
Zu 2: Funktion des Sympathikus
Zu 3: Willkürliches NS → quergestreifte Muskulatur, Unwillkürliches NS → glatte Muskulatur, aber: das vegetative Nervensystem kann natürlich indirekt Einfluß auf die Skelettmuskulatur ausüben (der Muskeltonus wird vegetativ über den Reflexbogen geregelt)
Zu 4: Verläuft natürlich im zentralen sowie im peripheren NS
Zu 5: Die Speicheldrüsensekretion ist eine Funktion des Parasympathikus

Antwort 220

▶ Die Lösung **B** ist richtig.
Bei fehlenden oder schwer auslösbaren Reflexen kann der Jendrassik-Handgriff helfen (v.a. beim PSR): Der Patient zieht die ineinander verhakten Fingerendglieder beider Hände kurz und kräftig auseinander. Die Reflexbahnung der oberen Extremität kann durch Zähne zusammen beißen, Husten oder Anheben der Beine erreicht werden.

Antwort 221

▶ Die Lösung **B** ist richtig.
Unterteilung des Nervensystems nach der Funktion in vegetatives und willkürliches NS und nach dem Ort in zentrales (Gehirn und Rückenmark) und peripheres (31 Spinalnervenpaare und 12 Hirnnerven) NS. Das vegetative Nervensystem besteht aus Sympathikus, Parasympathikus und intramuralem System (u. a. Auerbach-Plexus, Meissner-Plexus).

8.1 Anatomie, Physiologie und Untersuchungsmethoden

222. Wo wird der Liquor cerebrospinalis vor allem gebildet?

☐ A) In den Seitenventrikeln
☐ B) Im Aquädukt
☐ C) Im Wirbelsäulenkanal
☐ D) In der Hypophyse
☐ E) Im Subarachnoidalraum

223. Welche Aufgaben hat das Kleinhirn?

1. Koordination der Grobmotorik
2. Koordination der Feinmotorik
3. Steuerung des Hormonsystems
4. Steuerung des Muskeltonus
5. Steuerung der Atmung

☐ A) Nur die Aussagen 1 und 2 sind richtig
☐ B) Nur die Aussagen 2 und 3 sind richtig
☐ C) Nur die Aussagen 2 und 4 sind richtig
☐ D) Nur die Aussagen 2 und 5 sind richtig
☐ E) Nur die Aussagen 4 und 5 sind richtig

224. Das vegetative Nervensystem…

1. … beeinflußt die quergestreifte Muskulatur
2. … beeinflußt die glatte Muskulatur
3. … beeinflußt die Magensäurebildung
4. … beeinflußt den Blutzuckerwert
5. … beeinflußt den Herzrhythmus

☐ A) Nur die Aussagen 1, 2, 3 und 4 sind richtig
☐ B) Nur die Aussagen 1, 2 und 3 sind richtig
☐ C) Nur die Aussagen 2, 3, 4 und 5 sind richtig
☐ D) Nur die Aussagen 2 und 3 sind richtig
☐ E) Nur die Aussagen 2, 4 und 5 sind richtig

Anwort 222
▶ Die Lösung **A** ist richtig.
Der *Liquor cerebrospinalis* dient hauptsächlich dazu mechanische Erschütterungen abzufedern. Er wird in den Seitenventrikeln (I. und II. Ventrikel) des Gehirns durch Filtration aus dem Blutplasma hergestellt. Die zirkulierende Liquormenge beträgt ca. 150 ml und ist eine klare, farblose Flüssigkeit.
Zu B: *Aquädukt:* Verbindung zwischen III. und IV. Hirnventrikel
Zu C: *Wirbelsäulenkanal:* Der Zentralkanal in der Mitte des Rükkenmarks
Zu D: *Hypophyse:* Endokrines Organ
Zu E: *Subarachnoidalraum:* Liquorgefüllter Raum zwischen Spinnwebenhaut (Arachnoidea)und weicher Hirnhaut (Pia mater)

Antwort 223
▶ Die Lösung **C** ist richtig.
Aufgaben Kleinhirn: Koordination von Bewegungsabläufen, Aufrechterhaltung des normalen Tonus der Skelettmuskulatur und des Gleichgewichts
Zu 1: Koordination der Grobmotorik in der Großhirnrinde
Zu 2: Koordination der Feinmotorik im Kleinhirn
Zu 3: Steuerung des Hormonsystems durch Hypothalamus
Zu 4: Steuerung des Muskeltonus durch Kleinhirn und Reflexbogen im Rückenmark
Zu 5: Steuerung der Atmung in der Medulla oblongata

Antwort 224
▶ Die Lösung **C** ist richtig.
Zu 1: Die quergestreifte Muskulatur wird vom willkürlichen NS innerviert (allerdings: vegetatives NS reguliert den Muskeltonus)
Zu 2: Das vegetative NS innerviert die glatte Muskulatur
Zu 3: Die Magensäurebildung wird u. a. vom Parasympathikus gesteuert
Zu 4: Adrenalin wird im Nebennierenmark (sympathische Nervenfasern) hergestellt und beeinflußt u. a. den Blutzuckerwert (erhöht den Blutzuckerspiegel)
Zu 5: Der Herzrhythmus wird u. a. von den Herznerven (Sympathikus und Parasympathikus) beeinflußt.

8.1 Anatomie, Physiologie und Untersuchungsmethoden

225. Welcher Nerv versorgt die mimische Muskulatur?

- ☐ A) Nervus trigeminus
- ☐ B) Nervus accessorius
- ☐ C) Nervus facialis
- ☐ D) Nervus vagus
- ☐ E) Nervus ophthalmicus

226. Welcher Hirnnerv ist der Hauptnerv für den Parasymphatikus?

- ☐ A) VII. Hirnnerv
- ☐ B) VIII. Hirnnerv
- ☐ C) IX . Hirnnerv
- ☐ D) X. Hirnnerv
- ☐ E) XI. Hirnnerv

8.2 Pathologie

227. Wie können die Symptome eines Tumors an der Schädelkapsel aussehen?

1. Epileptische Anfälle
2. Sonnenuntergangsphänomen
3. Kopfschmerzen
4. Wesensveränderungen
5. Erbrechen

- ☐ A) Nur die Aussagen 1, 2, 3 und 4 sind richtig
- ☐ B) Nur die Aussagen 1, 2 und 3 sind richtig
- ☐ C) Nur die Aussagen 1 und 2 sind richtig
- ☐ D) Nur die Aussagen 3, 4 und 5 sind richtig
- ☐ E) Alle Aussagen sind richtig

Antwort 225

▶ Die Lösung **C** ist richtig.

Zu A: *Nervus trigeminus:* 1. Augenhöhlennerv = Ophthalmicus, sensible Versorgung der Augenhöhle und Stirn; 2. Oberkiefernerv = Maxillaris, sensibler Nerv; 3. Unterkiefernerv = Mandibularis, sensibler und motorischer Nerv

Zu B: *Nervus accessorius*

Zu C: *Nervus facialis:* Gesichtsnerv, innerviert die mimische Muskulatur und besitzt parasympathische Fasern (Tränendrüse, Geschmacksempfindung)

Zu D: *Nervus vagus:* sog. Eingeweidenerv, Hauptnerv des parasympathischen Systems

Zu E: *Nervus ophthalmicus:* erster Nervenast des Trigeminus

Antwort 226

▶ Die Lösung **D** ist richtig.

I. *Riechnerv* (Olfactorius); II. *Sehnerv* (Opticus); III. + IV. + VI *Augenmuskelnerven* (Oculomotorius, Trochlearis, Abducens); V. *Drillingsnerv* (Trigeminus: Ophthalmicus, Maxillaris, Mandibularis); VII. *Gesichtsnerv* (Facialis); VIII *Hör- und Gleichgewichtsnerv* (Vestibulocochlearis); IX. *Zungen-Rachennerv* (Glossopharyngeus); X. *Eingeweidenerv* (Vagus); XI. *Halsnerv* (Accessorius); XII. *Zungennerv* (Hypoglossus)

Antwort 227

▶ Die Lösung **E** ist richtig.

Das *Sonnenuntergangsphänomen* findet man jedoch typischerweise beim kindlichen Hydrozephalus.

Die Symptomatik bei Hirntumoren ist abhängig von der Lokalisation, der Wachstumsgeschwindigkeit und der Größe. Typisch: Anfangs oft Wesensveränderungen, stärkster Kopfschmerz, sensorische und motorische Ausfallserscheinungen, epileptische Anfälle, im Augenhintergrund häufig Stauungspapille sichtbar

228. Welche Symptome treten bei der Multiplen Sklerose auf?

1. Sehstörungen
2. Nystagmus
3. Blasenschwäche
4. Skandierende Sprache
5. Rigor (Muskelsteifheit)

☐ A) Nur die Aussagen 1, 2, 3 und 4 sind richtig
☐ B) Nur die Aussagen 1, 2 und 3 sind richtig
☐ C) Nur die Aussagen 1, 4 und 5 sind richtig
☐ D) Nur die Aussagen 2, 3 und 4 sind richtig
☐ E) Alle Aussagen sind richtig

229. Welche Symptome können bei einem generalisierten tonisch-klonischen Anfall beobachtet werden?

1. Initialschrei
2. Tonische Phase
3. Klonische Phase
4. Aura sehen
5. Vor dem Anfall keine Prodromalerscheinungen

☐ A) Nur die Aussagen 1, 2, 3 und 4 sind richtig
☐ B) Nur die Aussagen 1, 3 und 4 sind richtig
☐ C) Nur die Aussagen 1, 4 und 5 sind richtig
☐ D) Nur die Aussagen 2 und 3 sind richtig
☐ E) Alle Aussagen sind richtig

230. Was bezeichnet man als das Horner-Syndrom?

1. Mydriasis (Pupillenerweiterung)
2. Miosis (Pupillenverengung)
3. Ptosis (Herabsinken des Oberlides)
4. Enophthalmus
5. Exophthalmus

☐ A) Nur die Aussagen 1, 3 und 4 sind richtig
☐ B) Nur die Aussagen 1, 3 und 5 sind richtig
☐ C) Nur die Aussagen 1 und 5 sind richtig
☐ D) Nur die Aussagen 2, 3 und 4 sind richtig
☐ E) Nur die Aussagen 2 und 5 sind richtig

Antwort 228

▶ Die Lösung **A** ist richtig.

Charcot-Trias MS: Nystagmus, skandierende Sprache und Intentionstremor

Zu 1: Sehstörungen: Hirnnervenausfälle (III, IV und VI) meist Erstzeichen

Zu 2: Nystagmus: Augenzittern durch Kleinhirnausfälle (gestörte Feinmotorik)

Zu 3: Blasenschwäche: vegetative Polyneuropathie bei MS

Zu 4: Skandierende Sprache: typisch abgehackte Sprache durch Kleinhirn- und Großhirnschaden

Zu 5: Rigor: Muskelsteifheit gehört zum Parkinson aufgrund von Dopaminmangel

Merke: Bei der MS sind spastische Lähmungen (1. Neuron defekt) und auch schlaffe Lähmungen (2. Neuron defekt) möglich!

Antwort 229

▶ Die Lösung **A** ist richtig.

Generalisierter tonisch-klonischer Anfall = klassischer Grand-mal-Anfall: Beginn meist mit einem Initialschrei, Patient stürzt zu Boden; tonische Phase: Muskelstarre mit Atemstillstand, Zyanose und evtl. Entleerung von Darm und Blase, Bewußtseinsverlust; klonische Phase: rhythmische Muskelzuckungen, Schaum vor dem Mund; allmähliches Nachlassen der Zuckungen und Übergang in einen stundenlangen komaähnlichen Schlaf

Zu 4: Einige Patienten erleben kurz vor dem Anfall visuelle und akustische Wahrnehmungen

Zu 5: Prodromalerscheinungen sind typisch: Unruhe, Kopfschmerzen, Übelkeit, depressiv und/oder reizbar, Muskelzukkungen, Parästhesien, Geruchs- und Geschmacksirritationen, halluzinatorische Wahrnehmungen

Antwort 230

▶ Die Lösung **D** ist richtig.

Horner Symptomenkomplex: Miosis, Ptosis und scheinbarer Enophthalmus (Zurücksinken des Augapfels in die Augenhöhle), verursacht durch Schädigungen von Sympathikusnerven

Zu 5: Exophthalmus: Charakteristisch bei der Basedow-Krankheit

231. Wie sind die Symptome von Morbus Parkinson?

1. Gebeugter Gang
2. Die Arme bewegen sich nicht physiologisch mit der Gehbewegung
3. Zittern in Ruhe
4. Schrift des Erkrankten wird immer kleiner
5. Schrift des Erkrankten ist sehr zittrig

☐ A) Nur die Aussagen 1, 3 und 5 sind richtig
☐ B) Nur die Aussagen 1, 2, 3 und 4 sind richtig
☐ C) Nur die Aussagen 1, 2 und 3 sind richtig
☐ D) Nur die Aussagen 2, 3 und 5 sind richtig
☐ E) Alle Aussagen sind richtig

232. Mögliche Symptome von Multipler Sklerose?

1. Doppelbilder sehen
2. Spastische Lähmungen
3. Begleitdepression
4. Fehlender oder abgeschwächter Bauchdeckenreflex
5. Pathologischer Reflex möglich

☐ A) Nur die Aussagen 1, 3 und 5 sind richtig
☐ B) Nur die Aussagen 1, 2, 3 und 4 sind richtig
☐ C) Nur die Aussagen 1, 2 und 4 sind richtig
☐ D) Nur die Aussagen 2, 3 und 4 sind richtig
☐ E) Alle Aussagen sind richtig

Antwort 231

▶ Die Lösung **B** ist richtig.

Morbus Parkinson: Degeneration dopaminerger Neurone in der Substantia nigra im Mittelhirn (extrapyramidales Syndrom): Klassisches Symptomentrias: 1. Rigor (Muskelsteifheit): Hypertonie der Muskeln, besonders ausgeprägt im Bereich des Nakkens, bei passiver Bewegung einer Extremität kommt es zu einem ruckartigen Nachlassen (sog. *Zahnradphänomen*), 2. Akinese (Bewegungsstarre): Mangelnde oder fehlende Mimik (*Maskengesicht*), leise und monotone Sprache, Patient bewegt sich wenig, kleinschrittiger und schlurfender Gang, Fehlen der physiologischen Mitbewegung der Arme, kleiner werdende Schrift (Mikrographie), 3. Ruhetremor: Feinschlägiges Zittern von Händen, Beinen und evtl. auch Kopf, verschwindet bei Bewegung und im Schlaf

Weitere Symptome: Gebeugte Körperhaltung, Salbengesicht (durch starke Talgdrüsensekretion), vermehrter Speichelfluß, Blasenstörungen und Obstipation, Depressionen und Persönlichkeitsveränderungen

Zu 5: Die Schrift des Erkrankten ist nicht zittrig (Tremor hört bei Bewegung auf), sie wird zunehmend kleiner

Antwort 232

▶ Die Lösung **E** ist richtig.

Multiple Sklerose ist eine chronische entzündliche Erkrankung der myelinen Markscheiden. Die Folge davon ist eine Entmarkung der weißen Substanz mit Verhärtung. Ursache unbekannt, möglicherweise Autoimmunerkrankung, Virusinfektion, allergische Prozesse.

Klassische Trias (Charcot-Trias): 1. Nystagmus (unwillkürliches Augenzittern), 2. Skandierende Sprache (schleppend, abgehackt), 3. Intentionstremor (bei Zielbewegung: Zittern unmittelbar vor dem Ziel)

Die Symptomatik kann sehr komplex sein (alle zerebralen und spinalen Symptome sind möglich) und verläuft meist in Schüben: Anfangs häufig Sehstörungen (Doppelbilder sehen, Nystagmus), Sensibilitätsstörungen, spastische und schlaffe Lähmungen, Pyramidenbahnzeichen (Babinski-, Gordon- und Oppenheim-Zeichen), fehlender oder seitendifferenter Bauchdekkenreflex, Ataxie = Störung der Koordination von Bewegungsabläufen (Intentionstremor, skandierende Sprache u. a.), vegetative Störungen (z. B. Blasen- und Mastdarmstörungen), psychische Symptomatik (Depressionen, Euphorie)

233. Welche Symptome können Sie bei der Alzheimer-Krankheit beobachten?

1. Verlust der Orientierung
2. Verlust der äußeren Persönlichkeitsmaske
3. Gestörte Merkfähigkeit
4. Unfähigkeit sinnvolle Handlungen auszuführen
5. Menière-Syndrom

☐ A) Nur die Aussagen 1, 2, 3 und 4 sind richtig
☐ B) Nur die Aussagen 1, 2 und 3 sind richtig
☐ C) Nur die Aussagen 2, 3 und 4 sind richtig
☐ D) Nur die Aussagen 2, 3 und 5 sind richtig
☐ E) Alle Aussagen sind richtig

234. Welche Maßnahmen der Ersten Hilfe ergreifen Sie bei einem Epilepsie-Anfall?

1. Stabile Seitenlage
2. Schocklage
3. Flüssigkeitsgabe
4. Patient in eine schützende Lage bringen

☐ A) Nur die Aussage 1 ist richtig
☐ B) Nur die Aussagen 1 und 4 sind richtig
☐ C) Nur die Aussagen 2 und 4 sind richtig
☐ D) Nur die Aussage 4 ist richtig
☐ E) Nur die Aussagen 2 und 4 sind richtig

235. Wie erwarten sie die Muskeleigenreflexe bei einer spastischen Lähmung?

☐ A) Die Muskeleigenreflexe sind normal
☐ B) Die Muskeleigenreflexe sind herabgesetzt
☐ C) Die Muskeleigenreflexe sind gesteigert
☐ D) Die Muskeleigenreflexe fehlen

Antwort 233

▶ Die Lösung **A** ist richtig.

Die *Alzheimer-Krankheit* gehört zur senilen Demenz: Organisch bedingter fortschreitender Verlust der geistigen Fähigkeiten und damit der Persönlichkeitsstruktur. Es kommt vermehrt zu krankhaften Ablagerungen im Gehirn und daraufhin zum Untergang von Nervenzellen.

Typische Symptome: Persönlichkeitsverfall, Konzentrations- und Orientierungsstörungen, Zerstreutheit und Vergeßlichkeit, Apathie, Ängstlichkeit, Aggressivität, Stimmungslabilität, Sprach- und Lesestörungen, u. a.

Zu 5: Morbus Menière (1. Anfallsartiger Drehschwindel 2. Einseitige Ohrgeräusche 3. Einseitige Schwerhörigkeit) ist eine eigenständige Erkrankung und hat nichts mit der Alzheimer-Erkrankung zu tun.

Antwort 234

▶ Die Lösung **D** ist richtig.

Ein Epilepsie-Anfall verläuft für Außenstehende plötzlich und mit heftigen tonischen (krampfenden) und klonischen (schüttelnden) Phasen. Es ist kaum möglich andere Hilfsmaßnahmen zu ergreifen, außer den Patienten bei einem Anfall so zu schützen, daß er nicht an harten Gegenständen oder unebenen (z. B. auf der Treppe) Böden zu Schaden kommt. Patient niemals während eines Anfalls festhalten oder (wie frühere Theorien besagen) ein Beißholz zwischen die Zähne stecken, das verursacht nur zusätzliche Verletzungen.

Antwort 235

▶ Die Lösung **C** ist richtig.

Schädigung des ersten motorischen Neurons = zentrale, sog. spastische Lähmung: starker Muskeltonus, keine Muskelatrophie, gesteigerte Muskeleigenreflexe, Pyramidenbahnzeichen (Babinski-, Gordon- und Oppenheim-Zeichen)

Schädigung des zweiten motorischen Neurons = periphere, sog. *schlaffe Lähmung:* schwacher Muskeltonus mit Muskelatrophie, fehlende oder abgeschwächte Muskeleigenreflexe, kein Pyramidenbahnzeichen

236. Welche Symptome zählen zu den meningitischen Zeichen?

1. Nackensteifigkeit
2. Stärkste Kopfschmerzen
3. Lasegue-Zeichen positiv
4. Lichtscheu
5. Aszites

☐ A) Nur die Aussagen 1, 2, 3 und 4 sind richtig
☐ B) Nur die Aussagen 1, 2 und 3 sind richtig
☐ C) Nur die Aussagen 1 und 2 sind richtig
☐ D) Nur die Aussagen 1, 3 und 4 sind richtig
☐ E) Alle Aussagen sind richtig

237. Welche Symptome können bei einer Hirndrucksteigerung auftreten?

1. Kopfschmerzen
2. Psychische Veränderungen
3. Stauungspapille
4. Weite Papillen
5. Nüchternerbrechen

☐ A) Nur die Aussagen 1, 2, 3 und 4 sind richtig
☐ B) Nur die Aussagen 1, 2 und 3 sind richtig
☐ C) Nur die Aussagen 1 und 2 sind richtig
☐ D) Nur die Aussagen 1 und 5 sind richtig
☐ E) Alle Aussagen sind richtig

Antwort 236

▶ Die Lösung **A** ist richtig.

Meningeales Syndrom = Symptome, die durch eine Erkrankung der Meningen ausgelöst werden (z. B. Meningitis, Subarachnoidalblutung, auch intrakraniale Druckerhöhungen): Starke Kopfschmerzen, Lichtempfindlichkeit, Nackensteifigkeit, Opisthotonus (krampfartige Überstreckung von Kopf und Rücken), Brudzinski-Zeichen (reflektorische Beugung der Beine bei passivem Vorbeugen des Kopfes), Kernig-Zeichen (passive Streckung der gebeugten Knie bei ebenfalls gebeugten Hüftgelenken gelingt nicht), Lasegue-Zeichen (nur beidseitig!), Kahnbauch (aktive Einziehung der Bauchmuskulatur), Kniekußphänomen (Unmöglichkeit bei angewinkelten Beinen die Knie mit dem Mund zu berühren), Dreifußzeichen (freies Sitzen ohne das Aufstützen mindestens eines Armes ist nicht möglich), Jagdhundstellung (Streckstellung des Nackens und Rückens bei angezogenen Beinen)

Zu 5: Aszites z. B. bei Pfortaderhochdruck

Antwort 237

▶ Die Lösung **E** ist richtig.

Hirndrucksteigerung = erhöhter intrakranieller Druck, z. B. bei Tumoren, Entzündungen (Meningitis, Enzephalitis), Traumen (epidurales und subdurales Hämatom), Subarachnoidalblutungen, intrazerebrale Blutungen (Apoplexie), Hydrozephalus, Hirnödem, Hirnabszeß.

Symptomatik: Kopfschmerzen, Hirnnervenstörungen (v.a. III.+IV.+VI. = Sehstörungen), Nüchternerbrechen, Stauungspapille, Bewußtseinsstörungen, Hemiparesen, motorische und sensible Ausfälle, meningeales Syndrom, Atemstörungen, Bradykardie, psychische Störungen, u. a.

Zu 3: Stauungspapille = Veränderung der Sehnervenpapille (blinder Fleck = Austrittsstelle der Sehnervenfasern) mit Schwellung und Vergrößerung infolge eines erhöhten intrakraniellen Drucks in den Sehnervenscheiden

238. Bei einem Grand mal-Anfall bei der Epilepsie gilt folgendes:

1. Erleben einer Aura als Vorbote
2. Vor dem Anfall besteht beim Patienten eine große Konzentrationsfähigkeit
3. Während des Anfalls kann der Patient ansprechbar sein
4. Nachher können sich die Patienten an nichts mehr erinnern
5. Vor dem eigentlichen Anfall stürzt der Patient mit einem Schrei zu Boden

☐ A) Nur die Aussagen 1, 2 und 3 sind richtig
☐ B) Nur die Aussagen 1, 3 und 4 sind richtig
☐ C) Nur die Aussagen 1, 4 und 5 sind richtig
☐ D) Nur die Aussagen 3, 4 und 5 sind richtig
☐ E) Alle Aussagen sind richtig

Antwort 238 C s. Ergänzung

▶ Die Lösung B ist richtig.

Symptomatik Grand mal-Anfall: Prodromalerscheinungen kurz vor dem Anfall sind typisch (Unruhe, Kopfschmerzen, Übelkeit, depressiv, reizbar, visuelle und akustische Wahrnehmungen); Beginn meist mit einem Initialschrei, Patient stürzt zu Boden; tonische Phase: Muskelstarre mit Atemstillstand, Zyanose und evtl. Entleerung von Darm und Blase, Bewußtseinsverlust; klonische Phase: rhythmische Muskelzuckungen, Schaum vor dem Mund; allmähliches Nachlassen der Zuckungen und Übergang in einen stundenlangen komaähnlichen Schlaf

Zu 2: Die Erscheinungen vor einem Anfall gehen eher mit einer *Konzentrationsunfähigkeit* einher.

Zu 3: Beim Grand mal-Anfall ist der Patient *nicht ansprechbar*. Bei anderen Anfallsformen könnte das möglich sein.

9. Endokrinologie

9.1 Anatomie und Physiologie

239. Wo werden welche Hormone produziert? Kreuzen Sie an welche Aussage(n) nicht stimmen

1. Parathormon wird in der Schilddrüse produziert
2. ADH wird im Hypophysenhinterlappen produziert
3. Aldosteron wird im Nebennierenmark produziert
4. MSH wird im Hypophysenvorderlappen produziert
5. Kortison wird in der Nebennierenrinde produziert

- ☐ A) Nur die Aussagen 1, 2, 3 und 4 sind richtig
- ☐ B) Nur die Aussagen 1, 2 und 3 sind richtig
- ☐ C) Nur die Aussagen 1 und 3 sind richtig
- ☐ D) Nur die Aussagen 4 und 5 sind richtig
- ☐ E) Nur die Aussage 3 ist richtig

240. Welche Funktion hat die Nebenschilddrüse?

- ☐ A) Erhöhung des Natriumspiegels im Blut
- ☐ B) Erhöhung des Calciumspiegels im Blut
- ☐ C) Erhöhung des Kaliumspiegels im Blut
- ☐ D) Erniedrigung des Calciumspiegels
- ☐ E) Erhöhung des Blutzuckerspiegels

241. Welche Aussagen zum Insulin sind richtig?

1. Insulin steigert den Blutzucker
2. Insulin wird in dem exokrinen Apparat der Bauchspeicheldrüse produziert
3. Insulin bewirkt eine Förderung des Transports von Glukose in die Muskelzellen
4. Insulin wird beim Ungeborenen in der Leber hergestellt
5. Insulin führt zum Aufbau von Glykogen in den Leberzellen

- ☐ A) Nur die Aussagen 1, 2 und 4 sind richtig
- ☐ B) Nur die Aussagen 1 und 5 sind richtig
- ☐ C) Nur die Aussagen 2, 3 und 5 sind richtig
- ☐ D) Nur die Aussagen 3 und 5 sind richtig
- ☐ E) Nur die Aussagen 1, 3 und 4 sind richtig

Antwort 239

▶ Die Lösung **D** ist richtig.

Tja, auch die Hormone müssen auswendig gewußt werden, aber so wild ist das nicht.

Vorsicht: Immer wieder bei jeder Frage bewußt durchgehen, ob eine positive oder negative Antwort erfragt wird.

Zu 1: Parathormon wird in der Nebenschilddrüse produziert und erhöht den Blutkalziumspiegel

Zu 2: ADH wird im Hypothalamus produziert und über Nervenbahnen an den HHL abgegeben und gespeichert

Zu 3: Aldosteron wird in der äußeren Schicht der Nebennierenrinde (Zona Glomerulosa) produziert und führt zu einer Na^+-Rückresorption im distalen Nierentubulus

Antwort 240

▶ Die Lösung **B** ist richtig.

Parathormon wird in der Nebenschilddrüse produziert und erhöht den Blutkalziumspiegel durch: 1. Steigerung des Knochenabbaus, 2. Erhöhung der Calciumrückresorption in der Niere, 3. Erhöhung der Calciumrückresorption aus dem Darm

Zu A: Erhöhung des Natriumspiegels im Blut durch Ausschüttung von Aldosteron

Zu C: Erniedrigung des Calciumspiegels durch Calcitonin (wird in den C-Zellen der Schilddrüse produziert)

Zu E: Erhöhung des Blutzuckerspiegels durch Adrenalin, Kortison, Schilddrüsenhormone (T_3)

Antwort 241

▶ Die Lösung **D** ist richtig.

Insulin wird in den B-Zellen der Langerhans-Zellen der Bauchspeicheldrüse produziert, es bewirkt eine Förderung des Transports von Glukose in die Muskel- und Fettzellen, es hat eine blutzuckersenkende Funktion.

Hormonelle Gegenspieler (blutzuckersteigernd) sind Glukagon, Kortison, Adrenalin und STH.

Zu 1: Insulin senkt den Blutzucker

Zu 2: Insulin wird im endokrinen Teil der Bauchspeicheldrüse produziert, der exokrine Teil produziert alle Enzyme zur Nahrungsspaltung

Zu 4: Insulin wird beim Ungeborenen in der Leber hergestellt: Blödsinn, die Leber des Ungeborenen übernimmt die Erythropoese.

Zu 5: Insulin führt zum Aufbau von Glykogen in den Leberzellen: Das ist richtig, dadurch wird der Blutzucker gesenkt. Glukagon bewirkt den Abbau von Glykogen zu Glukose.

9.1 Anatomie und Physiologie

242. Welche Hormone sind an der Regulation des Wasserhaushalts beteiligt?

1. Antidiuretisches Hormon
2. Erythropoetin
3. Kortison
4. Adrenalin
5. Aldosteron

☐ A) Nur die Aussagen 1 und 3 sind richtig
☐ B) Nur die Aussagen 1 und 5 sind richtig
☐ C) Nur die Aussagen 2 und 4 sind richtig
☐ D) Nur die Aussagen 2, 3 und 4 sind richtig
☐ E) Nur die Aussagen 3 und 5 sind richtig

243. Welches Hormon wird in der Nebennierenrinde gebildet?

1. Kortison
2. Adrenalin
3. Aldosteron
4. TSH (thyreoidiastimulierendes Hormon)
5. Androgene

☐ A) Nur die Aussagen 1, 2, 3 und 5 sind richtig
☐ B) Nur die Aussagen 1, 3 und 5 sind richtig
☐ C) Nur die Aussagen 1, 2 und 4 sind richtig
☐ D) Nur die Aussagen 2, 3 und 4 sind richtig
☐ E) Nur die Aussagen 3 und 5 sind richtig

Antwort 242

▶ Die Lösung **B** ist richtig.

Zu 1: *Antidiuretisches Hormon* = ADH, Vasopressin; im Hypothalamus produziert und im Hypophysenhinterlappen gespeichert; führt bei Ausschüttung zur vermehrten Wasser-Rückresorption v.a. an den Sammelrohren der Niere

Zu 2: *Erythropoetin*; zu 90% in der Niere produziert; führt zur Stimulierung der Bildung der roten Blutkörperchen im Knochenmark

Zu 3: *Kortison*; im mittleren Rindenabschnitt (Zona Fasciculata) der Nebennierenrinde produziert; hat verschiedenste metabolische Wirkungen (Blutzuckeranstieg, antientzündliche Eigenschaft)

Zu 4: *Adrenalin*; im Nebennierenmark hergestellt; Neurotransmitter, Erregung der Rezeptoren des Sympathikus

Zu 5: *Aldosteron*; im äußeren Rindenabschnitt (Zona Glomerulosa) der NNR produziert; führt zur vermehrten Na^+-Rückresorption mit gleichzeitiger Kaliumausscheidung im Tubulusapparat der Niere (Na^+ ziehen zwangsläufig Wasser mit sich)

Antwort 243

▶ Die Lösung **B** ist richtig.

Die Nebennierenrinde besteht aus drei Schichten mit unterschiedlicher Hormonproduktion.

1. Äußere Schicht (Zona Glomerulosa): Produktion von Mineralokortikoide (Aldosteron), Wirkung: Regulierung des Wasser- und Elektrolythaushaltes durch Aktivierung einer Ionenpumpe in der Niere (Na-Ionen werden aus dem Primärharn vermehrt rückresorbiert und K-Ionen vermehrt ausgeschieden);
2. Mittlere Schicht (Zona Fasciculata): Produktion von Glukokortikoiden (Kortisol, Kortison), Wirkung: Anstieg des Blutzuckerspiegels, antientzündlicher, antiallergischer und immunsupressiver Effekt (Streßhormone);
3. Innere Schicht (Zona Reticularis): Produktion hauptsächlich von Androgenen (männliche Geschlechtshormone)

Zu 2: Adrenalin wird im Nebennierenmark produziert und hat sympathikotone Wirkung

Zu 4: TSH wird im Hypophysenvorderlappen produziert und stimuliert die Produktion der Hormone in der Schilddrüse

9.1 Anatomie und Physiologie

Gonadotrope Hormone:
Hormone, die von der Hypophyse produziert werden.
Stimulieren die Aktivitäten der Geschlechtsdrüsen und beeinflussen die Ausscheidung d. Sexualhormone
- FSH
- LH

Hypophysenhorm. FSH follikelstimulierendes Hormon Follikelreifung.
FSH bei Männern verrichtet Bildung u. Reifung der Spermien
(LH) wird von der Hirnanhangsdrüse gebildet Hypophyse und bedarfsgerecht in den Blutkreislauf abgegeben.

244. Welches Hormon wird im Hypophysenhinterlappen produziert?

1. STH (Thyreoideastimulierendes Hormon)
2. ADH (Antidiuretisches Hormon)
3. Oxytozin
4. ACTH (Adrenokortikotropes Hormon)
5. MSH (Melanozytenstimulierendes Hormon)

☐ A) Nur die Aussagen 1, 4 und 5 sind richtig
☐ B) Nur die Aussagen 2 und 3 sind richtig
☐ C) Nur die Aussage 2 ist richtig
☐ D) Alle Aussagen sind richtig
☐ E) Keine Aussage ist richtig

245. Was stimmt für das Hormon STH (Wachstumshormon)?

1. Wird im Hypophysenvorderlappen gebildet
2. Beeinflußt das Wachstum
3. Steuert die Funktion der Nebennieren
4. Kann bei einer Überproduktion das Cushing-Syndrom auslösen
5. Kann bei einer Überproduktion zu einer Hyperthyreose führen

☐ A) Nur die Aussagen 1 und 2 sind richtig
☐ B) Nur die Aussagen 1, 3 und 5 sind richtig
☐ C) Nur die Aussagen 2 und 3 sind richtig
☐ D) Nur die Aussagen 2, 3 und 4 sind richtig
☐ E) Nur die Aussagen 3 und 4 sind richtig

246. Welche Hormone werden im Inselapparat des Pankreas gebildet?

1. Glukagon
2. Glucose
3. Glykogen
4. Insulin
5. Trypsinogen

☐ A) Nur die Aussagen 1, 2 und 5 sind richtig
☐ B) Nur die Aussagen 1 und 4 sind richtig
☐ C) Nur die Aussagen 1 und 5 sind richtig
☐ D) Nur die Aussagen 3 und 4 sind richtig
☐ E) Alle Aussagen sind richtig

Antwort 244

▶ Die Lösung **E** ist richtig.

Im Hypophysen**hinterlappen** (HHL) werden *keine* Hormone produziert. Die im Hypothalamus produzierten Hormone ADH und Oxytozin werden im HHL lediglich gespeichert! Im Hypophysen**vorderlappen** werden folgende Hormone produziert: 1. Glandotrope Hormone (TSH, ACTH); 2. Gonadotrope Hormone (FSH, LH); 3. Effektorische Hormone (STH, MSH, Prolaktin)

Zu 1: STH (Somatotropes Hormon) = Wachstumshormon; erhöhte STH-Sekretion in der Pubertät führt zum Gigantismus, im Erwachsenenalter zur Akromegalie; Mangel an Wachstumshormonen äußert sich als sog. *proportionierter Kleinwuchs*

Zu 2: ADH = Adiuretin oder Vasopressin, wird im Hypothalamus produziert und im Hypophysenhinterlappen gespeichert; ADH-Mangel führt zum zentralen Diabetes insipidus.

Zu 3: Oxytozin wird im Hypothalamus produziert und im Hypophysenhinterlappen gespeichert; bewirkt die Wehenauslösung und führt zum Milcheinschuß während der Stillperiode

Zu 4: ACTH stimuliert die Ausschüttung der Glukokortikoide in der NNR

Zu 5: MSH reguliert die Melaninsynthese in den Melanozyten der Oberhaut

Antwort 245

▶ Die Lösung **A** ist richtig.

Das Wachstumshormon wird im HVL produziert und beschleunigt den Zellzyklus der Gewebe.

Zu 3: ACTH steuert die Funktion der Nebennieren

Zu 4: Cushing-Syndrom entsteht durch Hyperkortisolismus. Ursache: 1. Kortikoidtherapie von mehr als 7,5 mg täglich (ca. 80%), 2. Adrenales Cushing-Syndrom durch ein primäres NNR-Adenom, 3. Zentrales Cushing-Syndrom bei vermehrter ACTH-Abgabe durch ein Adenom im HVL, 4. Paraneoplastisches Syndrom, bedingt durch ACTH- oder kortisolbildende Tumore (z. B. Bronchialkarzinom)

Zu 5: Hyperthyreose bei Morbus Basedow, Thyreoiditis, Altershyperthyreose, Schilddrüsenautonomie, vermehrte Sekretion von TSH in der Hypophyse oder als paraneoplastisches Syndrom

Antwort 246

▶ Die Lösung **B** ist richtig.

Inselapparat des Pankreas: 1. A-Zellen- → Glukagon (erhöht den Blutzucker und bewirkt den Umbau von Glykogen zu Glukose); 2. B-Zellen- → Insulin (senkt den Blutzucker und den Aufbau von Glukose zu Glykogen; 3. C-Zellen- → Somatostatin (hemmt die gastrointestinale Funktion und die Ausschüttung von STH, TSH, ACTH, Insulin und Glukagon)

Zu 3: Glykogen ist eine Speicherform der Glukose; hauptsächlich in den Leberzellen, aber auch in den Muskelzellen oder im Tubulusapparat der Niere

247. Welche Symptome können bei einem Schilddrüsenkarzinom auftreten?

1. Strumaknoten
2. Rekurrensparese (Kehlkopflähmung)
3. Stridor
4. Schluckbeschwerden
5. Atemnot

☐ A) Nur die Aussagen 1, 2, 3 und 4 sind richtig
☐ B) Nur die Aussagen 1, 3, 4 und 5 sind richtig
☐ C) Nur die Aussagen 1, 4 und 5 sind richtig
☐ D) Nur die Aussagen 2, 3 und 4 sind richtig
☐ E) Alle Aussagen sind richtig

248. Welche Symptome können bei der Hyperthyreose auftreten?

1. Tachykardie
2. Kühle, trockene Haut
3. Haarausfall
4. Vorliebe für warme Räume
5. Innere Unruhe

☐ A) Nur die Aussagen 1, 2 und 3 sind richtig
☐ B) Nur die Aussagen 1, 3 und 5 sind richtig
☐ C) Nur die Aussagen 1, 4 und 5 sind richtig
☐ D) Nur die Aussagen 2 und 4 sind richtig
☐ E) Alle Aussagen sind richtig

Antwort 247

▶ Die Lösung **E** ist richtig.

Symptomatik *Schilddrüsenkarzinom:* Sehr häufig Strumabildung mit derber Konsistenz, nicht verschieblich.

Rekurrenslähmung (N. recurrens innerviert u. a. Kehlkopfmuskulatur und -schleimhaut) durch Kompression durch das Struma mit Ausfall sämtlicher oder einseitiger Kehlkopfmuskulatur, demzufolge Heiserkeit, starker inspiratorischer Stridor (ohne Stethoskop wahrnehmbares, pfeifendes Atemgeräusch), Schluckbeschwerden durch Gaumensegellähmung, Atemnot durch Verlegung

Antwort 248

▶ Die Lösung **B** ist richtig.

Symptome der *Hyperthyreose:* Struma (bei ca. 80% der Patienten), Tachykardie, Herzrhythmusstörungen, erhöhte Blutdruckamplitude, Gewichtsverlust trotz Appetit, Unruhe, Nervosität, Schlaflosigkeit, feinschlägiger Tremor, warme Hände, Schwitzneigung, Wärmeintoleranz, erhöhte Stuhlfrequenz, weiches und dünnes Haar, Adynamie, Muskelschwäche, negative Kalziumbilanz mit Osteopathie. Bei immunogener Hyperthyreose (M. Basedow): Exophthalmus. Bei der Altershyperthyreose: Wenige Symptome, Gewichtsverlust und Kräfteverfall stehen im Vordergrund

249. Was kann bei einem Hypoparathyreoidismus auftreten?

- ☐ A) Osteoporose
- ☐ B) Tetanie
- ☐ C) Morbus Addison
- ☐ D) Myxödem
- ☐ E) Nierensteine

250. Ein Patient kommt zu Ihnen mit einer Vergrößerung der Schilddrüse. Welche Aussage dazu ist richtig?

- ☐ A) Eine Schilddrüsenvergrößerung geht häufig mit einer hormonellen Überfunktion einher
- ☐ B) Eine Schilddrüsenvergrößerung geht häufig mit einer hormonellen Unterfunktion einher
- ☒ C) Eine Schilddrüsenvergrößerung geht häufig mit einer normalen hormonellen Funktion einher
- ☐ D) Eine Schilddrüsenvergrößerung ist häufig Ausdruck eines bösartigen Tumors
- ☐ E) Keine der Aussagen ist richtig

251. Welche Symptome sind typisch bei einer Schilddrüsenüberfunktion?

1. Gewichtsverlust
2. Myxödem
3. Erholsamer Schlaf
4. Durchfall
5. Schweißausbrüche

- ☐ A) Nur die Aussagen 1, 2, 4 und 5 sind richtig
- ☐ B) Nur die Aussagen 1, 3 und 5 sind richtig
- ☐ C) Nur die Aussagen 1, 4 und 5 sind richtig
- ☐ D) Nur die Aussagen 1 und 4 sind richtig
- ☐ E) Alle Aussagen sind richtig

Antwort 249

▶ Die Lösung **B** ist richtig.
Hypoparathyreoidismus = Unterfunktion der Nebenschilddrüse mit Parathormon-Mangel, führt zur Hypokalzämie.
Symptomatik: Tetanie mit anfallsartigen Muskelkrämpfen (Pfötchenstellung, „*Tetaniegesicht*" mit gespitzten Lippen, Stimmritzenkrampf, sog. *Geburtshelferstellung der Hand*, u. a.), Hyperreflexie, Parästhesien.
Untersuchung: Chvostek-Zeichen = Kontraktion der gleichseitigen Gesichtsmuskulatur beim Beklopfen des Nervus facialis im Bereich der Wange, Trousseau-Zeichen = Blutdruckmanschette wird am Oberarm aufgepumpt und führt im positiven Fall zur Pfötchenstellung.
Chronischer Verlauf: Candida-Mykosen der Haut, Haar- und Nagelwuchsstörungen, Katarakt (grauer Star), Konjunktivitis, psychische Veränderung (reizbar, depressiv)
Zu A: Osteoporose: Bei der chronischen Hypokalzämie kann es zu einer Osteosklerose kommen (Verdichtung und Verhärtung des Knochengewebes mit erhöhter Knochenbrüchigkeit)
Zu C: Addison-Krankheit bezeichnet die primäre Insuffizienz der Nebennierenrinde
Zu D: Myxödem bei Unterfunktion der Schilddrüse
Zu E: Nierensteinbildung möglich beim Hyperparathyreoidismus

Antwort 250

▶ Die Lösung **C** ist richtig.
90% aller Schilddrüsenerkrankungen sind euthyreote Strumen (Vergrößerung ohne hormonelle Störung), verursacht durch Jodmangel. Es gibt aber auch hypothyreote Strumen (Hypothyreose) oder hyperthyreote Strumen (Hyperthyreose).

Antwort 251

▶ Die Lösung **C** ist richtig.
Symptome der *Hyperthyreose:* Struma (bei ca. 80% der Patienten), Tachykardie, Herzrhythmusstörungen, erhöhte Blutdruckamplitude, Gewichtsverlust trotz Appetit, Unruhe, Nervosität, Schlaflosigkeit, feinschlägiger Tremor, warme Hände, Schwitzneigung, Wärmeintoleranz, erhöhte Stuhlfrequenz, weiches und dünnes Haar, Adynamie, Muskelschwäche, negative Kalziumbilanz mit Osteopathie. Bei immunogener Hyperthyreose (M. Basedow): Exophthalmus. Bei der Altershyperthyreose: Wenige Symptome, Gewichtsverlust und Kräfteverfall steht im Vordergrund
Zu 2: *Myxödem* ist ein typisches Symptom der Hypothyreose, allerdings kann bei einigen wenigen Patienten (in ca. 5% d. F.) ein *prätibiales Myxödem* in Erscheinung treten

252. Ein Patient leidet unter anfallsweise auftretendem Bluthochdruck, Schwitzen, Aufregung und Tachykardie. Wie ist Ihre Verdachtsdiagnose?

☐ A) Eine Unterfunktion der Nebennierenrinde
☐ B) Eine Überfunktion des Nebennierenmarks
☐ C) Hypothyreose
☐ D) Morbus Cushing
☐ E) Hyperthyreose

253. Was kann bei einer Schilddrüsenpalpation festgestellt werden?

☐ A) Heißer Knoten
☐ B) Kalter Knoten
☐ C) Struma
☐ D) Schilddrüsen-CA
☐ E) Hyperthyreose

Antwort 252

▶ Die Lösung **B** ist richtig.

Hier läßt das Wort „anfallsweise" zuerst an eine Überfunktion des Nebennierenmarks denken. Eine Hypertonie findet sich auch noch beim M. Cushing und der Hyperthryeose.

Zu A: Unterfunktion der Nebennierenrinde = Morbus Addison: Hypotonie, Gewichtsverlust, Adynamie, Übelkeit, Erbrechen, Verstopfung und Durchfall, evtl. braune Hautfarbe bei primärer NNR-Insuffizienz (sog. *brauner Addison*), Addison-Krise

Zu B: Überfunktion des Nebennierenmarks = Phäochromozytom: Adrenalin produzierender einseitiger Tumor des Nebennierenmarks; Leitsymptom: starke, oft anfallsartige Hypertonie (Kopfschmerzen, Schwitzen, Herzklopfen, Tremor), Gewichtsabnahme, Blässe, Hyperglykämie mit Glukosurie

Zu C: Hypothyreose: Gewichtszunahme, Myxödem, Hypotonie, Bradykardie, Apathie, Hyporeflexie, mimische Starre, Kälteempfindlichkeit, Obstipation, dickes und brüchiges Haar, tiefe und rauhe Stimme; antriebslos und depressiv, organische Psychose

Zu D: Morbus Cushing = Hyperkortisolismus: Gewichtszunahme mit Fettverteilungsstörungen (Vollmondgesicht, Stiernacken, Fettsucht am Körperstamm mit relativ schlanken Extremitäten), Hauterscheinungen (blaurote Striae, Akne, Furunkulose, schlecht heilende Wunden), Hypertonie, Adynamie, Osteoporose (Knochenschmerzen mit erhöhter Frakturneigung), diabetische Stoffwechsellage, Blutbildveränderungen, Libido- und Potenzverlust, psychische Veränderungen

Zu E: Hyperthyreose: Struma, Tachykardie, Herzrhythmusstörungen, erhöhte Blutdruckamplitude, Gewichtsverlust, Nervosität, Schlaflosigkeit, feinschlägiger Tremor, Schwitzneigung, Wärmeintoleranz, erhöhte Stuhlfrequenz, weiches und dünnes Haar, Adynamie, Osteopathie, Exophthalmus (bei Morbus Basedow)

Antwort 253

▶ Die Lösung **C** ist richtig.

Schilddrüsenpalpation von vorn mit den Fingerkuppen als schluckverschiebliche, weiche Masse oder zur besseren Beurteilung von dorsal mit am hinteren Hals zur Stütze aufgelegten Daumen und am seitlichen Hals angelegten Handflächen; Patient soll während der Palpation schlucken. Einteilung der Strumastadien: I. Tastbarer Knoten und nur bei überstrecktem Hals sichtbar; II. Struma immer sichtbar; III. Sehr große Struma mit lokalen Stauungs- und Kompressionszeichen.

Eine druckschmerzhafte, knotige Struma weist auf eine Thyreoiditis hin.

Zu A+B: Heiße und kalte Knoten sind nur durch das Schilddrüsenszintigramm feststellbar

Zu D: Diagnose durch Sonografie, Szintigrafie (kalter Knoten) und Biopsie

Zu E: Diagnose durch die Symptomatik plus Labor (TSH $\uparrow$, $T_4 \downarrow$)

254. Welche Symptome treten bei einer Nebenschilddrüsenüberfunktion auf?

1. Krämpfe
2. Katarakt (grauer Star)
3. Kribbeln um den Mund
4. Nierensteine
5. Störungen an Haut und Haaren

- ☐ A) Nur die Aussagen 1, 2, 3 und 5 sind richtig
- ☐ B) Nur die Aussagen 1, 2 und 4 sind richtig
- ☐ C) Nur die Aussagen 1 und 4 sind richtig
- ☐ D) Nur die Aussagen 3, 4 und 5 sind richtig
- ☐ E) Nur die Aussage 4 ist richtig

255. Typische Symptome eines Cushing-Syndroms?

1. Fettansammlungen an Oberschenkeln und Oberarmen
2. Psychische Veränderungen
3. Osteoporose
4. Diabetische Stoffwechsellage
5. Hypotonie

- ☐ A) Nur die Aussagen 1, 2, 3 und 4 sind richtig
- ☐ B) Nur die Aussagen 2, 3 und 4 sind richtig
- ☐ C) Nur die Aussagen 2, 3 und 5 sind richtig
- ☐ D) Nur die Aussagen 3 und 5 sind richtig
- ☐ E) Alle Aussagen sind richtig

Antwort 254
▶ Die Lösung **E** ist richtig.
Merksatz bei Hyperparathyreoidismus: *Stein, -Bein, und -Magenpein.*
Ursache ist meist ein Adenom mit endokriner Produktion von Parathormon
Symptomatik: 1. Nierenbeteiligung (Nierensteine, Polyurie, Verkalkung des Nierenparenchyms)
2. Knochenbeteiligung (Abnahme von Knochengewebe = Osteopenie, Glieder- und Rückenschmerzen, Spontanfraktur),
3. Magen-Darm-Beteiligung (Appetitlosigkeit, Übelkeit, Obstipation, Meteorismus, Gewichtsabnahme, Geschwürsbildung, Pankreatitis, Gallensteinleiden). Im weiteren Verlauf kommt es zu neuromuskulären Symptomen (Muskelschwäche, Leistungsminderung, Depression, Herzrhythmusstörungen).
Komplikation: Hyperkalzämische Krise mit Polyurie und Polydipsie (starker Durst), Erbrechen, Exsikkose-Zeichen, psychotische Erscheinungen, Koma
Zu 1+2+3+5: Mögliche Symptome bei einer Nebenschilddrüsenunterfunktion

Antwort 255
▶ Die Lösung **B** ist richtig.
Ursache Cushing-Syndrom: 1. Medikamentöse Langzeittherapie mit Kortison (am häufigsten); 2. Zentrales Cushing-Syndrom (vermehrte ACTH-Sekretion durch HVL-Adenome); 3. Adrenales Cushing-Syndrom (NNR-Adenome)
Symptomatik: Gewichtszunahme mit Fettverteilungsstörungen (Vollmondgesicht, Stiernacken, Fettsucht am Körperstamm mit relativ schlanken Extremitäten), Hauterscheinungen (blaurote Striae = Bindegewebsstreifen, Akne, Furunkulose, schlecht heilende Wunden), Hypertonie, Adynamie, Osteoporose (Knochenschmerzen mit erhöhter Frakturneigung), diabetische Stoffwechsellage, Blutbildveränderungen, Libido- und Potenzverlust, psychische Veränderungen

256. Welche Aussage stimmt nicht?

- ☐ A) Leitsymptom des Conn-Syndroms ist die Hypertonie
- ☐ B) Die Körpertemperatur ist im Koma Basedow sehr stark erhöht
- ☐ C) Bei einem positiven Trousseau-Phänomen kommt es zu einer Pfötchenstellung der Hand
- ☐ D) Bei einem positiven Chvostek-Zeichen kommt es beim Beklopfen des Trigeminus an der Wange zu Zuckungen im Bereich der Wange
- ☐ E) Ein Hypoparathyreoidismus kann postoperativ auftreten

Antwort 256

▶ Die Lösung **D** ist richtig.

Chvostek-Zeichen: Beim Beklopfen des Facialis (Gesichtsnerv) an der Wange kommt es im positiven Fall zu Zuckungen im Bereich der Wange

Zu A: Conn-Syndrom = primärer Hyperaldosteronismus (durch ein Adenom in der NNR); führt zu einer Hypernatriämie und Hypokaliämie mit den entsprechenden Symptomen: Hypertonie, Muskelschwäche, Paresen, Herzrhythmusstörungen, Verstopfung

Zu B: Koma Basedow = thyreotoxische Krise: Herzrhythmusstörungen, Fieber, Tremor, Adynamie, Erbrechen, Durchfall, Exsikkose, Verwirrtheit, Koma

Zu C: Trousseau-Zeichen = Blutdruckmanschette wird am Oberarm aufgepumpt und führt im positiven Fall zur Pfötchenstellung (z. B. bei der hypokalzämischen Tetanie)

Zu D: Chvostek-Zeichen positiv: z. B. bei der hypokalzämischen Tetanie

Zu E: Ursache einer Unterfunktion der Nebenschilddrüsen am häufigsten postoperativ nach Halsoperationen (z. B. Entfernung der Schilddrüse)

10. Sinnesorgane

10.1 Anatomie und Physiologie

257. Zur thermoregulativen Schweißproduktion beim ruhenden Menschen trifft zu:

1. Geschieht durch sympathischen Einfluß
2. Kann über 0,5 l pro Stunde betragen
3. Um eine abkühlende Wirkung zu erzielen, muß der Schweiß verdunsten
4. Eine Verdunstung findet erst statt, wenn die Lufttemperatur über der Hauttemperatur liegt

☐ A) Nur die Aussagen 1, 2 und 3 sind richtig
☐ B) Nur die Aussagen 1 und 3 sind richtig
☐ C) Nur die Aussagen 2 und 4 sind richtig
☐ D) Nur die Aussage 3 ist richtig
☐ E) Alle Aussagen sind richtig

258. Was trifft für das Ohrenschmalz zu?

1. Ohrenschmalz kann Schalleitungsstörungen hervorrufen
2. Ohrenschmalz kann zu Schallempfindungsstörungen führen
3. Ohrenschmalz wird im Innenohr produziert
4. Ohrenschmalz wird im Außenohr produziert
5. Ohrenschmalz ist nicht pathologisch

☐ A) Nur die Aussagen 1, 2 und 4 sind richtig
☐ B) Nur die Aussagen 1, 3 und 5 sind richtig
☐ C) Nur die Aussagen 1, 4 und 5 sind richtig
☐ D) Nur die Aussagen 2 und 4 sind richtig
☐ E) Nur die Aussagen 2 und 5 sind richtig

Antwort 257

▶ Die Lösung **B** ist richtig.

Schweiß = flüssige Absonderung der Schweißdrüsen der Haut, vom Sympathikus gesteuert, dient der Wärmeregulation und ist abhängig von der Nahrungs- und Flüssigkeitsaufnahme, Belastung und Psyche (Angstschweiß). Das Schweißzentrum liegt in der Medulla Oblongata.

Zu 2: Schweißproduktion pro Tag ca. 0,5 Liter, bei starker Hitze und enormer Anstrengung auch einige Liter. Aber eine Abgabe von 0,5 Liter pro Stunde käme einem hypovolämischen Schock durch Exsikkose gleich.

Zu 3: Durch die Verdunstung des Schweißes an der Hautoberfläche hat der Körper die Möglichkeit den Körper bei starker Hitze abzukühlen, um so seine Idealtemperatur zu halten.

Zu 4: Eine Verdunstung findet erst statt, wenn die Lufttemperatur über der Hauttemperatur liegt: Das wäre ja fatal und würde bedeuten, daß wir erst ab 37–38°C schwitzen und der Schweiß verdunsten könnte.

Antwort 258

▶ Die Lösung **C** ist richtig.

Ohrenschmalz (Zerumen) ist ein gelb-bräunliches Sekret der Talgdrüsen des äußeren Gehörganges. Es hat die Aufgabe, Schmutzpartikel und abgestoßene Epithelzellen und Haare aufzufangen und nach außen zu transportieren. Cerumen obturans = Ohrschmalzpfropf, kann den Gehörgang völlig verlegen und zu Schwerhörigkeit mit dumpfen Gefühl im Ohr führen (Schallleitungsstörung).

10.1 Anatomie und Physiologie

259. Welche Hautschichten besitzen keine Gefäße?

1. Oberhaut
2. Unterhaut
3. Lederhaut
4. Hornschicht
5. Basalschicht

□ A) Nur die Aussagen 1, 2 und 4 sind richtig
□ B) Nur die Aussagen 1, 3 und 5 sind richtig
□ C) Nur die Aussagen 1, 4 und 5 sind richtig
□ D) Nur die Aussagen 3 und 4 sind richtig
□ E) Nur die Aussagen 3, 4 und 5 sind richtig

260. Wieviel Liter Schweiß verliert ein Mensch normalerweise pro Tag?

□ A) 0,25 Liter
□ B) 0,5 Liter
□ C) 1 Liter
□ D) 1,5 Liter
□ E) 2 Liter

261. In welcher Hautschicht befinden sich die meisten Fettzellen?

□ A) Basalschicht
□ B) Lederhaut
□ C) Oberhaut
□ D) Subkutis
□ E) Hornschicht

262. Welche Aussage stimmt in Bezug auf das Mittelohr?

1. Hier befinden sich die Gehörknöchelchen
2. Das Mittelohr hat Zugang zu den pneumatischen Zellen des Warzenfortsatzes
3. Die Eustachische Röhre verbindet das Mittelohr mit der Nasenhöhle
4. Das Mittelohr hat im wesentlichen die Aufgabe den Schall weiterzuleiten
5. Es enthält das eigentliche Hörorgan

□ A) Nur die Aussagen 1, 2 und 3 sind richtig
□ B) Nur die Aussagen 1, 2 und 4 sind richtig
□ C) Nur die Aussagen 1, 3 und 5 sind richtig
□ D) Nur die Aussagen 1, 4 und 5 sind richtig
□ E) Nur die Aussagen 3, 4 und 5 sind richtig

Antwort 259

▶ Die Lösung **C** ist richtig.

Die Haut besteht aus Oberhaut (Epidermis) und Lederhaut (Korium). Darunter folgt das Unterhautfettgewebe (Subkutis). Die Oberhaut besitzt keine Gefäße und wird durch Diffusion ernährt. In ihr werden noch folgende Schichten unterteilt (von innen nach außen): Basalschicht, Stachelzellschicht, Körnerzellschicht und die Hornschicht.

Antwort 260

▶ Die Lösung **B** ist richtig.

Unter Normalbedingungen gibt der Körper, ohne daß wir es merken, etwa 0,5 Liter Wasser pro Tag ab. Im Extremfall (z. B. bei Fieberkranken) können bis zu 5 Liter pro Tag ausgeschwitzt werden.

Antwort 261

▶ Die Lösung **D** ist richtig.

Subkutis = Unterhautfettgewebe. Sie ist die Verschiebeschicht zu den darunterliegenden Geweben (Muskel, Knochen) und dient neben dem Fettspeicher auch als Stoßpuffer und Kälteschutz.

Antwort 261

▶ Die Lösung **B** ist richtig.

Ohr → Äußeres Ohr (Schalleitung), Mittelohr (Schalleitung), Innenohr (Empfindung von Schall und Gleichgewicht)

Das Mittelohr ist ein kleiner luftgefüllter Hohlraum (Paukenhöhle) im Felsenbein (Teil des Schläfenbeins). Dort befinden sich die kleinen Gehörknöchelchen (Hammer, Amboß und Steigbügel), die den Schall vom Trommelfell zum ovalen Fenster leiten und verstärken. Nach hinten besteht eine Verbindung zu den pneumatischen Zellen (Hohlräumen) des Warzenfortsatzes. Die Paukenhöhle hat außerdem eine Verbindung zum oberen Rachenraum (Nasenrachenraum) durch die Ohrtrompete (Eustachische Röhre = Druckausgleichsröhre).

Zu 3: Die Eustachische Röhre verbindet das Mittelohr mit dem Nasenrachenraum, und nicht der Nasenhöhle.

Zu 5: Das eigentliche Hörorgan liegt im Innenohr.

263. Was stimmt für die Tränenflüssigkeit?

1. Sorgt für die Durchsichtigkeit des Glaskörpers
2. Hat einen erhöhten Proteingehalt
3. Wird in der Hinterkammer produziert
4. Wird über den Duktus nasolacrimalis venös entsorgt
5. Enthält Lysozyme

- ☐ A) Nur die Aussagen 1, 3 und 5 sind richtig
- ☐ B) Nur die Aussagen 2, 3 und 5 sind richtig
- ☐ C) Nur die Aussagen 2, 4 und 5 sind richtig
- ☐ D) Nur die Aussagen 3 und 4 sind richtig
- ☐ E) Nur die Aussage 5 ist richtig

264. Was stimmt für die Eustachische Röhre?

- ☐ A) Dient dem Druckausgleich zwischen Mittel- und Innenohr
- ☐ B) Verbindet das Innenohr mit der Nasennebenhöhle
- ☐ C) Verbindet das Mittelohr mit dem oberen Rachenraum
- ☐ D) Verbindet das Innenohr mit dem Nasenrachenraum
- ☐ E) Verbindet das Mittelohr mit dem Mundrachenraum

265. In welche Augenhaut geht die Iris über?

A) Hornhaut
B) Lederhaut
C) Netzhaut
D) Aderhaut
E) Gar keine Haut

Antwort 263

▶ Die Lösung **E** ist richtig.

Aufbau des Tränenapparates: Produktion der Tränenflüssigkeit in den Tränendrüsen, die in der Augenhöhle außen oben eingelagert sind; Abfluß über die Tränenpünktchen im nasalen Bereich des Ober- und Unterlids; von dort über die Tränenkanälchen zum Tränensack und weiter über den Tränennasengang (Duktus nasolacrimalis) in den unteren Nasengang der Nasenhöhle.

Die Tränenflüssigkeit besteht aus einem dünnflüssigem eiweißarmem Sekret. Sie dient der Befeuchtung und Reinigung der Konjunktiven (Augenbindehaut) und der Hornhaut und hat bakterizide Wirkung durch IgA und Lysozyme.

Tränenflüssigkeit nicht verwechseln mit dem Kammerwasser des Auges! Es entsteht in der Hinterkammer durch die Ziliarkörper und fließt im Kammerwinkel der Vorderkammer durch den Schlemm-Kanal venöse ab. Aufgabe: Ernährung von Linse und Hornhaut.

Zu 1: Der Glaskörper liegt im Inneren des Auges und hat nichts mit der Tränenflüssigkeit zu tun

Zu 2: Die Tränenflüssigkeit hat einen geringen Proteingehalt.

Zu 3: In der Hinterkammer wird das Kammerwasser produziert

Zu 4: Die Tränenflüssigkeit wird nicht venös entsorgt, sondern gelangt über den Duktus nasolacrimalis in die Nasenhöhle, bzw. in den unteren Nasengang (feuchte Nase beim Weinen kennt jeder)

Antwort 264

▶ Die Lösung **C** ist richtig.

Die Eustachische Röhre = Ohrtrompete dient als Druckausgleich und verbindet das Mittelohr mit dem oberen Rachenraum (weitere Bezeichnung dafür: Nasenrachenraum, Epipharynx, Nasopharynx, Pars nasalis)

Antwort 265

▶ Die Lösung **D** ist richtig.

Am Auge unterscheidet man drei Augenhäute, die dem Glaskörper anliegen: 1. Äußere Augenhaut = Lederhaut, Schutzschicht des Augapfels, nach vorne geht sie in die durchsichtige Hornhaut über;

2. Mittlere Augenhaut = Aderhaut, von hier aus erfolgt die Versorgung des Augapfels, nach vorne geht sie in die Ziliarkörper und die Iris (Regenbogenhaut) über;

3. Innere Augenhaut = Netzhaut (Retina), hier erfolgt die Sinnesempfindung.

10.1 Anatomie und Physiologie

266. Die hintere Augenkammer wird durch welche anatomischen Strukturen im Auge begrenzt?

1. Glaskörper
2. Hornhaut
3. Linse
4. Iris
5. Ziliarkörper

- ☐ A) Nur die Aussagen 1, 2 und 3 sind richtig
- ☐ B) Nur die Aussagen 1, 2, 3 und 4 sind richtig
- ☐ C) Nur die Aussagen 1, 3, 4 und 5 sind richtig
- ☐ D) Nur die Aussagen 3 und 4 sind richtig
- ☐ E) Alle Aussagen sind richtig

10.2 Pathologie

267. Was stimmt für die Psoriasis vulgaris?

1. Es kommt zu scharf umrissenen, rötlichen Flecken mit silberweißen Schuppen
2. Es kommt zum Phänomen des blutigen Taus
3. Es kommt zum Auftreten von weißlichen Flecken
4. Es kommt zu einem exogenen Ekzem
5. Es kommt zum Befall der Mundschleimhaut

- ☐ A) Nur die Aussagen 1, 2, 3 und 4 sind richtig
- ☐ B) Nur die Aussagen 1, 2 und 4 sind richtig
- ☐ C) Nur die Aussagen 1 und 2 sind richtig
- ☐ D) Nur die Aussagen 1, 3 und 5 sind richtig
- ☐ E) Nur die Aussagen 1, 2 und 5 sind richtig

268. Was stimmt für die Neurodermitis?

- ☐ A) Neurodermitis ist ein exogenes, nicht juckendes Ekzem
- ☐ B) Neurodermitis ist ein exogenes, stark juckendes Ekzem
- ☐ C) Neurodermitis ist ein endogenes, nicht juckendes Ekzem
- ☐ D) Neurodermitis ist ein endogenes, stark juckendes Ekzem
- ☐ E) Neurodermitis ist eine Autoimmunerkrankung

Antwort 266

▶ Die Lösung **C** ist richtig.
Um diese MC-Frage zu „knacken" muß die anatomische Struktur im Auge genau gewußt sein.
Hintere Augenkammer: Nach hinten der Glaskörper, nach vorne die Iris, zu den Seiten die Linse und der Ziliarkörper.
Vordere Augenkammer: Nach hinten die Linse und die Iris, nach vorne die Hornhaut.

Antwort 267

▶ Die Lösung **C** ist richtig.
Die typischen Erscheinungen der Schuppenflechte kommen durch die zu schnelle Epidermisbildung zustande (normal 28 Tage, bei der Psoriasis ca. 4 Tage).
Symptomatik: rötliche Flecken verschiedenster Größe, bedeckt von silbrig-weißen Schuppen, oft nicht juckend; häufiger Befall der Streckseiten der Extremitäten (Ellenbogen, Knie), aber auch das Kreuzbein, der ganze Rücken oder der behaarte Kopf kann betroffen sein (nie Mundschleimhaut); nach Schuppenentfernung erfolgt punktförmige Hautblutung (Tautropfenphänomen); typischer Nagelbefund: Ölfleck und Tüpfelnägel; mögliche Begleiterscheinung: Monarthritis, Polyarthritis
Zu 2: Phänomen des letzten Häutchens = nach Abkratzen der Schuppen wird eine letzte dünne Hautschicht sichtbar, Phänomen des blutigen Taus = punktförmige Blutung nach Abkratzen der Schuppen
Zu 3: Auftreten von weißen Flecken z. B. bei Vitiligo
Zu 4: Exogenes Ekzem ist ein Kontaktekzem, allergisch oder toxisch bedingt
Zu 5: Bevorzugte Hautstellen bei der Psoriasis sind die Streckseiten der großen Gelenke (Ellenbogen, Knie) und der behaarte Kopf. Generell können aber alle Hautareale betroffen sein. Schleimhäute sind nicht betroffen.

Antwort 268

▶ Die Lösung **D** ist richtig.
Neurodermitis = atopisches Ekzem, eine chronisch rezidivierende, in Schüben auftretende, stark juckende, allergische Hauterkrankung. Die Ursache ist unbekannt. Auslösende Faktoren: Jahreswechsel, Nahrungsmittel, Infektionen, psychische Belastungen und Allergenexposition.
Symptomatik: stark juckendes Ekzem (erosiv, nässend, schuppend, krustig), trockene und glanzlose Haut, häufigste Lokalisation: Beugeseiten der großen Gelenke (auch im Gesicht, Hals, Nacken, Schulter und Brust)

269. Was fördert die Entstehung von Warzen?

1. Bakterien
2. Viren
3. Physikalische Reize, z. B. Kälte
4. Ekzematöse Hautveränderungen
5. Mechanische Belastung, z. B. bei Dornwarzen

☐ A) Nur die Aussagen 1, 3, 4 und 5 sind richtig
☐ B) Nur die Aussagen 1, 3 und 5 sind richtig
☐ C) Nur die Aussagen 2, 3, 4 und 5 sind richtig
☐ D) Nur die Aussage 2 ist richtig
☐ E) Nur die Aussagen 2 und 5 sind richtig

270. Was stimmt für den grünen Star?

1. Erhöhung des Augeninnendruckes
2. Netzhautablösung
3. Linsentrübung
4. Doppelbilder sehen
5. Augenmuskellähmung

☐ A) Nur die Aussagen 1, 2 und 4 sind richtig
☐ B) Nur die Aussagen 1 und 2 sind richtig
☐ C) Nur die Aussage 3 ist richtig
☐ D) Nur die Aussage 1 ist richtig
☐ E) Alle Aussage sind richtig

271. Welche Aussagen stimmen für das Melanom bei Erwachsenen?

1. Es entsteht immer auf dem Boden eines Muttermals oder Leberflecks
2. Es ist häufig von einem roten entzündlichen Hof umgeben
3. Basaliom und Melanom haben die gleiche Symptomatik
4. Es besteht oft eine Blutungsneigung
5. Das Melanom ist semimaligne, weil es so gut wie keine Metastasen bildet

☐ A) Nur die Aussagen 1, 2, 4 und 5 sind richtig
☐ B) Nur die Aussagen 1 und 2 sind richtig
☐ C) Nur die Aussagen 2 und 4 sind richtig
☐ D) Nur die Aussagen 2, 3 und 4 sind richtig
☐ E) Nur die Aussagen 2, 4 und 5 sind richtig

Antwort 269

▶ Die Lösung **C** ist richtig.

Eine Warze ist eine gutartige Hyperplasie der Epidermis. Für Ihre Entstehung werden die Papillomviren verantwortlich gemacht. Begünstigend können verschiedenste Reize sein, die dem Virus eine Eintrittspforte in die Haut ermöglichen

Antwort 270

▶ Die Lösung **D** ist richtig.

Grüner Star = Glaukom, Erhöhung des Augeninnendruckes
Grauer Star = Katarakt, Trübung der Augenlinse
Symptomatik Glaukom: Chronisch: anfangs keine Symptome, später Gesichtsausfälle, Akut: anfallsartige Augenschmerzen mit Ausstrahlung in Gesicht und Kopf und evtl. sogar ins Abdomen (akutes Abdomen), Sehstörungen wie Nebel- und Regenbogensehen (aufgrund eines Hornhautödems), Schwindel, Übelkeit und Erbrechen, Augapfel ist hart palpabel, Pupille erweitert und unregelmäßig entrundet
Zu 2: Netzhautablösung (Ablatio retinae), Trennung der Netzhaut vom Pigmetepithel durch Eindringen von Flüssigkeit (meist aus dem Glaskörper), Lichtblitze und Schattensehen
Zu 4 +5: Sehen von Doppelbildern kommt durch Lähmung der Augenmuskeln (III. + IV. + VI Hirnnerv) zustande, bei Vergiftungen (z. B. Botulismus) oder Erkrankungen im ZNS (z. B. Multiple Sklerose)

Antwort 271

▶ Die Lösung **C** ist richtig.

Malignes Melanom: sehr bösartiger Tumor; Entartung der Melanozyten; metastasiert früh und entwickelt sich oft aus sog. Leberflecken, aber auch Entstehung auf gesunder Haut möglich; verdächtig sind alle Hautreale, die sich plötzlich ohne Ursache verändern
Basaliom: semimaligner Tumor (da keine Metastasierung), Entartung der Basalschicht, häufige Lokalisation: oberhalb des Mundes

272. Welche Ursachen kann eine Schallempfindungs-schwerhörigkeit haben?

1. Hörsturz
2. Menière-Krankheit
3. Trommelfellruptur
4. Verlegung des Gehörgangs durch Cerumen
5. Otitis media (Mittelohrentzündung)

☐ A) Nur die Aussagen 1, 2, 3 und 4 sind richtig
☐ B) Nur die Aussagen 1 und 2 sind richtig
☐ C) Nur die Aussagen 1, 2 und 3 sind richtig
☐ D) Nur die Aussagen 3 und 4 sind richtig
☐ E) Nur die Aussagen 3, 4 und 5 sind richtig

273. Wie können sich die Symptome beim grünen Star äußern?

1. Schmerzen
2. Gerötetes Auge
3. Regenbogenfarbensehen
4. Gesichtsfeldeinengung
5. Doppelbildersehen

☐ A) Nur die Aussagen 1, 2, 3 und 4 sind richtig
☐ B) Nur die Aussagen 1 und 3 sind richtig
☐ C) Nur die Aussagen 2 und 3 sind richtig
☐ D) Nur die Aussagen 2, 3, und 4 sind richtig
☐ E) Alle Aussagen sind richtig

274. Durch welche Untersuchungen können Sie Ursachen von Gleichgewichtsstörungen feststellen?

☐ A) Schellong-Test
☐ B) EEG (Elektroenzephalogramm)
☐ C) Ratschow-Test
☐ D) Ohrspiegelung
☐ E) Keine Aussage stimmt

Antwort 272

▶ Die Lösung **B** ist richtig.

Schallempfindungsschwerhörigkeit bei Erkrankungen im Innenohr: Menière-Krankheit, Hörsturz, Schalltrauma, Erkrankungen der Gehörnerven

Schalleitungsschwerhörigkeit bei gestörter Schalleitung: Erkrankungen im Mittelohr (z. B. Otitis media) oder im äußeren Ohr (z. B. Cerumen = Ohrschmalzpfropf)

Antwort 273

▶ Die Lösung **A** ist richtig.

Grüner Star: Glaukom, Erhöhung des Augeninnendruckes; normaler Druck etwa 15 mmHg bis maximal 22 mmHg; im akuten Anfall 50–80 mmHg; beim chronischen Verlauf 25–45 mmHg.

Symptomatik akutes Glaukom: Anfallsartige Augenschmerzen mit Ausstrahlung in Gesicht und Kopf und evtl. sogar ins Abdomen (akutes Abdomen), Sehstörungen wie Nebel- und Regenbogensehen (aufgrund eines Hornhautödems), Schwindel, Übelkeit und Erbrechen, Gefahr des Erblindens

Chronischer Verlauf: Kaum Symptome, führt zur irreversiblen Druckatrophie mit Gesichtsfeldeinengung

Zu 2: Gerötetes Auge: Bindehaut oft entzündet

Zu 4: Gesichtsfeldeinengung im Grunde nur beim chronischen Verlauf, mußte jedoch bei dieser Frage mit angekreuzt werden

Zu 5: Sehen von Doppelbildern durch Lähmung der Augenmuskeln

Antwort 274

▶ Die Lösung **E** ist richtig.

Es gibt keine spezifische Untersuchungen, um Ursachen von Gleichgewichtsstörungen festzustellen.

Zu A: Schellong-Test: Kreislauffunktionstest zur Beurteilung funktioneller Kreislaufstörungen

Zu B: EEG zu Beurteilung bei Meningoenzephalitis, Epilepsie, Hirntumoren oder anderen raumverdrängenden Prozessen

Zu C: Ratschow-Test zur Erkennung arterieller Verschlußkrankheiten

Zu D: Ohrspiegelung zu Untersuchung der äußeren Gehörgangs und des Trommelfells

10.2 Pathologie

275. Was ist ein grauer Star?

☐ A) Netzhautablösung
☐ B) Glaskörpertrübung
☐ C) Linsentrübung
☐ D) Hornhauttrübung
☐ E) Erhöhter Augeninnendruck

276. Welche Symptome erwarten Sie bei einem Glaukom?

1. Nystagmus
2. Erbrechen
3. Sehen von Regenbogenfarben
4. Harter Augapfel
5. Starke Kopfschmerzen

☐ A) Nur die Aussagen 1, 2, 3 und 5 sind richtig
☐ B) Nur die Aussagen 1, 2, 4 und 5 sind richtig
☐ C) Nur die Aussagen 2, 3, 4 und 5 sind richtig
☐ D) Nur die Aussagen 2, 3 und 5 sind richtig
☐ E) Alle Aussagen sind richtig

277. Welche Aussagen zur Mastoiditis sind richtig?

1. Kann als Komplikation einer akuten Mittelohrentzündung auftreten.
2. Entzündung der Paukenhöhle
3. Entzündung des äußeren Ohres
4. Entzündung des Innenohrs
5. Entzündung der Ohrtrompete

☐ A) Nur die Aussagen 1 und 3 sind richtig
☐ B) Nur die Aussagen 1 und 4 sind richtig
☐ C) Nur die Aussagen 1 und 5 sind richtig
☐ D) Nur die Aussage 1 ist richtig
☐ E) Nur die Aussage 2 ist richtig

Antwort 275

▶ Die Lösung **C** ist richtig.

Grauer Star = Katarakt, Trübung der Augenlinse.

Mögliche Ursachen: Angeboren (z. B. bei Röteln), Altersstar (häufigste Form), im Rahmen anderer Erkrankungen (z. B. Diabetes mellitus, hypokalzämische Tetanie, Haut- und Muskelerkrankungen), durch Traumen (z. B. Augapfelprellung, Blitzstar), durch thermische Einflüsse (sog. *Feuerstar* bei Glasbläsern oder Hochofenarbeiter), nach Behandlung mit Kortison *(Kortisonstar)*

Symptomatik: Lichtempfindlichkeit, zunehmende Abnahme der Sehschärfe bis zum sog. *reifen Star* (nur noch Helligkeitsunterschiede werden wahrgenommen)

Antwort 276

▶ Die Lösung **C** ist richtig.

Symptomatik Glaukom: 1. Chronisch: anfangs meist keine Symptome, später Gesichtsausfälle; 2. Akut: anfallsartige Augenschmerzen mit Ausstrahlung in Gesicht und Kopf und evtl. sogar ins Abdomen (akutes Abdomen), Sehstörungen wie Nebel- und Regenbogensehen (aufgrund eines Hornhautödems), Schwindel, Übelkeit und Erbrechen, Augapfel ist hart palpabel, Pupille erweitert und unregelmäßig entrundet

Antwort 277

▶ Die Lösung **D** ist richtig.

Mastoiditis = Entzündung der Schleimhaut der lufthaltigen Zellen des Warzenfortsatzes (Processus mastoideus), die in Verbindung mit dem Mittelohr stehen. Die Mastoiditis tritt als Komplikation einer Otitis media auf, mit Gefahr zum Durchbruch in die Schädelhöhle (Meningitis, Hirnabszeß)

278. Wie verhalten Sie sich bei einem Patienten mit Augenverletzung?

1. Ist der Fremdkörper auf dem Augapfel sichtbar, mit sterilem Tupfer nach innen auswischen
2. Ist der Fremdkörper auf dem Augapfel sichtbar, mit sterilem Tupfer nach außen auswischen
3. Auge mit Leitungswasser ausspülen
4. Augensalbe
5. Dem Heilpraktiker ist nicht erlaubt, die Sinnesorgane zu untersuchen

☐ A) Nur die Aussagen 1, 3 und 4 sind richtig
☐ B) Nur die Aussagen 1 und 3 sind richtig
☐ C) Nur die Aussagen 2, 3 und 4 sind richtig
☐ D) Nur die Aussagen 2 und 3 sind richtig
☐ E) Nur die Aussage 5 ist richtig

279. Was stimmt für den grauen Star?

1. Tritt bei Kindern nie auf
2. Führt zur Linsentrübung
3. Zunahme des Augeninnendrucks in der vorderen Augenkammer
4. Führt zur Erblindung
5. Bedarf keiner Behandlung

☐ A) Nur die Aussagen 1, 2 und 3 sind richtig
☐ B) Nur die Aussagen 1, 3, 4 und 5 sind richtig
☐ C) Nur die Aussagen 2 und 4 sind richtig
☐ D) Nur die Aussagen 2, 3 und 4 sind richtig
☐ E) Alle Aussage sind richtig

Antwort 278

▶ Die Lösung **B** ist richtig.

Staub und kleinste Fremdkörper werden von der Tränenflüssigkeit hinaus gespült. Ist der Fremdkörper auf dem Auge sichtbar, so kann versucht werden, ihn vorsichtig nach innen mit einem sterilen Tupfer auszuwischen. Sollte dies nicht gelingen, muß der Augenarzt hinzugezogen werden. Kommt es zu einer Augenverätzung durch Laugen (z.B. Waschmittel) oder Säuren (z.B. aus Autobatterien), müssen die Augen sofort mit viel Wasser ausgewaschen werden, danach steriler Verband und sofort zum Augenarzt bzw. Augenklinik (Etikett der schädigenden Flüssigkeit mitbringen!)

Antwort 279

▶ Die Lösung **C** ist richtig.

Grauer Star = Katarakt, Trübung der Augenlinse

Mögliche Ursachen: Angeboren (z.B. bei Röteln, Windpocken, Mumps, Diabetes mellitus, Mongolismus), Altersstar (häufigste Form, beginnt meist um das 60. Lebensjahr, Ursache unbekannt), im Rahmen anderer Erkrankungen (z.B. Diabetes mellitus, hypokalzämische Tetanie, Haut- und Muskelerkrankungen), durch Traumen (z.B. Augapfelprellung, Blitzstar), durch thermische Einflüsse (sog. *Feuerstar* bei Glasbläsern oder Hochofenarbeiter), durch Strahlen (UV, Röntgen = Strahlenkatarakt), durch Behandlung mit Kortison (Kortisonstar)

Symptomatik: Lichtempfindlichkeit, zunehmende Abnahme der Sehschärfe bis zum sog. *reifen* Star (nur noch Helligkeitsunterschiede werden wahrgenommen)

Zu 3: Zunahme des Augeninnendrucks in der Augenkammer beim Glaukom

280. Bei einem Patienten mit Tinnitus gilt folgendes:

1. Wird im Frühstadium mit durchblutungsfördernden Infusionen behandelt
2. Patienten mit Tinnitus gehen gerne in die Stille, um die Erkrankung besser ertragen zu können
3. Geht immer mit einer Veränderung des Hörvermögens einher
4. Tritt hauptsächlich im jugendlichen Alter auf
5. Geht meistens mit einem totalen Hörverlust einher

☐ A) Nur die Aussage 1 ist richtig
☐ B) Nur die Aussagen 1, 2 und 3 sind richtig
☐ C) Nur die Aussagen 2, 3 und 4 sind richtig
☐ D) Nur die Aussagen 3 und 5 sind richtig
☐ E) Nur die Aussage 3 ist richtig

281. Was gilt für einen Patienten, der sich mit einer Stechpalme im Auge verletzt hat?

1. Bedarf nur einer Untersuchung mit dem bloßen Auge
2. Muß nicht behandelt werden
3. Kann mit einer Spaltlichtlampe genau untersucht werden
4. Kleinste Hornhautverletzungen können schwerste Folgen haben
5. Der Patient kann nach Hause geschickt werden, wenn nur ein Fremdkörpergefühl besteht, weil dieses von alleine wieder verschwindet

☐ A) Nur die Aussagen 1 und 2 sind richtig
☐ B) Nur die Aussagen 1, 3 und 4 sind richtig
☐ C) Nur die Aussagen 2, 4 und 5 sind richtig
☐ D) Nur die Aussagen 3 und 4 sind richtig
☐ E) Alle Aussagen sind richtig

Antwort 280

▶ Die Lösung **A** ist richtig.

Tinnitus aurium = Geräusche im Ohr (Brummen, Pfeifen, Summen, Rauschen, Zischen u. a.)

Ursache: Im Rahmen vieler Erkrankungen (z. B. Otitis, Otosklerose, akustisches Trauma, Morbus Menière, Akustikusneurom (gutartiger Tumor, ausgehend vom Vestibulocochlearis = VIII. Gehirnnerv) Hörsturz, Hyperthyreose, Kreislauferkrankungen, Durchblutungsstörungen u. a.) und häufig ohne nachweisbare Gründe (z. B. bei Streß und Überarbeitung)

Zu1: Wird im Frühstadium mit durchblutungsfördernden Infusionen behandelt. Außerdem wichtig: Meditation, autogenes Training, Änderung der streßbedingten Lebensumstände

Zu 2: In der Stille werden die Geräusche besonders gut wahrgenommen.

Zu 3: Das Hörvermögen ist durch das Ohrgeräusch nicht beeinflußt

Antwort 281

▶ Die Lösung **D** ist richtig.

Augenverletzungen bei denen die Gefahr auf Hornhautkratzer besteht, sollten unbedingt vom Augenarzt untersucht werden. Schon kleinste Hornhautverletzungen können zu einer Hornhautentzündung (Keratitis) und deren Folgen führen (Perforation, Hornhauttrübung, Hornhautgeschwür, Hornhautnarben).

Symptomatik einer Hornhauterosion: starke Schmerzen, Fremdkörpergefühl, verstärkte Tränensekretion und evtl. Lidkrämpfe.

Zu 3: In der Ophthalmologie wird die Spaltlampe zur mikroskopischen Untersuchung des Auges eingesetzt.

282. Welche Aussage über einen Furunkel ist richtig?

1. Ein Furunkel ist eine knotige, tiefliegende Hauterscheinung mit eitriger Infiltration
2. Ein Furunkel tritt bevorzugt bei geschwächter Immunlage auf
3. Ein Furunkel kann im Oberlippenbereich über Venen zu einer Sinusthrombose führen
4. Ein Furunkel kann durch Staphylokokken verursacht werden
5. Ein Furunkel ist bei Patienten mit Diabetes mellitus häufig zu finden

☐ A) Nur die Aussagen 1, 2, 3 und 4 sind richtig
☐ B) Nur die Aussagen 1, 2 und 3 sind richtig
☐ C) Nur die Aussagen 1, 2 und 5 sind richtig
☐ D) Nur die Aussagen 1 und 5 sind richtig
☐ E) Alle Aussagen sind richtig

283. Das Basaliom im Kopf und Nackenbereich hat auch bei adäquater Therapie eine ungünstige Prognose weil
das Basaliom sehr schnell Metastasen setzt.

☐ A) Beide Aussagen und die Verknüpfung ist richtig
☐ B) Nur die beiden Aussagen sind richtig
☐ D) Die erste Aussage ist richtig, die zweite falsch
☐ D) Die erste Aussage ist falsch, die zweite richtig
☐ E) Beide Aussagen sind falsch

284. Patient mit Nesselsucht (Urtikaria). Was kann der Auslöser sein?

1. Lebensmittelzusatzstoffe
2. Insektenstich
3. Medikamente
4. Kälte

☐ A) Nur die Aussagen 1, 2 und 3 sind richtig
☐ B) Nur die Aussagen 1 und 2 sind richtig
☐ C) Nur die Aussage 2 ist richtig
☐ D) Nur die Aussagen 2 und 3 sind richtig
☐ E) Alle Aussagen sind richtig

Antwort 282

▶ Die Lösung **E** ist richtig.

Ein Furunkel entsteht aus einer Follikulitis, wenn es zu einer nekrotisierenden eitrigen Einschmelzung des gesamten Haarfollikels kommt. Erreger: meist Staphylokokkus aureus; Symptomatik: äußerst schmerzhafter Knoten mit zentraler eitriger Einschmelzung; bevorzugte Stellen sind Gesicht, Genick, Achselhöhlen und Pobacken; Komplikation: bei Lokalisation im Gesicht Gefahr auf Sinusthrombose (Hirnvenenthrombose mit meningealen Symptomen). Diabetiker und immungeschwächte Patienten sind besonders gefährdet!

Zu 3: Bei allen Entzündungen im Oberlippenbereich besteht eine Gefahr der Sinusthrombose

Antwort 283

▶ Die Lösung **E** ist richtig.

Das Basaliom ist ein von der Basalschicht ausgehender Hauttumor, der zerstörerisch und infiltrativ in die anderen Hautschichten hinein wächst; häufigster Tumor der Haut; metastasiert meist nicht und wird daher als semimaligner (halbbösartiger) Tumor bezeichnet; Basaliome finden sich meist im Gesicht (90%) und bei älteren Menschen; Unterscheidung in *knotiges* und *ulzerierendes* Basaliom; Prognose recht gut

Antwort 284

▶ Die Lösung **E** ist richtig.

Urtikaria = Nesselsucht, Quaddelsucht: flüchtige, stark jukkende, blasige, großflächige Hauterscheinung; durch Freisetzung von Histamin kommt es zur Erweiterung von Kapillaren und zur Durchlässigkeit und daraus resultierenden Ödemen; Ursache: physikalische Ursache (Druck, Kälte), allergische Mechanismen (Insekten, Medikamente, Kosmetik, Lebensmittel u. a.); Komplikation: Anaphylaktischer Schock, Hypovolämischer Schock. Eine Sonderform ist das *Quincke-Ödem*, eine akut auftretende Gesichtsschwellung mit Spannungsgefühl und Lidödem

285. Was trifft für die Psoriasis zu?

1. Befällt bevorzugt die Schleimhäute
2. Befällt bevorzugt Ellenbogen, Gelenkbeugen und Kreuzbeingegend
3. Zeigt klar begrenzte, rote Hauterscheinungen mit silbernen Schuppen
4. Kann Gelenkentzündungen hervorrufen

☐ A) Nur die Aussagen 1, 2 und 3 sind richtig
☐ B) Nur die Aussagen 1 und 2 sind richtig
☐ C) Nur die Aussagen 2, 3 und 4 sind richtig
☐ D) Nur die Aussagen 3 und 4 sind richtig
☐ E) Alle Aussagen sind richtig

286. Ein akuter Glaukomanfall kann zur Erblindung führen
weil
der erhöhte Augeninnendruck zur Netzhautablösung infolge gestörter Linsendurchblutung führt.

☐ A) Beide Aussagen und die Verknüpfung sind richtig
☐ B) Nur beide Aussagen sind richtig
☐ C) Nur die erste Aussage ist richtig
☐ D) Nur die zweite Aussage ist richtig
☐ E) Keine der Aussagen ist richtig

Antwort 285

▶ Die Lösung **D** ist richtig.

Die typischen Erscheinungen der Schuppenflechte kommen durch die zu schnelle Epidermisbildung zustande (normal 28 Tage, bei der Psoriasis ca. 4 Tage). Der Erkrankung verläuft chronisch und geht mit Schüben einher. Ursache: Unbekannt, genetische Disposition, exogene und endogene Faktoren können auslösend sein.

Symptomatik: rötliche Flecken verschiedenster Größe, bedeckt von silbrig-weißen Schuppen, oft nicht juckend; häufiger Befall der Streckseiten der Extremitäten (Ellenbogen, Knie), aber auch das Kreuzbein, der ganze Rücken oder der behaarte Kopf kann betroffen sein (nie Mundschleimhaut); nach Schuppenentfernung erfolgt punktförmige Hautblutung (Tautropfenphänomen); typischer Nagelbefund: Ölfleck und Tüpfelnägel; mögliche Begleiterscheinung: Monarthritis, Polyarthritis.

Zu 1: Psoriasis befällt bevorzugt die Streckseiten von Knie und Ellenbogen

Zu 2: **Falsch** sind die Gelenkbeugen, vielmehr sind die Streckseiten bevorzugt betroffen

Antwort 286

▶ Die Lösung **C** ist richtig.

Ein akuter Glaukomanfall kann zur Erblindung führen weil der erhöhte Augeninnendruck (60–80 mmHg, normal: ca. 17 mmHg) zur akuten Netzhautzerstörung führt. Akuter Glaukomanfall = **Notfall!**

Symptomatik Glaukom: 1. Chronisch: anfangs meist keine Symptome, später Gesichtsausfälle; 2. Akut: anfallartige Augenschmerzen mit Ausstrahlung in Gesicht und Kopf und evtl. sogar ins Abdomen (akutes Abdomen), Sehstörungen wie Nebel- und Regenbogensehen (aufgrund eines Hornhautödems), Schwindel, Übelkeit und Erbrechen, Augapfel ist hart palpabel, Pupille erweitert und unregelmäßig entrundet

Zu Aussage 2: Eine Netzhautablösung (Trennung der Netzhaut vom Pigmetepithel) geschieht durch Eindringen von Flüssigkeit (meist aus dem Glaskörper), mit Lichtblitzen und Schattensehen

11. Infektionskrankheiten

11.1 Allgemeine Infektionslehre

287. Wann tritt kontinuierliches Fieber typischerweise auf?

1. Cholera
2. Typhus abdominalis
3. Ornithose
4. Botulismus
5. Impetigo contagiosa (Borkenflechte)

☐ A) Nur die Aussagen 1, 2 und 4 sind richtig
☐ B) Nur die Aussagen 2, 3 und 5 sind richtig
☐ C) Nur die Aussagen 2 und 3 sind richtig
☐ D) Nur die Aussage 3 ist richtig
☐ E) Nur die Aussagen 2, 3 und 4 sind richtig

288. Wie wird die Inkubationszeit definiert?

☐ A) Zeit der Prodromalsymptome
☐ B) Zeit zwischen Auftreten erster Symptome und Abklingen der Erkrankung
☐ C) Zeit zwischen Ansteckung und Auftreten erster Symptome
☐ D) Zeit zwischen Ansteckung und Abklingen der Erkrankung
☐ E) Zeit zwischen Eindringen der Krankheitserreger in den Körper und Ausscheidung

289. Was trifft bei der Sterilisation zu?

1. Es besteht völlige Keimfreiheit
2. Verwendung bei i. v. – Injektionen
3. Trockene Hitze: 30 Minuten bei 180°C
4. Feuchte Hitze: 5 Minuten bei 134°C bei 2 bar
5. Chirurgische Händesterilisation

☐ A) Nur die Aussagen 1, 2 und 5 sind richtig
☐ B) Nur die Aussagen 1, 3 und 4 sind richtig
☐ C) Nur die Aussagen 3 und 4 sind richtig
☐ D) Nur die Aussagen 2 und 5 sind richtig
☐ E) Alle Aussagen sind richtig

Antwort 287

▶ Die Lösung **C** ist richtig.

Kontinua-Fieber: Über 39 °C, nicht um mehr als 1 °C schwankend.
Zu 1: Cholera (Meldepflicht: V+E+T) hat Untertemperatur durch den enormen Flüssigkeitsverlust.
Zu 2: Klassischer Verlauf beim Typhus abdominalis (Meldepflicht: V+E+T): 1. Woche treppenförmiger Fieberanstieg mit Prodromalerscheinungen; 2.-3. Woche Kontinua-Fieber mit typhösem Bild; 4. Woche langsamer (lytischer) Fieberabfall mit Besserung des Allgemeinzustandes
Zu 3: Ornithose (Meldepflicht: V+E+T): Allgemeinerkrankung mit vorwiegender Beteiligung der Lungen (Bronchopneumonie, atypische Pneumonie) und Kontinua-Fieber über eine Woche.
Zu 4: Botulismus (Meldepflicht: V+E+T) ist eine Intoxikation mit normaler Temperatur und Frequenz und erhaltenem Bewußtsein bis zum Tod.
Zu 5: Borkenflechte (§ 45: keine Meldepflicht, aber Behandlungsverbot) ist eine hoch ansteckende Hauterkrankung meist bei Kleinkindern, ausgelöst durch betahämolysierende Streptokokken der Gruppe A (meist kein Fieber)

* Anmerkung: V+E+T = Verdacht, Erkrankung, Tod.

Antwort 288

▶ Die Lösung **C** ist richtig.

Inkubationszeit ist die Zeit zwischen der Ansteckung (Eindringen der Krankheitserreger in den Körper) bis zum Auftreten erster Krankheitserscheinungen; in der Regel nicht ansteckend (stimmt nicht immer, z. B. bei AIDS)

Antwort 289

▶ Die Lösung **B** ist richtig.

Sterilisation: Entfernung aller Keime durch Heißluftsterilisation (30min bei 180°C) und Dampfdrucksterilisation = Autoklav (20min bei 120°C und 1atü, 5min bei 134°C und 2atü)
Desinfektion: Entfernung pathogener Bakterien und Viren (Sporen überleben) durch 80%igen Äthylalkohol oder 70%igen Isopropylalkohol oder durch andere zugelassene Desinfektionsmittel.
Zu 2: Bei der i. v. – Injektion wird natürlich die Desinfektion angewandt (Wisch- oder Sprühmethode)
Zu 5: Es muß „chirurgische Händedesinfektion“ heißen

290. Wie können Sie sicher und schnell nachweisen, ob ihr Autoklav richtig arbeitet?

- ☐ A) Watte (verfärbt sich bräunlich)
- ☐ B) Thermometer an der Außenwand
- ☐ C) Gerät wird durch das Gesundheitsamt überprüft
- ☐ D) Sporenpäckchen

291. Wie wird die Sterilisation von Pinzetten und Scheren vorgenommen?

- ☐ A) In 70%igen Alkohol legen
- ☐ B) Heißluft 160 Grad 20 Minuten
- ☐ C) Im Autoklav
- ☐ D) 10minütiges Abkochen

292. Welche Aussage zur Durchführung der Sterilisation ist falsch?

- ☐ A) Dampfsterilisation: 1 bar, 120 °C mindestens 20 Minuten Betriebsdauer
- ☐ B) Dampfsterilisation: 2 bar, 134 °C mindestens 5 Minuten Betriebsdauer
- ☐ C) Heißluftsterilisation: 160 °C mindestens 200 Minuten Betriebsdauer
- ☐ D) Heißluftsterilisation: 180 °C mindestens 30 Minuten Betriebsdauer
- ☐ E) Keine Aussage ist falsch, alle sind richtig

Antwort 290

▶ Die Lösung **D** ist richtig.

Der Betreiber eines Sterilisators muß in mindestens jährlichen Abständen überprüfen, ob das Gerät einwandfrei arbeitet. Dies kann mit Sporenpäckchen oder Indikatorpapier kontrolliert werden.

Antwort 291

▶ Die Lösung **C** ist richtig.

Zu A: 70%igen Isopropylalkohol zur Desinfektion

Zu B: Heißluftsterilisation 30min bei 180°C (oder 200min bei 160°C)

Zu C: Autoklav = Dampfdrucksterilisation 20min bei 120°C und 1atü oder 5min bei 134°C und 2atü

Zu D: *Pasteurisation:* Schonendes Erhitzen hitzeempfindlicher Flüssigkeiten zur Abtötung von Mikroorganismen, wie z. B. Tuberkelbakterien, Salmonellen, Brucellen

Antwort 292

▶ Die Lösung **E** ist richtig.

Heißluftsterilisation 30min bei 180°C (oder 200min bei 160°C)
Dampfdrucksterilisation 20min bei 120°C und 1atü oder 5min bei 134°C und 2atü

Heißluftsterilisation
30 min bei 180°C o. 200 min bei 160°C

Dampfdrucksterilisation
20 min 120°C + 1 atü
5 min 134°C + 2 atü

11.1 Allgemeine Infektionslehre

293. Was ist eine Flächendesinfektion?

1. Desinfektion der Tischplatte, auf dem infektiöses Material gelegen hat
2. Desinfektion des Praxisbodens
3. Desinfektion der Hautfläche des Patienten vor einer Punktion
4. Desinfektion der eigenen Hände

☐ A) Nur die Aussagen 1, 2 und 3 sind richtig
☐ B) Nur die Aussagen 1 und 2 sind richtig
☐ C) Nur die Aussage 1 ist richtig
☐ D) Nur die Aussagen 2 und 4 sind richtig
☐ E) Alle Aussagen sind richtig

294. Was ist eine Epidemie?

☐ A) Stark gehäuftes Vorkommen einer Erkrankung
☐ B) Ständiges Vorkommen einer Erkrankung in einem bestimmten Gebiet
☐ C) Ausbreitung über Länder und Kontinente
☐ D) Tödlichkeit einer bestimmten Erkrankung
☐ E) Verseuchung eines Gebietes über mehrere Jahre

Prävalenz : Krankheitshäufigkeit

Endemie

spricht man, wenn Fälle einer Krankheit in einer bestimmten Population o. begrenzten Region fortwährend gehäuft auftreten.

Covid-19 wird wahrscheinlich von Pandemie in Endemie übergeht: bedeutet, dass eine Erkrankung regelmäßig auftritt, und die Zahl der Infizierten durchgehend relativ konstant ist.

Antwort 293

▶ Die Lösung **B** ist richtig.

Bei der chemischen Desinfektion wird unterschieden in Hautdesinfektion, Händedesinfektion, chirurgische Händedesinfektion und Flächendesinfektion

Die *Flächendesinfektion* wird bei verunreinigten Arbeitsplatten und Fußböden eingesetzt: Aufsprühen von Flächendesinfektionsmitteln und Abwischen mit Haushaltshandtuch. Praxisböden werden immer mit der 2-Eimer-Methode behandelt (in einem Eimer die Desinfektionslösung und der andere zum Ausdrücken des benutzten Mops).

Hautdesinfektion beim Patienten mit 80%igem Äthylalkohol oder 70%igem Isopropylalkohol oder mit anderen zugelassenen Desinfektionsmitteln (Wisch- oder Sprühmethode).

Händedesinfektion mit 80%igem Äthylalkohol oder 70%igem Isopropylalkohol oder mit anderen zugelassenen Desinfektionsmitteln und dann (falls erforderlich) mit Wasser und Seife (nie umgekehrt)

Chirurgische Händedesinfektion: Vernichtung tiefer sitzender Keime (z. B. in Haarbälgen und Schweißdrüsen); Hände und Unterarme (bis Ellenbogen) mit Seife und Wasser 2 Minuten gründlich waschen, dann zwei mal 2,5 Minuten mit dem entsprechendem Desinfektionsmittel einreiben.

Antwort 294

▶ Die Lösung **A** ist richtig.

Epidemie = gehäuftes Auftreten einer Infektionskrankheit zu einer bestimmten Zeit und in einem bestimmten Gebiet.

Zu B: Ständiges Vorkommen einer Erkrankung in einem bestimmten Gebiet → Endemie

Zu C: Ausbreitung über Länder und Kontinente → Pandemie

Zu D: Tödlichkeit einer bestimmten Erkrankung → Letalität

Zu E: Verseuchung eines Gebietes über mehrere Jahre → Endemie

Population: Gruppe v. Individuen der selben Art u. Rasse.

Epidemie

entstehende Erkrankung verbreitet sich eine Zeit lang rasant innerhalb eines begrenzten Gebietes; meist virale / bakterielle Infektionen Dengue Fieber / Ebola Cholera Typhus

Pandemie

Länder / Kontinent übergreifende Infektionskrankheit

11.1 Allgemeine Infektionslehre

295. Welche Aussage über Viren ist richtig?

1. Sie benötigen zur Vermehrung keine Wirtszelle
2. Sie haben einen eigenen Stoffwechsel
3. Sie sind empfindlich auf Antibiotika
4. Sie sind kultivierbar auf Nährboden
5. Sie sind opportunistische Krankheitserreger

- ☐ A) Nur die Aussagen 1, 2 und 3 sind richtig
- ☐ B) Nur die Aussagen 1 und 5 sind richtig
- ☐ C) Nur die Aussage 2, 3 und 4 sind richtig
- ☐ D) Nur die Aussagen 3 und 5 sind richtig
- ☐ E) Keine Aussage ist richtig

296. Was versteht man unter Grobdesinfektion bei der Sterilisation?

- ☐ A) Heißluft 30min bei 180°C
- ☐ B) Dampfdruck 20min bei 120°C und 1 atü
- ☐ C) Dampfdruck 5min bei 134°C und 2 atü
- ☐ D) Einlegen der Instrumente in 10%ige Desinfektionslösung
- ☐ E) Waschen und Bürsten der Instrumente unter fließendem Wasser

297. Was stimmt für die Dampfdrucksterilisation?

1. 30 min bei 180° C
2. 20 min bei 120° C und 1 atü
3. 5 min bei 134° C und 2 atü
4. Wird im wesentlichen benutzt für Glas, Keramik und Metall
5. Wird im wesentlichen benutzt für Textilien, Gummi und Instrumente

- ☐ A) Nur die Aussagen 1, 2 und 5 sind richtig
- ☐ B) Nur die Aussagen 1, 3 und 4 sind richtig
- ☐ C) Nur die Aussage 2 und 4 sind richtig
- ☐ D) Nur die Aussagen 2, 3 und 5 sind richtig
- ☐ E) Nur die Aussagen 3 und 4 sind richtig

Antwort 295

▶ Die Lösung **E** ist richtig.

Viren sind nur mit dem Elektronenmikroskop sichtbare Krankheitserreger. Sie besitzen keinen Stoffwechsel, nur eine genetische Information in Form von DNS oder RNS. Die Virus-DNS wird in das Erbgut der Wirtszelle eingebaut und veranlaßt diese nun massenhaft Viren herzustellen. Es gibt keine direkte Medizin gegen Viren, der Körper muß alleine damit fertig werden (Antikörperbildung, Phagozytose, Komplementbildung, T-Killerzellen, Interferon).

Zu 1: Viren leben obligat intrazellulär, ohne Wirtszelle ist keine Vermehrung möglich

Zu 2: Viren haben keinen eigenen Stoffwechsel

Zu 3: Bakterien sind empfindlich auf Antibiotika

Zu 4: Da Viren keinen Stoffwechsel haben und somit nicht „leben“, können sie auch nicht gezüchtet werden

Zu 5: Opportunistische Krankheitserreger (opportunistisch = gute Gelegenheit) sind Erreger, die vorwiegend bei geschwächter Immunlage infektiös sind (z. B. Pilze)

obligatorisch = vorgeschrieben, verbindlich

Antwort 296

▶ Die Lösung **D** ist richtig.

Beim Sterilisationsverfahren sind 6 Arbeitsschritte zu beachten: 1. Grobdesinfektion: Einlegen der Instrumente in 10%ige Desinfektionslösung direkt nach Gebrauch für ca. 2 Std.;
2. Feindesinfektion: Waschen und Bürsten der Instrumente unter fließendem Wasser (spült Eiter und Blutreste weg); 3. Abtrocknen und in den Sterilisator legen; 4. Aufwärmzeit ca. 30 min;
5. Sterilisation: Je nach Verfahren (Heißluft 30min bei 180°C, Dampfdruck 20min bei 120°C und 1 atü oder 5min bei 134°C und 2 atü);
6. Abkühlzeit: Ca. 60 Minuten

Antwort 297

▶ Die Lösung **D** ist richtig.

Arbeitstemperatur bei der Dampfdrucksterilisation: 20min bei 120°C und 1 atü oder 5min bei 134°C und 2 atü.

Heißluftsterilisation: trockene Hitze für Glas, Keramik und Metall.

Autoklav: feuchte Hitze für Textilien, Gummi und Instrumente.

Autoklav ist eine Mischung aus Vakuum, Dampf und Hitze
Autoklav entspricht den NEN-Normen.

Sterilisation: nur trockene Hitze

11.1 Allgemeine Infektionslehre

298. Die Diphtherie-Impfung wird schulmedizinisch nicht mehr empfohlen
weil
eine Angina mit Diphtherieverdacht heute chemotherapeutisch gut behandelt werden kann.

- ☐ A) Beide Aussagen und die Verknüpfung sind richtig
- ☐ B) Nur beide Aussagen sind richtig
- ☐ C) Nur die erste Aussage ist richtig
- ☐ D) Nur die zweite Aussage ist richtig
- ☐ E) Keine der Aussagen sind richtig

11.2 Spezielle Infektionslehre

299. Wie heißt der Erreger der infektiösen Mononukleose?

- ☐ A) Plasmodium
- ☐ B) Epstein-Barr-Virus
- ☐ C) Variola Virus
- ☐ D) Betahämolysierende Streptokokken der Gruppe A
- ☐ E) Borrelia burgdorferi

Antwort 298

▶ Die Lösung **E** ist richtig.

Gemeine Frage, die richtige medikamentöse Therapie fällt nun wirklich nicht unter die Sorgfaltspflicht der Heilpraktiker (Ausnahme im Notfall), außerdem fällt Diphtherie unter das Behandlungsverbot!

Diphtherie (Meldepflicht bei E+T) = Akute Lokalinfektionskrankheit, verursacht durch Corynebakterium diphtheriae über Tröpfcheninfektion.

Unterscheidung: 1. Nasendiphtherie (vor allem bei Kleinkindern: blutiger Schnupfen);

2. Rachendiphtherie (Tonsillardiphtherie: grau-weiße Pseudomembran, nicht abwischbar, süßlicher Geruch);

3. Kehlkopfdiphtherie (echter Krupp, Erstickungsgefahr);

4. Progrediente Diphtherie (Übergreifen auf Luftröhre und Lunge mit ernster Prognose);

5. Toxische Diphtherie (toxische Erscheinungen stehen im Vordergrund: *Cäsarenhals* = geschwollener Hals durch vergrößerte Lymphknoten, Myokarditis, Herzinsuffizienz, Nierenversagen, Schock, Lähmungen u. a.)

Zu Aussage 1: Empfohlene Impfungen: Diphtherie, Keuchhusten, Tetanus, Poliomyelitis, Hepatitis B, Hämophilus influenza Typ B, Masern, Mumps und Röteln

Zu Aussage 2: Chemotherapeutika: Antibiotika, Antimyotika, Antituberkulotika, Mittel gegen Parasiten, Zytostatika. Behandlung der Diphtherie schon bei Verdacht mit humanem Diphtherieantitoxin. Die Problematik der Diphtherie besteht bei toxischen Verläufen. Antibiotika wirken nicht gegen das Diphtherietoxin.

Antwort 299

▶ Die Lösung **B** ist richtig.

Zu A: Plasmodium: Erreger (Protozoen) der Malaria (Meldepflicht E+T)

Zu B: Epstein-Barr-Virus: Erreger des Pfeiffer-Drüsenfiebers = Mononukleose (keine Meldepflicht, kein Behandlungsverbot)

Zu C: Variola Virus: Erreger der Pocken (Meldepflicht V+E+T)

Zu D: Betahämolysierende Streptokokken der Gruppe A: Pharyngitis, Otitis media, Scharlach, Erysipel, rheumatisches Fieber und Glomerulonephritis als Folgeerscheinung

Zu E: Borrelia burgdorferi = Erreger der Lyme-Borreliose (keine Meldepflicht, kein Behandlungsverbot)

11.2 Spezielle Infektionslehre

300. Welcher Erreger verursacht Soor?

☐ A) Echinokokkus
☐ B) Candida albicans
☐ C) Morbilli-Virus
☐ D) Bacillus anthracis
☐ E) Bordetella pertussis

301. Wie sind die typischen Symptome einer bakteriellen Meningitis?

1. Fieber
2. Kopfschmerzen
3. Nackensteifigkeit
4. Brudzinski-Zeichen positiv
5. Doppelbilder sehen

☐ A) Nur die Aussagen 1, 2, 3 und 4 sind richtig
☐ B) Nur die Aussagen 1, 3 und 4 sind richtig
☐ C) Nur die Aussagen 1, 3 und 4 sind richtig
☐ D) Nur die Aussagen 2, 3 und 5 sind richtig
☐ E) Nur die Aussagen 3 und 5 sind richtig

Antwort 300

▶ Die Lösung **B** ist richtig.

Zu A: Echinokokkus: Erreger der Echinokokkose, Infektion des Menschen durch Eier vom Hunde- bzw. Fuchsbandwurm

Zu B: *Candida albicans:* Erreger der Candida-Mykosen, begünstigt durch anhaltende Immunschwäche, Diabetes mellitus, Alkoholkrankheit, schwere Erkrankungen, lang anhaltende medikamentöse Therapie, feuchtes Milieu

Zu C: Morbilli-Virus: Erreger der Masern

Zu D: Bacillus anthracis: Erreger des Milzbrandes

Zu E: Bordetella pertussis: Erreger des Keuchhustens

Antwort 301

▶ Die Lösung **A** ist richtig.

Symptomatik der Meningitis: Fieber, Bewußtseinsstörungen, Krämpfe, evtl. Stauungspapille, starke Kopfschmerzen, Lichtempfindlichkeit, Nackensteifigkeit, Opisthotonus (krampfartige Überstreckung von Kopf und Rücken), Brudzinski-Zeichen (reflektorische Beugung der Beine bei passivem Vorbeugen des Kopfes), Kernig-Zeichen (passive Streckung der gebeugten Knie bei ebenfalls gebeugten Hüftgelenken gelingt nicht), Lasegue-Zeichen (nur beidseitig!), Kahnbauch (aktive Einziehung der Bauchmuskulatur), Kniekußphänomen (Unmöglichkeit bei angewinkelten Beinen die Knie mit dem Mund zu berühren), Dreifußzeichen (freies Sitzen ohne das Aufstützen mindestens eines Armes ist nicht möglich), Jagdhundstellung (Streckstellung des Nackens und Rückens bei angezogenen Beinen

Zu 5: Doppelbilder sehen (Diplopie) bei Augenmuskellähmungen, z. B. bei Multipler Sklerose, Vergiftungen (z. B. Botulismus) und Hirndrucksteigerung (z. B. Apoplex). Der einzelne oder kombinierte Ausfall vom III., IV. und VII. Hirnnerv oder deren Kerngebiete führt zum paralytischen Strabismus. Der Patient sieht nebeneinander stehende Doppelbilder.

11.2 Spezielle Infektionslehre

302. Was stimmt für die Diphtherie?

1. Kann nur mit Antibiotika geheilt werden
2. Ist serologisch nachweisbar
3. Ist eine Viruserkrankung
4. Kann zu Herz-Kreislaufversagen führen
5. Leukozytose mit Linksverschiebung

- ☐ A) Nur die Aussagen 1, 2 und 3 sind richtig
- ☐ B) Nur die Aussagen 1, 3, und 4 sind richtig
- ☐ C) Nur die Aussagen 2 und 5 sind richtig
- ☐ D) Nur die Aussagen 4 und 5 sind richtig
- ☐ E) Alle Aussagen sind richtig

Mumps

303. Welche Komplikation kann typischerweise durch die epidemische Parotitis entstehen?

1. Entzündung des Hodens
2. Entzündung des Pankreas
3. Entzündung der Augen
4. Entzündung der Nieren

- ☐ A) Nur die Aussagen 1 und 2 sind richtig
- ☐ B) Nur die Aussagen 1, 2, und 3 sind richtig
- ☐ C) Nur die Aussage 1 ist richtig
- ☐ D) Nur die Aussagen 1, 2 und 4 sind richtig
- ☐ E) Alle Aussagen sind richtig

304. Welche Symptome können Sie typischerweise bei einer Tuberkulose erwarten?

1. Schwitzneigung, besonders nachts
2. Über Wochen bestehende subfebrile Temperaturen
3. Gewichtsabnahme ohne erkennbaren Grund
4. Mittlere BSG-Erhöhung über längere Zeit
5. Juckreiz

- ☐ A) Nur die Aussagen 1, 2, 3 und 4 sind richtig
- ☐ B) Nur die Aussagen 1, 2 und 3 sind richtig
- ☐ C) Nur die Aussagen 1, 3 und 4 sind richtig
- ☐ D) Nur die Aussagen 1, 2 und 4 sind richtig
- ☐ E) Alle Aussagen sind richtig

Antwort 302

▶ Die Lösung **D** ist richtig.

Diphtherie (Meldepflicht bei E+T) = Akute Lokalinfektionskrankheit, verursacht durch Corynebakterium diphtheriae über Tröpfcheninfektion.

Unterscheidung: 1.Nasendiphtherie (vor allem bei Kleinkindern: blutiger Schnupfen);

2. Rachendiphtherie (Tonsillardiphtherie: grau-weiße Pseudomembran, nicht abwischbar, süßlicher Geruch); 3. Kehlkopfdiphtherie (echter Krupp, Erstickungsgefahr); 4. Progrediente Diphtherie (Übergreifen auf Luftröhre und Lunge mit ernster Prognose); 5. Toxische Diphtherie (toxische Erscheinungen stehen im Vordergrund: *Cäsarenhals* = geschwollener Hals durch vergrößerte Lymphknoten, Myokarditis, Herzinsuffizienz, Nierenversagen, Schock, Lähmungen u. a.)

Die Diagnostik erfolgt über den Rachen- Nasenabstrich.

Zu 1: Natürlich wird mit Penicillin behandelt, allerdings wird schon bei Diphtherieverdacht mit Diphtherieantitoxin behandelt.

Zu 3: Der Erreger ist das Corynebakterium diphtheriae, also kein Virus. Wer das gewußt hat, mußte die Aussage 1 auch rausnehmen

Antwort 303

▶ Die Lösung **A** ist richtig.

Epidemische Parotitis = Mumps (keine Meldepflicht, aber Behandlungsverbot), Erreger: Mumps-Virus

Bei Mumps sind Jungen häufiger betroffen.

Komplikationen: Pankreatitis (Aufbau der Ohr- und der Bauchspeicheldrüse sehr ähnlich), Entzündung der Hoden = Orchitis (bei Jungen nach der Pubertät), Meningitis

Antwort 304

▶ Die Lösung **A** ist richtig.

Tuberkulose ist meldepflichtig bei E+T. Bei der Infektion mit Tuberkulosebakterien kann es zu folgenden, sehr uncharakteristischen Symptomen kommen: Subfebrile Temperaturen, Nachtschweiß, Gewichtsverlust, Leistungsminderung, Husten mit evtl. Auswurf, evtl. Brustschmerz, Pleuritis exsudativa, Entzündungszeichen im Blut. Diese Symptome können allerdings auch völlig fehlen.

Zu 5: Juckreiz ist bei der Tbc nicht zu erwarten

305. Welche Aussagen stimmen für den Hefepilz (Candida albicans)?

1. Er ist in der Regel harmlos und findet sich bei vielen gesunden Menschen
2. Führt bei Pathogenität im Gastrointestinaltrakt zu wäßrigen Durchfällen
3. Führt bei Pathogenität bevorzugt an Haut und Schleimhäuten zu Infektionen
4. Wird mit Antibiotika behandelt
5. Ist obligat pathogen

☐ A) Nur die Aussagen 1, 2, 3 und 4 sind richtig
☐ B) Nur die Aussagen 1, 2 und 3 sind richtig
☐ C) Nur die Aussagen 1, 3 und 5 sind richtig
☐ D) Nur die Aussagen 2 und 3 sind richtig
☐ E) Alle Aussagen sind richtig

306. Wodurch besteht bei Hepatitis A die größte Übertragungsgefahr?

1. Durch verunreinigte Nahrungsmittel und Trinkwasser
2. Schmierinfektion
3. Durch verunreinigte Muscheln
4. Durch sexuellen Kontakt
5. Durch Blut verunreinigte Gegenstände

☐ A) Nur die Aussagen 1, 2, 3 und 4 sind richtig
☐ B) Nur die Aussagen 1, 2, und 3 sind richtig
☐ C) Nur die Aussagen 1 und 2 sind richtig
☐ D) Nur die Aussage 1 ist richtig
☐ E) Alle Aussagen sind richtig

Antwort 305

▶ Die Lösung **B** ist richtig.

Candida albicans findet sich bei vielen gesunden Menschen auf Haut und Schleimhäuten. Sie sind fakultativ pathogen für den Menschen, d. h. sie verursachen nur Erkrankungen bei abgeschwächter Immunlage

Zu 4: Antibiotika stammt von Pilzen, Therapie bei Mykosen: *Antimyotika*

Zu 5: Obligat pathogene Erreger verursachen Krankheitserscheinungen unabhängig von der individuellen Abwehrlage

Antwort 306

▶ Die Lösung **B** ist richtig.

Die Übertragung bei der Hepatitis A erfolgt durch Kontakt mit verunreinigtem Wasser sowie Nahrungsmitteln, vor allem rohe Meeresfrüchte; eine sexuelle oder parenterale Übertragung ist möglich, aber selten.

Hepatitis-A: Inkubationszeit 10–40 Tage; Übertragung fäkal-oral (Meeresfrüchte); keine chronischen und fulminanten Verläufe; kein Karzinomrisiko, verläuft häufig anikterisch

Hepatitis-B: Inkubationszeit 30–180 Tage; Übertragung parenteral, sexuell, perinatal; chronische (10%) und fulminante (sehr selten) Verläufe sind möglich; Karzinomrisiko

Hepatitis-C: Inkubationszeit 10–150 Tage; Übertragung parenteral, sexuell; chronische (50%) und fulminante Verläufe sind (1%) möglich; Karzinomrisiko

Hepatitis-D: Inkubationszeit 30–180 Tage; Übertragung parenteral, benötigt den Hepatitis-B-Virus; chronische (90%) und fulminante Verläufe sind (2%) möglich; Karzinomrisiko

Hepatitis-E: Inkubationszeit 15–60 Tage; Übertragung fäkal-oral; keine chronischen Verläufe, aber fulminante (10%) möglich; kein Karzinomrisiko; Vorkommen außerhalb Europas

Zu 2: Definition von Schmierinfektion: Verschmieren infektiösen Materials wie Sputum, Eiter, Urin und Kot auf andere Körperteile, bzw. dessen orale Aufnahme

11.2 Spezielle Infektionslehre

307. Welche Infektion ist nicht durch Viren bedingt?

- ☐ A) Poliomyelitis
- ☐ B) Mumps
- ☐ C) Röteln
- ☐ D) Toxoplasmose
- ☐ E) Masern

308. Kreuzen Sie den richtigen Infektionsweg bei Krätze an!

- ☐ A) Tröpfcheninfektion
- ☐ B) Schmierinfektion
- ☐ C) Fäkal-oral
- ☐ D) Über Geschlechtsverkehr
- ☐ E) Parenteral durch Stechmücken

309. Ein jugendlicher Patient klagt seit einigen Tagen über anhaltendes Fieber, starke Kopfschmerzen und Durchfall. Welche Diagnose ist am wenigsten wahrscheinlich?

- ☐ A) Typhus abdominalis
- ☐ B) Virale Gastroenteritis
- ☐ C) Botulismus
- ☐ D) Bakterienruhr

s. Ergänzungsheft

Antwort 307

▶ Die Lösung **D** ist richtig.

Einfache Frage, wenn man gewußt hat, was *Toxoplasmen* sind. Sie gehören zu den Protozoen (tierische Einzeller). Im BSG werden nur 2 Erkrankungen erwähnt, die durch Protozoen verursacht werden, angeborene Toxoplasmose und Malaria (Plasmodien).

Zu A: Poliomyelitis: Zu melden bei V+E+T

Zu B: Mumps: Keine Meldepflicht, aber Behandlungsverbot (BSG §45)

Zu D: Die angeborene Toxoplasmose ist bei E+T zu melden

Zu C: Röteln: Keine Meldepflicht, aber Behandlungsverbot (BSG §45)

Zu E: Masern: Zu melden bei Tod

s. Ergänzungsheft

Antwort 308

▶ Die Lösung **D** ist richtig.

Krätze (Scabies) ist eine Infektionskrankheit der Haut; nicht meldepflichtig aber Behandlungsverbot (BSG § 45); Erreger sind Krätzmilben (Spinnentiere); Übertragung geschieht direkt durch z. B. Geschlechtsverkehr oder indirekt durch z. B. Wäsche- oder Kleidungsstücke; Symptomatik: stark quälender Juckreiz (v.a. nachts, durch die Bettwärme), Exanthem mit Papeln, Pusteln, Bläschen und Kratzspuren; Lokalisation: zwischen den Fingern, Beugeseite der Handgelenke, Achsel-Brust-Bereich und Genitalbreich (Rücken und Kopf sind meist frei)

s. Ergänzungsheft

Antwort 309

▶ Die Lösung **C** ist richtig.

Am wenigsten wahrscheinlich ist die Erkrankung Botulismus, hier kann das über Tage anhaltende Fieber nicht stimmen.

Zu A: Typhus abdominalis: treppenförmiger Fieberanstieg dann Kontinua-Fieber, Benommenheit und Bewußtseinstrübung, erst Verstopfung, dann erbsenbreiartige Durchfälle, wenige Roseolen auf der Bauchhaut, Typhuszunge lederartig (grau-gelb belegt), relative Bradykardie, Leukopenie, Milzvergrößerung, i. d. R. keine Exsikkose

Zu B: Virale Gastroenteritis: Durchfälle, Koliken, Übelkeit und Erbrechen, Fieber

Zu C: Botulismus: Meldepflicht bei V+E+T, Intoxikation, Lähmungserscheinungen beginnend vom Kopf nach unten ausbreitend (Sehstörungen: doppelt und verschwommenes Sehen, Schluckbeschwerden und Sprechstörungen, später Atemlähmung), gastrointestinale Symptome nur in $^1/_3$ der Fälle, kein Fieber

Zu D: Bakterienruhr (Shigellenruhr): Fieber, Koliken, Tenesmen, schleimig-blutige Stühle, Exsikkose-Zeichen

11.2 Spezielle Infektionslehre

neu s. Ergänzungsheft

310. Was stimmt für die Shigellenruhr?

1. Die Shigellenruhr ist als Ausscheider zu melden
2. Die Shigellenruhr ist eine Lokalinfektionskrankheit des Magen-Darmtraktes
3. Die Shigellenruhr hat blutig-schleimig-eitrige Durchfälle
4. Die Shigellenruhr hat eine Inkubationszeit von ca. 2–7 Tagen
5. Die Shigellenruhr ist durch Tröpfcheninfektion übertragbar

☐ A) Nur die Aussagen 1, 2 und 3 sind richtig
☐ B) Nur die Aussagen 1, 2 und 5 sind richtig
☐ C) Nur die Aussagen 1, 3 und 4 sind richtig
☐ D) Nur die Aussagen 2 und 4 sind richtig
☐ E) Nur die Aussagen 3 und 4 sind richtig

311. Ein Patient klagt seit einigen Tagen über hohes Fieber, Kopfschmerzen und breiigen Durchfall. Welche Erkrankung können Sie ausschließen?

☐ A) Enteritis infectiosa
☐ B) Shigellenruhr
☐ C) Typhus
☐ D) Paratyphus
☐ E) Cholera

Antwort 310

▶ Die Lösung **C** ist richtig.

Die Shigellenruhr ist eine geschwürige Lokalinfektion des Dickdarms (in 1/3 der Fälle auch des Dünndarms); meldepflichtig bei V+E+T; Erreger: Shigellen; Inkubationszeit: 2–7 Tage (wenige Stunden bis wenige Tage); Übertragung: Fäkal-oral, infiziertes Wasser und Nahrungsmittel (Erkrankung der Not- und Kriegszeiten)

Symptomatik: Leitsymptom → schleimig-blutig-eitrige Durchfälle, Fieber, Koliken, Tenesmen, Exsikkose-Zeichen

Zu 1: Die Shigellenruhr ist als Ausscheider zu melden: BSG § 3 Abs. 4: Zu melden ist jeder Ausscheider von Cholera-Vibrionen, Salmonellen und Shigellen

s. Ergänzungsheft

Ausscheider:
→ Cholera Vibrionen
→ Salmonellen
→ Shigellen

Antwort 311

▶ Die Lösung **E** ist richtig.

Exsikkose-Zeichen sind in dem Fallbeispiel nicht erwähnt worden, also kann es sich nicht um Cholera handeln. außerm Untertemp.

Zu A: Enteritis infectiosa: Breiige Durchfälle (später zunehmend wäßriger), Fieber, Koliken, Übelkeit und Erbrechen

Zu B: Shigellenruhr: Fieber, Koliken, Tenesmen, schleimig-blutige Stühle, Exsikkose-Zeichen

Zu C: Typhus: Kontinua-Fieber, Benommenheit, erbsenbreiartige Durchfälle, Roseolen auf der Bauchhaut, Typhuszunge, relative Bradykardie, Leukopenie, Milzvergrößerung

Zu D: Paratyphus: Unterschied zum klinischen Bild des Typhus: Geringeres Krankheitsgefühl, Durchfälle sind zahlreicher, Roseolen sind nicht nur auf dem Bauch zu finden, keine Leukopenie sondern Leukozytose

Zu E: Cholera: Je nach Verlauf unterschiedliche Schweregrade, reiswasserähnliche Durchfälle, Exsikkose-Zeichen

11.2 Spezielle Infektionslehre

312. Was stimmt für die Cholera?

1. Es handelt sich um eine akute Kolitis
2. Es handelt sich um eine Intoxikation
3. Typisch für die Cholera ist der reiswasserähnliche Stuhl
4. Typisch für die Cholera sind die erbsenbreiförmigen Durchfälle
5. Bei schweren Verläufen kann eine Untertemperatur vorliegen

☐ A) Nur die Aussagen 1, 2 und 3 sind richtig
☐ B) Nur die Aussagen 1, 3 und 5 sind richtig
☐ C) Nur die Aussagen 1, 4 und 5 sind richtig
☐ D) Nur die Aussagen 2, 3 und 5 sind richtig
☐ E) Nur die Aussagen 2, 4 und 5 sind richtig

313. Welche Aussage stimmt für die Lyme-Borreliose?

1. Der Erreger ist ein Bakterium
2. Übertragung durch Zecken
3. Kann zu einer Meningoenzephalitis führen
4. Kann Gelenke befallen
5. Erkrankung kommt in unseren Breitengraden nicht vor

☐ A) Nur die Aussagen 1 und 2 sind richtig
☐ B) Nur die Aussagen 1, 2, 3 und 4 sind richtig
☐ C) Nur die Aussagen 2, 3 und 4 sind richtig
☐ D) Nur die Aussagen 2, 3 und 5 sind richtig
☐ E) Alle Aussagen sind richtig

Antwort 312

▶ Die Lösung **D** ist richtig.

Cholera: Meldepflichtig bei V+E+T; Lokalinfektion des Dünndarms; fäkal-orale Übertragung; Toxine der Cholera-Vibrionen führen zur übermäßigen Wasserausscheidung mit Exsikkose-Zeichen.

s. Ergänzungsheft

Nur etwa 10% der Choleraverläufe sind schwerwiegend: Reiswasserartige Stühle, Übelkeit und Erbrechen, Durstgefühl, Untertemperatur (Volumenverlust), Choleragesicht (eingefallene Wangen und Augen), Heiserkeit (trockene Schleimhäute), sog. *Waschfrauenhände*, Wadenkrämpfe (Elektrolytmangel), Hypotonie, Oligurie oder Anurie; Komplikation: Hypovolämischer Schock, Nierenversagen, Kreislaufversagen, Dauerausscheider (BSG § 3 Abs. 4)

Zu 1: Es handelt sich um eine Enteritis, akute Kolitis bei der Shigellenruhr

Zu 4: Erbsenbreiartige Durchfälle sind typisch bei Typhus

Antwort 313

▶ Die Lösung **B** ist richtig.

s. Ergänzungsheft

Die *Lyme-Erkrankung* (erstmals in der Ortschaft Lyme in den USA beobachtet) steht nicht im BSG und daher besteht für den HP keine Meldepflicht und kein Behandlungsverbot.

Erreger ist ein Bakterium (Borrelia burgdorferi); Übertragung durch Zecken (Ixodes ricinus = Holzbock); Inkubationszeit: Tage bis Wochen. Die Symptomatik wird in Stadien eingeteilt (die Erkrankung muß nicht alle Stadien durchlaufen, kann auch in jedem Stadium erstmals auftreten):

1. Grippale Symptome, Auftreten eines Erythema migrans (Knötchen oder Fleck an der Zeckenbißstelle, wird zu einer großen rötlichen Effloreszenz, manchmal zentrale Aufhellung, juckt nicht)
2. Meningitis-Enzephalitis, Lyme-Arthritis (Mono- oder Oligoarthritis, häufig Knie- und Sprunggelenk), Myokarditis
3. chronische Hautveränderungen = Akrodermatitis chronica athrophicans (Atrophie des subkutanen Fettgewebes mit blaurötlicher Fältelung und ausgeprägter Venenzeichnung)

Zu 5: Die Lyme-Erkrankung kommt in Deutschland vor!

11.2 Spezielle Infektionslehre

neu s. Ergänzungsheft

314. Was trifft für die Legionellose (Legionärskrankheit) zu?

1. Wird hauptsächlich innerhalb größerer Menschenmengen übertragen (ähnlich wie die Grippe)
2. Kann grippeähnliche Symptome hervorrufen
3. Wurde das erste Mal bei einer Zusammenkunft von Legionären des Kaisers Augustus beschrieben
4. Ist nach § 3 des BSG meldepflichtig
5. Wird hauptsächlich durch Aerosole übertragen

☐ A) Nur die Aussagen 1 und 2 sind richtig
☐ B) Nur die Aussagen 1, 2 und 3 sind richtig
☐ C) Nur die Aussagen 2 und 5 sind richtig
☐ D) Nur die Aussagen 3 und 4 sind richtig
☐ E) Alle Aussagen sind richtig

315. Welche Infektionskrankheit wird im Normalfall von Mensch zu Mensch übertragen?

☐ A) Tetanus
☐ B) Botulismus
☐ C) Malaria
☐ D) Meningitis
☐ E) Trichinose

Antwort 314

▶ Die Lösung **C** ist richtig.

Erstmals 1976 bei einem Treffen von Kriegsveteranen und Legionären in Philadelphia/USA beschrieben. Die Erkrankung kann epidemisch oder sporadisch auftreten, zählt zu den opportunistischen Erkrankungen und führt zu einer atypischen Pneumonie. Erreger sind Legionellen (Stäbchenbakterien); Übertragung durch Inhalation infizierter Aerosole (flüssige Schwebstoffe) aus Wasseranlagen (Klimaanlagen, Duschköpfe, Warmwasseranlagen u. a.)

Symptomatik: Allgemeines Krankheitsgefühl mit Glieder-, Kopf- und Muskelschmerzen, hohes Fieber, Husten, Thoraxschmerz, evtl. gastrointestinale Beschwerden. Komplikation: Akutes Nierenversagen, Letalität 15–20%

Zu 1: Hauptsächlich sind Patienten mit Abwehrschwäche betroffen

Zu 4: Die Legionellose *steht nicht im BSG*. Das sollte man mindestens gewußt haben

Zu 5: Wird hauptsächlich durch Aerosole übertragen: Vorsicht: nicht verwechseln mit Tröpfcheninfektion (durch Husten oder Niesen eines Infizierten ausgestoßene kleinste Tröpfchen übertragen die Infektion)

Antwort 315

▶ Die Lösung **D** ist richtig.

Zu A: Tetanus: Übertragung meist über Wunden durch verunreinigte Erde

Zu B: Botulismus: Übertragung durch verdorbene Lebensmittel

Zu C: Bei Malaria ist der Überträger die Anopheles-Mücke

Zu D: Meningitis: Bei der Meningokokken-Meningitis ist der Mensch das einzige Erregerresorvoir; Übertragung durch Tröpfcheninfektion

Zu E: Trichinose: Wurmerkrankung des Menschen, Übertragung durch Verzehr von ungenügend gekochtem Schweinefleisch

11.2 Spezielle Infektionslehre

316. Welche Aussage über die Lues ist richtig?

☐ A) Die Immunität bei Lues ist lebenslang
☐ B) Die Immunität bei Lues beträgt ca. 30 Jahre
☐ C) Die Immunität bei Lues beträgt nur ein paar Jahre
☐ D) Die Immunität bei Lues beträgt nur ein paar Monate
☐ E) Es besteht keine Immunität bei Lues

317. Welche Aussagen über die Gonorrhö sind richtig?

1. Führt zu einem schmerzlosen, harten Geschwür
2. Die Erreger der Gonorrhö sind Chlamydien
3. Arthritis kann eine Spätkomplikation sein
4. Am Anfang steht die Infizierung des Harnleiters
5. Kann typischerweise in drei Stadien verlaufen

☐ A) Nur die Aussagen 1, 2, 3 und 4 sind richtig
☐ B) Nur die Aussagen 1 und 5 sind richtig
☐ C) Nur die Aussagen 2, 3 und 4 sind richtig
☐ D) Nur die Aussagen 3 und 4 sind richtig
☐ E) Nur Aussage 3 ist richtig

Antwort 316

▶ Die Lösung **E** ist richtig.

Lues = Syphilis, steht im Gesetz zu Bekämpfung der Geschlechtskrankheiten (für HP **Behandlungsverbot**); angeborener Lues im BSG §3 Abs. 2 erwähnt (Meldepflicht bei E+T); wird vom Arzt namenlos gemeldet (Therapieverweigerer müssen mit Namen gemeldet werden); Erreger Treponema pallidum; Inkubationszeit 2–3 Wochen

Primärstadium: Harter Schanker (Primäraffekt) = Ulkus durum, schmerzloses Geschwür

Sekundärstadium: Kann sich nach 2 bis 3 Monaten nach Erstinfektion entwickeln. Vielfältige Symptomatik mit v.a. Hauterscheinungen (infektiös), generalisierter Lymphknotenschwellung und Allgemeinsymptomen, kann u.U. bis zu 5 Jahren anhalten

Tertiärstadium: Kann sich 5 bis 50 Jahre nach Erstinfektion entwickeln (keine Infektiosität mehr). Nekrotischer Zerfall der befallenen Gewebe mit nachfolgenden Substanzdefekten (alle Gewebe können befallen werden)

Bei der Lues besteht **keine Immunität!**

Antwort 317

▶ Die Lösung **E** ist richtig.

Gonorrhö – Tripper, häufigste bakterielle Geschlechtskrankheit; Erreger: Neisseria gonorrhoeae; Inkubationszeit: 2 bis 7 Tage; Symptomatik ist häufig asymptomatisch (Keimträger); beim Mann Symptome einer akuten Urethritis: schmerzhaftes Wasserlassen, Jucken und Brennen in der Harnröhre, eitriger Ausfluß („Bonjour-Tröpfchen"); bei der Frau eher geringer schleimig-eitriger Ausfluß; Komplikationen: Sterilität, reaktive Arthritis (meist Monoarthritis des Kniegelenks), Gonokokkensepsis, Endokarditis. Häufigste bakterielle Geschlechtskrankheit!

Zu 1: Führt zu einem schmerzlosen, harten Geschwür: → Lues

Zu 2: Die Erreger der Gonorrhö sind Chlamydien: **Falsch**, die Erreger sind gramnegative Diplokokken. Chlamydien leben obligat intrazellulär (können sich nur innerhalb der Wirtszelle vermehren = sog. *kleine Viren*)

Zu 4: Bei der Beantwortung von MC-Fragen bitte immer Konzentration! Ganz genau lesen! Am Anfang ist die Harnröhre infiziert und nicht der Harnleiter.

Zu 5: Kann typischerweise in drei Stadien verlaufen: → Lues

318. Welche Aussagen über die Shigellenruhr sind richtig?

1. Leitsymptom ist wasserartiger Durchfall
2. Es kann zum Erbrechen kommen
3. Es kommt zu Dickdarmgeschwüren
4. Die Inkubationszeit beträgt wenige Stunden bis wenige Tage
5. Typisch sind schmerzhafte Stuhlentleerungen

☐ A) Nur die Aussagen 1, 2, 4 und 5 sind richtig
☐ B) Nur die Aussagen 1, 2, 3 und 5 sind richtig
☐ C) Nur die Aussagen 1, 3 und 5 sind richtig
☐ D) Nur die Aussagen 2, 3, 4 und 5 sind richtig
☐ E) Nur die Aussagen 2, 3 und 4 sind richtig

319. Welche Aussagen über Botulismus sind richtig?

1. Botulismus führt zu einer akuten Gastroenteritis
2. Botulismus gehört zu den Zoonosen
3. Botulismus ist zu melden bei Verdacht, Erkrankung und Tod
4. Botulismus wird verursacht durch Staphylococcus aureus
5. Botulismus ist eine Lebensmittelvergiftung

☐ A) Nur die Aussagen 1, 3 und 5 sind richtig
☐ B) Nur die Aussagen 1, 4 und 5 sind richtig
☐ C) Nur die Aussagen 2, 3 und 5 sind richtig
☐ D) Nur die Aussagen 3 und 5 sind richtig
☐ E) Nur die Aussagen 3, 4 und 5 sind richtig

Antwort 318

▶ Die Lösung **D** ist richtig.

Shigellenruhr = Bakterienruhr, Dysenterie, Shigellose (Meldepflicht V+E+T); die Erreger sind Shigellen;
Inkubationszeit 2–7 Tage (wenige Tage); Übertragung: Fäkal-oral, infiziertes Wasser und Nahrungsmittel (Erkrankung der Not- und Kriegszeiten).
Symptomatik: Leitsymptom → schleimig-blutig-eitrige Durchfälle, Fieber, Koliken, Tenesmen, Exsikkose-Zeichen
Zu 1: Wasserartiger Durchfall stimmt eher für die Cholera

Antwort 319

▶ Die Lösung **D** ist richtig.

Botulismus: Meldepflicht bei V+E+T; Lebensmittelvergiftung, keine eigentliche Infektionskrankheit; Toxine blockieren die Synapsenübertragung: es kommt zu Lähmungen; der Erreger ist das Clostridium butolinum (Botulismustoxin **äußerst giftig**); die Inkubationszeit beträgt Stunden bis wenige Tage.
Symptomatik: Lähmungserscheinungen beginnend vom Kopf nach unten ausbreitend, Sehstörungen: doppelt und verschwommenes Sehen, Schluckbeschwerden und Sprechstörungen, später Atemlähmung, gastrointestinale Symptome nur in 1/3 der Fälle
1. Botulismus führt zu einer akuten Gastroenteritis: Die Aussage ist so nicht richtig. In erster Linie steht die Vergiftung, Entzündungserscheinungen fehlen häufig
Zu 2: Zoonosen sind Infektionskrankheiten, die von Tieren auf den Menschen übertragen werden können
Zu 4: Staphylococcus aureus in verdorbenen Lebensmitteln führt häufig zu Vergiftungserscheinungen, hat aber nichts mit Botulismus zu tun

11.2 Spezielle Infektionslehre

320. Welche Aussagen über Typhus abdominalis sind richtig?

1. Die Erreger sind Shigellen
2. Die Übertragung erfolgt typischerweise durch verseuchtes Schweinefleisch
3. Der Fieberverlauf ist typischerweise am Beginn langsam mit steigender Tendenz
4. Typhus hat anfangs typische Durchfälle
5. Trotz hohem Fieber besteht eine Bradykardie

☐ A) Nur die Aussagen 1, 3, 4 und 5 sind richtig
☐ B) Nur die Aussagen 1, 3 und 5 sind richtig
☐ C) Nur die Aussagen 2, 3 und 4 sind richtig
☐ D) Nur die Aussagen 3 und 5 sind richtig
☐ E) Nur die Aussagen 4 und 5

hier s. Ergänzungsheft

321. Welche Aussagen zur Cholera sind nicht richtig?

1. Die Inkubationszeit bei Cholera ist normal mehrere Wochen
2. Die Erreger sind betahämolysierende Streptokokken der Gruppe A
3. Es kommt zum Durchfall und Erbrechen
4. Die Übertragung kann auch über Meeresfrüchte erfolgen
5. Cholera ist meldepflichtig bei Erkrankung und Tod nach BSG § 3 Abs. 2

☐ A) Nur die Aussagen 1, 2 und 3 sind richtig
☐ B) Nur die Aussagen 1, 2 und 5 sind richtig
☐ C) Nur die Aussagen 2, 4 und 5 sind richtig
☐ D) Nur die Aussage 2 ist richtig
☐ E) Nur die Aussagen 3 und 4 sind richtig

S. Ergänzungsheft

Antwort 320

▶ Die Lösung **D** ist richtig.

Typhus abdominalis: Meldepflicht bei V+E+T; Ausscheider; Erreger Salmonella typhi; Inkubationszeit: 1 – 3 Wochen; die Übertragung ist fäkal-oral, infiziertes Trinkwasser oder Nahrungsmittel; zyklischer Infektionsverlauf – im Gegensatz zu Salmonellen-Enteritis, Cholera und Shigellenruhr.

Symptomatik: Fieberverlauf (ohne Antibiotika) in der ersten Woche treppenartiges Ansteigen, zweite bis dritte Woche Kontinua-Fieber und in der vierten lytische (langsame) Entfieberung, Benommenheit, erbsenbreiartige Durchfälle erst in der zweiten Krankheitswoche, anfangs häufig Verstopfung, Roseolen auf der Bauchhaut, Typhuszunge, relative Bradykardie, Leukopenie, Milzvergrößerung

Zu 1: Shigellen verursachen die Shigellenruhr

Zu 2: Die Übertragung erfolgt typischerweise durch verseuchtes Schweinefleisch bei Trichinose

Antwort 321

▶ Die Lösung **B** ist richtig.

Cholera: Meldepflichtig bei V+E+T; Lokalinfektion des Dünndarms mit Intoxikationserscheinungen (Toxine der Cholera-Vibrionen führen zur übermäßigen Wasserausscheidung mit Exsikkose-Zeichen);

Erreger: Cholera-Vibrionen; die Inkubationszeit beträgt wenige Stunden bis wenige Tage; Übertragung durch infiziertes Trinkwasser, Lebensmittel und Meeresfrüchte, fäkal-orale Übertragung.

Symptomatik: Reiswasserartige Stühle, Übelkeit und Erbrechen, Durstgefühl, Untertemperatur (Volumenverlust), Choleragesicht (eingefallene Wangen und Augen), Heiserkeit (trokkene Schleimhäute), sog. *Waschfrauenhände*, Wadenkrämpfe (Elektrolytmangel), Hypotonie, Oligurie oder Anurie.

11.2 Spezielle Infektionslehre

322. Welche Erkrankungen treten bei dem erworbenem Immundefektsyndrom auf?

1. Candidamykosen
2. Lymphknotenschwellungen
3. Kaposi-Sarkom
4. Pneumocystis-carinii-Pneumonie
5. Herpes zoster

☐ A) Nur die Aussagen 1, 2 und 3 sind richtig
☐ B) Nur die Aussagen 1, 3 und 5 sind richtig
☐ C) Nur die Aussagen 2, 3 und 5 sind richtig
☐ D) Nur die Aussagen 2, 3, 4 und 5 sind richtig
☐ E) Alle Aussagen sind richtig

323. Zu welcher Erregerart zählen Sie Candida albicans?

☐ A) Hefepilze
☐ B) Schimmelpilze
☐ C) Rickettsien
☐ D) Chlamydien
☐ E) Protozoen

324. Zum Krankheitsbild von Typhus abdominalis gehören folgende Symptome:

1. Milzschwellung
2. Tachykardie
3. Leukopenie
4. Leukozytose
5. Roseolen auf der Bauchhaut

☐ A) Nur die Aussagen 1, 2, 3 und 5 sind richtig
☐ B) Nur die Aussagen 1, 3 und 5 sind richtig
☐ C) Nur die Aussagen 1, 2, 4 und 5 sind richtig
☐ D) Nur die Aussagen 2 und 3 sind richtig
☐ E) Nur die Aussagen 2, 4 und 5 sind richtig

Antwort 322

▶ Die Lösung **E** ist richtig.

Erworbenes Immundefektsyndrom = AIDS =acquired immune deficiency syndrom

Die Erkrankung wird durch HIV verursacht (Human Immunodeficiency Virus: 3 Typen, bei uns meist HIV-1). HIV befällt u. a. die T-Helferzellen, die Folge sind opportunistische Erkrankungen. Symptomatik wird in vier Gruppen eingeteilt:

1. Akute HIV-Infektion mit mononukleoseähnlichem Krankheitsbild, tritt nur bei 20% der Infizierten auf;
2. Latenzphase, HIV-Antikörper positiv, sehr variable Dauer;
3. Lymphadenopathie-Syndrom (LAS), bei 50% der Infizierten auftretende Lymphknotenvergrößerung an mindestens zwei Stellen, meist Beschwerdefreiheit
4. AIDS-Vollbild: klinische Befunde von mehr als einem Monat (Fieber, Nachtschweiß, Gewichtsverlust, Diarrhö), opportunistische Erkrankungen.

Antwort 323

▶ Die Lösung **A** ist richtig.

Hefepilze befallen v.a. die Schleimhäute, bekanntester Vertreter = Candida albicans. Zu Candida-Mykosen kommt es vor allem bei Immunschwäche, Diabetes mellitus, Alkoholkrankheit, längerer Medikamenteneinnahme (z. B. Antibiotika, Zytostatika), schweren Erkrankungen oder Traumen, Schwangerschaft.

Zu C: Rickettsien können sich nur innerhalb der Wirtszelle vermehren (obligat intrazellulär). Infektionen im BSG, die durch Rickettsien verursacht werden: Fleckfieber und Q-Fieber

Zu D: Chlamydien sind auch obligat intrazellulär. Infektionen im BSG, die durch Chlamydien verursacht werden: Ornithose und Trachom

Zu E: Protozoen sind tierische Einzeller. Im BSG: Malaria (Plasmodien) und angeborene Toxoplasmose (Toxoplasma gondi)

Antwort 324

▶ Die Lösung **B** ist richtig.

Beim Typhus abdominalis befallen die Salmonellen das lymphatische Gewebe des Dünndarms (Peyersche Plaques). 1. Woche: Treppenförmiger Fieberanstieg, Appetitlosigkeit, Leukopenie, BSG mäßig erhöht; 2.-3. Woche: Kontinua-Fieber, typhöses Bild, Milzschwellung, relative Bradykardie, Geschwürsbildung in den Peyerschen Plaques, erbsenbreiähnlicher Durchfall, wenige Roseolen auf der Bauchhaut; 4. Woche: Langsamer (lytischer) Fieberabfall, Besserung des Allgemeinzustandes

325. Wie wird die Hepatitis-B im Normalfall übertragen?
1. Geschlechtsverkehr
2. Blut
3. Speichel
4. Urin
5. Von der Mutter auf das Kind

- ☐ A) Nur die Aussagen 1, 2, 3 und 4 sind richtig
- ☐ B) Nur die Aussagen 1, 2 und 5 sind richtig
- ☐ C) Nur die Aussagen 2, 3 und 4 sind richtig
- ☐ D) Nur die Aussagen 2 und 5 sind richtig
- ☐ E) Alle Aussagen sind richtig

326. Welche Aussage gilt für Masern?
- ☐ A) Herpes zoster
- ☐ B) Periorale Blässe
- ☐ C) Pseudomembran auf den Tonsillen
- ☐ D) Lymphknotenschwellungen am Nacken
- ☐ E) Koplik-Flecken

Antwort 325

▶ Die Lösung **B** ist richtig.

Die Übertragung der Hepatitis B-Viren (HBV) geschieht in der Regel durch Geschlechtsverkehr (50%) oder direkt über den Blutweg (parenteral, Blutkonserven, kontaminierte Instrumente). Die Übertragung des HBV von der Mutter auf das Kind (perinatale Übertragung) ist ohne weiteres möglich (gilt für die meisten Virusinfektionen). Die Übertragung bei der Hepatitis A erfolgt durch Kontakt mit verunreinigtem Wasser sowie Nahrungsmitteln, vor allem rohen Meeresfrüchten; eine sexuelle oder parenterale Übertragung ist möglich, aber selten.

Hepatitis-A: Inkubationszeit 10–40 Tage; Übertragung fäkal-oral (Meeresfrüchte); keine chronischen und fulminanten Verläufe; kein Karzinomrisiko

Hepatitis-B: Inkubationszeit 30–180 Tage; Übertragung parenteral, sexuell, perinatal; chronische (10%) und fulminante (sehr selten) Verläufe sind möglich; Karzinomrisiko

Hepatitis-C: Inkubationszeit 10–150 Tage; Übertragung parenteral, sexuell; chronische (50%) und fulminante Verläufe (1%) sind möglich; Karzinomrisiko

Hepatitis-D: Inkubationszeit 30–180 Tage; Übertragung parenteral, benötigt den Hepatitis-B-Virus; chronische (90%) und fulminante Verläufe (2%) sind möglich; Karzinomrisiko

Hepatitis-E: Inkubationszeit 15–60 Tage; Übertragung fäkal-oral; keine chronischen Verläufe, aber fulminante (10%) möglich; kein Karzinomrisiko; Vorkommen außerhalb Europas

Antwort 326

▶ Die Lösung **E** ist richtig.

Symptomatik der Masern: 1. Prodromalstadium (3–5 Tage), plötzlicher Beginn, Fieber mit Entzündungen der Atemwege („verheult - verrotzt - verquollen"), Konjunktivitis, Koplik-Flecken (kleine weiße Stippchen der Wangenschleimhaut); 2. Fieberfreies Intervall (1–2 Tage); 3. Exanthemstadium (Organstadium 3–4 Tage), beginnt hinter den Ohren und Gesicht, dann Ausbreitung über Rumpf und Extremitäten. Aussehen: erst kleinfleckig dann großfleckig, konfluierend (zusammenfließend) und leicht erhaben, Juckreiz ist untypisch.

• Die *Fleckgröße* bei den *Kinderkrankheiten* auswendig lernen: *Masern (großfleckig) > Röteln (mittelfleckig) > Scharlach (kleinfleckig)*

Zu A: Herpes zoster: gilt für Windpocken

Zu B: Periorale Blässe: gilt für Scharlach

Zu C: Pseudomembran auf den Tonsillen: gilt für Diphtherie

Zu D: Lymphknotenschwellungen am Hinterkopf: gilt für Röteln

11.2 Spezielle Infektionslehre

327. Welche Aussage gilt für die Gonorrhoe?

1. Der Arzt muß im Verdachtsfall melden
2. Der Arzt muß im Verdachtsfall nicht melden
3. Die Erreger sind Bakterien
4. Der Primärulkus (harter Schanker) ist schmerzlos
5. Kann zur Sterilität führen

☐ A) Nur die Aussagen 1, 3 und 5 sind richtig
☐ B) Nur die Aussagen 1, 4 und 5 sind richtig
☐ C) Nur die Aussagen 2, 3 und 5 sind richtig
☐ D) Nur die Aussagen 2 und 4 sind richtig
☐ E) Nur die Aussagen 3 und 5 sind richtig

neu s. Ergänzungsheft

328. Welche Aussage stimmt für die Tuberkulose?

1. Tuberkulose ist eine Viruserkrankung
2. Tuberkulose ist laut BSG meldepflichtig bei Verdacht, Erkrankung und Tod
3. Tuberkulose kann zu einer nassen Rippenfellentzündung führen
4. Tuberkulose kann in verschiedenen Organen vorkommen
5. Tuberkulose nimmt irgendwann immer einen letalen Ausgang

☐ A) Nur die Aussagen 1, 2, 3 und 4 sind richtig
☐ B) Nur die Aussagen 2, 3 und 5 sind richtig
☐ C) Nur die Aussagen 2 und 4 sind richtig
☐ D) Nur die Aussagen 3 und 4 sind richtig
☐ E) Alle Aussagen sind richtig

s. Ergänzungsheft

Antwort 327

▶ Die Lösung **C** ist richtig.

Gonorrhö = Tripper; Erreger: Neisseria gonorrhoeae; Inkubationszeit: 1 bis 3 Tage.

Symptomatik: Häufig asymptomatisch (Keimträger); beim Mann Symptome einer akuten Urethritis: schmerzhaftes Wasserlassen, Jucken und Brennen in der Harnröhre, eitriger Ausfluß („Bonjour-Tröpfchen“); bei der Frau: eher geringer, schleimig-eitriger Ausfluß; Komplikationen: Sterilität, reaktive Arthritis (meist Monoarthritis des Kniegelenks), Gonokokkensepsis, Endokarditis.

Häufigste bakterielle Geschlechtskrankheit.

Zu 1+2: Nicht verwirren lassen, Gonorrhö steht nicht im BSG. Der Arzt meldet im Erkrankungsfall ohne Namen, ist der Patient nicht therapiewillig, meldet er mit Namen.

Zu 4: Der Primärulkus (harter Schanker) ist schmerzlos, aber er gehört nicht zum Tripper, sondern zur Syphilis

Antwort 328

▶ Die Lösung **D** ist richtig.

Tuberkulose ist meldepflichtig bei E+T; Erreger: Mycobacterium tuberculosis; Inkubationszeit: 4–6 Wochen; Übertragung im wesentlichen durch Tröpfcheninfektion über die Atemwege (Mensch - Mensch).

Am häufigsten ist die **Primärtuberkulose**, die ihre Lokalisation meist in der Lunge hat und deren Verlauf entweder stumm oder sehr uncharakteristisch ist: Subfebrile Temperaturen, Nachtschweiß, Gewichtsverlust, Leistungsminderung, Husten evtl. mit Auswurf, evtl. Brustschmerz, Pleuritis exsudativa, evtl. Erythema nodosum, Entzündungszeichen im Blut. Seltener kommt es zu einer generalisierten Tbc (**Miliartuberkulose**) mit ungünstigem Verlauf. Die **postprimäre Tbc** entsteht durch endogene Reinfektion alter Organherde mit noch lebenden Tuberkelbakterien. Vor allem Menschen mit geschwächtem Immunsystem können erkranken (Diabetes mellitus, Alkoholiker, Medikamenteneinnahme, AIDS, Tumorleiden u. a.). Meist ist wieder die Lunge betroffen (85%), doch in jedem anderen Organ kann sich die postprimäre Tbc ebenfalls manifestieren: Lymphknoten, Urogenitaltrakt, Knochen, Haut u. a.

329. Bei welchen Erkrankungen kommt es in der Regel zu einer sog. Begleittonsillitis?

1. Scharlach
2. Diphtherie
3. Mumps
4. Pfeiffer-Drüsenfieber
5. Masern

☐ A) Nur die Aussagen 1, 2, 4 und 5 sind richtig
☐ B) Nur die Aussagen 1 und 2 sind richtig
☐ C) Nur die Aussagen 2, 4 und 5 sind richtig
☐ D) Nur die Aussagen 3 und 4 sind richtig
☐ E) Alle Aussagen sind richtig

330. Welche Infektion bzw. Infektionserreger wird durch Geschlechtsverkehr übertragen?

1. Hepatitis B
2. Treponema pallidum
3. Helicobacter pylori
4. Trichomonaden
5. Trichinose

☐ A) Nur die Aussagen 1, 2 und 3 sind richtig
☐ B) Nur die Aussagen 1, 2 und 4 sind richtig
☐ C) Nur die Aussagen 1, 4 und 5 sind richtig
☐ D) Nur die Aussagen 2, 3 und 4 sind richtig
☐ E) Alle Aussagen sind richtig

Antwort 329

▶ Die Lösung **A** ist richtig.

Die **Verläufe** der häufigsten und somit bekanntesten **Infektionskrankheiten** sollte man auswendig wissen.

Zu 1: Scharlach: Es kommt zu katarrhalischen Erscheinungen im Mund-Rachen-Bereich, häufig eine eitrige Angina (Meldepflicht bei Tod)

Zu 2: Diphtherie: Rachendiphtherie mit Angina diphtherica; sog. *Pseudomembran*, grau-weißlich-gelb, festsitzend, nicht abwischbar, fad-süßlicher Geruch (Meldepflicht bei Erkrankung und Tod)

Zu 3: Mumps hat keine Entzündungszeichen im Mund-Rachen-Bereich (keine Meldepflicht aber **Behandlungsverbot**)

Zu 4: Pfeiffer-Drüsenfieber: Bei der Mononukleose kommt es zum Befall und Schwellung des lymphatischen Gewebe (keine Meldepflicht, kein Behandlungsverbot)

Zu 5: Masern: Im Prodromalstadium katarrhalische Erscheinungen der Atemwege („verheult – verrotzt – verquollen"): Rhinitis, Pharyngitis, Tonsillitis, Laryngitis, Trachitis, Bronchitis

Antwort 330

▶ Die Lösung **B** ist richtig.

Zu 1: Hepatitis B wird über Geschlechtsverkehr oder direkt über den Blutweg übertragen (parenteral, Blutkonserven, kontaminierte Instrumente)

Zu 2: Treponema pallidum ist der Erreger der Syphilis

Zu 3: Helicobacter pylori befinden sich in der Schleimhaut des Magens, gelten als Erreger der Gastritis Typ B (chronische Gastritis) und als Faktoren bei der Entstehung von Ulkus ventriculi und Ulkus duodeni

Zu 4: Trichomonaden sind Protozoen; Trichomonas vaginalis wird v.a. übertragen beim Geschlechtsverkehr und führt zur Infektion der Harnröhre, Prostata, Harnblase oder Vagina

Zu 5: Trichinose; meldepflichtig bei Erkrankung und Tod; Wurmerkrankung durch Verzehr von rohem oder ungenügend erhitztem Schweinefleisch (keine Ansteckung Mensch → Mensch)

12. Notfall

331. Welche Maßnahmen der Ersten Hilfe ergreifen Sie bei einem Epilepsie-Anfall?

1. Stabile Seitenlage
2. Schocklage
3. Mund-zu-Mund-Beatmung
4. Patient in eine schützende Lage bringen
5. Vitalfunktion prüfen

☐ A) Nur die Aussagen 1 und 4 sind richtig
☐ B) Nur die Aussagen 2 und 5 sind richtig
☐ C) Nur die Aussagen 3 und 5 sind richtig
☐ D) Nur die Aussage 4 ist richtig
☐ E) Nur die Aussagen 4 und 5 sind richtig

332. Was sind die wichtigsten Maßnahmen, die Sie als Heilpraktiker bei einem Kreislaufstillstand durchführen?

1. Künstliche Beatmung
2. Externe Herzmassage
3. Venösen Zugang legen
4. Hochlagern der Beine zur Verbesserung des venösen Rückflusses

☐ A) Nur die Aussagen 1 und 2 sind richtig
☐ B) Nur die Aussagen 1, 2 und 3 sind richtig
☐ C) Nur die Aussagen 1, 2 und 4 sind richtig
☐ D) Nur die Aussagen 1, 3 und 4 sind richtig
☐ E) Alle Aussagen sind richtig

Antwort 331

▶ Die Lösung **D** ist richtig.

Soforthilfe bei einem Krampfanfall: Den Krampfenden nicht festhalten, ihm nichts zwischen die Zähne schieben! Alles in der Nähe wegräumen, was zu einer Verletzung führen könnte. Den Krampfenden nur dann an einen anderen Ort bringen, wenn Gefahr droht, z. B. auf einer Treppe. Beengende Kleidung am Hals öffnen. Dauert der Anfall länger als 3 Minuten oder tritt nach dem ersten ein weiterer Anfall auf, sofort einen **Arzt verständigen!** Ist der Anfall vorüber und der Krampfende schläft ein, in die Seitenlage bringen und ausschlafen lassen. (Natürlich nicht mitten auf der Straße)

Antwort 332

▶ Die Lösung **A** ist richtig.

Bei einem Bewußtlosen immer Vitalfunktion prüfen, stabile Seitenlage, wenn Vitalfunktion erhalten. ABC-Schema, falls Vitalfunktion nicht erhalten.

A = Atemwege freimachen, Kopf überstrecken (Esmarch-Griff), falls der Patient etwas aspiriert hat: Heimlich-Handgriff

B = Beatmung

C = Zirkulation in Gang bringen (Herzdruckmassage): Patient auf harte Unterlage bringen, zwei Finger oberhalb des Schwertfortsatzes anlegen, übereinander gelegte Handballen neben den Finger aufsetzen, Arme gestreckt, Drucktiefe 3,5–5 cm, Frequenz 80-100/min

1-Helfer-Methode: 2 mal Atemspende + 15 mal Herzmassage

2-Helfer-Methode: 1mal Atemspende + 5 mal Herzmassage

333. Ein Kind hat sich Verbrennungen 1. und 2. Grades an den Füßen durch einen mit kochenden Wasser gefüllten Topf, der vom Herd fiel, zugezogen. Wie ist Ihre erste Notmaßnahme?

1. Mit kaltem Wasser kühlen
2. Brandsalbe auf die Füße
3. Puder auf die Füße
4. Sterile Wundauflage

☐ A) Nur die Aussagen 1 und 2 sind richtig
☐ B) Nur die Aussagen 1 und 3 sind richtig
☐ C) Nur die Aussagen 1 und 4 sind richtig
☐ D) Nur die Aussagen 2, 3 und 4 sind richtig
☐ E) Alle Aussagen sind richtig

334. Ein Patient hat starke Schmerzen am Unterschenkel. Der Fuß ist blaß und ohne Puls. Wie verhalten Sie sich?

1. Sofortige Krankenhauseinweisung
2. Analgetikum spritzen
3. Bein hochlagern
4. Warme Wickel
5. Kalte Wickel und zum Arzt schicken

☐ A) Nur die Aussagen 1, 3 und 4 sind richtig
☐ B) Nur die Aussagen 1, 2 und 3 sind richtig
☐ C) Nur die Aussage 1 ist richtig
☐ D) Nur die Aussagen 1, 3 und 5 sind richtig
☐ E) Alle Aussagen sind richtig

Antwort 333

▶ Die Lösung **C** ist richtig.

Verbrennung 1. Grades: Verletzung der Oberhaut mit Rötung, Schwellung und Schmerz
Verbrennung 2. Grades: Blasenbildung durch Abhebung der Oberhaut von der Lederhaut
Verbrennung 3. Grades: Zerstörung der Haut mit Nekrose und Ulzeration
Wichtig ist vor allem, welches Ausmaß die Verbrennung hat. Bei Verbrennungen von mehr als 15% der Haut besteht die Gefahr einer sog. *Verbrennungskrankheit* (z. B. hypovolämischer Schock, akutes Nierenversagen, akutes Lungenversagen), Berechnung durch die sog. *Neunerregel.*
Behandlung als Notmaßnahme: Kaltwasserbehandlung nur bei den Gliedmaßen (nicht bei Verbrennungen am Rumpf und im Gesicht), auf keinen Fall sog. Hausmittel wie Mehl, Speiseöl, Brandsalben oder Puder verwenden, Brandwunden mit sterilen Tüchern bedecken (keine Verbände und keine Wundauflage im Gesicht), Patient darf keine Wärme verlieren (in Decken einhüllen, aber **Vorsicht:** keine Druckstellen), regelmäßige Kontrolle von Puls und Atmung.

Antwort 334

▶ Die Lösung **C** ist richtig!

Verdacht auf arterielle Embolie, **Notfall!!**
Ursache: 90% d. F. aus dem linken Herzen (Bakterielle Endokarditis, Mitralklappenfehler, Myokardinfarkt, Vorhofflimmern, Klappenersatz), Arteriosklerose, seltener: Traumatisch bedingt (Gefäßkompression von außen), Therapie: **Notarzt** (Chirurgie), Extremität wegen erhöhtem Perfusionsdruck tief lagern, keine Wärme und keine Kälte, Watteverband, Medikamente: **Notarzt gibt Analgetika und 10 000 IE Heparin**

335. Was tun Sie bei einem Patienten mit starker arterieller Blutung am Arm?

1. Patienten hinstellen und Arm hochheben
2. Patienten und Arm flach legen
3. Am Schlüsselbein die Arterie abdrücken
4. Am liegenden Patienten den erhobenen Arm abbinden, wenn Blutung nicht aufhört
5. Am stehenden Patienten den Arm abbinden

- ☐ A) Nur die Aussagen 1, 3 und 5 sind richtig
- ☐ B) Nur die Aussagen 1 und 5 sind richtig
- ☐ C) Nur die Aussagen 2 und 3 sind richtig
- ☐ D) Nur die Aussagen 3 und 4 sind richtig
- ☐ E) Nur die Aussage 4 ist richtig

336. Ein Autofahrer erleidet bei einem Unfall ein Schädeltrauma und blutet aus Ohr und Nase. Was vermuten Sie?

- ☐ A) Gehirnerschütterung
- ☐ B) Hirnprellung
- ☐ C) Epidurales Hämatom
- ☐ D) Subdurales Hämatom
- ☐ E) Schädelbasisfraktur

337. Welche Erste-Hilfe-Maßnahmen sind bei großflächigen Verbrennungen angezeigt?

1. Hitzeeinwirkung durch sofortiges Kühlen mit kaltem Wasser unterbrechen
2. Flüssigkeitszufuhr zur Schockprophylaxe
3. Verbrennungen mit sterilen Tüchern abdecken
4. Schmerzbekämpfung, falls möglich
5. Mehl und Puder auftragen

- ☐ A) Nur die Aussagen 1, 2, 3 und 4 sind richtig
- ☐ B) Nur die Aussagen 1, 2 und 3 sind richtig
- ☐ C) Nur die Aussagen 1 und 2 sind richtig
- ☐ D) Nur die Aussage 1 ist richtig
- ☐ E) Alle Aussagen sind richtig

Antwort 335

▶ Die Lösung **E** ist richtig!

Beim Erwachsenen kann der Verlust von mehr als einem Liter Blut zum **Schock** führen, zwei Liter Blutverlust können **tödlich** enden. Die Blutung, v.a. die arterielle muß sofort durch starken Druck gestoppt werden. Wenn die Blutung durch z. B. einen Druckverband nicht zum Stillstand kommt, kann im äußersten Notfall die Blutung durch Abbinden unterbrochen werden. Abgebunden wird nur am Oberarm und am Oberschenkel und grundsätzlich am liegenden Verletzten bei hochgehaltenem Körperteil. **Nicht vergessen:** Neben der Blutstillung stets Maßnahmen zur Schockbekämpfung.

Antwort 336 multiple choice

▶ Die Lösung **E** ist richtig.

Bei dieser MC-Frage muß man sich in der Terminologie gut auskennen.

Zu A: Gehirnerschütterung: Commotio cerebri, durch Traumen hervorgerufene, akute und reversible Hirnfunktionsstörung ohne pathologische Veränderungen des Gehirns.

Zu B: Hirnprellung: Contusio cerebri, durch Traumen hervorgerufene, akute Hirnfunktionsstörung mit nachweisbarer Hirnsubstanzschädigung

Zu C: Epidurales Hämatom: Einblutungen zwischen Schädelkalotte und harter Hirnhaut

Zu D: Subdurales Hämatom: Einblutungen zwischen harter Hirnhaut und Spinnwebenhaut

Zu E: Schädelbasisfraktur: Brillen- und Monokelhämatom, Blutungen aus Ohr und Nase

Antwort 337

▶ Die Lösung **A** ist richtig!

Bei großen Brandwunden verliert der Körper viel Flüssigkeit mit Gefahr des hypovolämischen Schocks, daher Flüssigkeitszufuhr. Verbrannte Gliedmaßen sofort mit kaltem, sauberem Wasser übergießen! Brandblasen wegen Infektionsgefahr niemals öffnen! Brandwunde locker mit sterilen Tüchern umwickeln. Festgeklebte Kleidungsstücke niemals abreißen, sondern sterile Tücher auf die festgeklebten Teile locker legen. Verletzten sofort warm einhüllen, damit keine Wärme verloren geht! Regelmäßige **Kontrolle von Puls und Atmung nicht vergessen!**

338. Sie werden um 4 Uhr morgens zu einer 42jährigen Frau, einer insulinpflichtigen Diabetikerin, gerufen. Sie ist verwirrt und desorientiert. Welche Maßnahmen ergreifen Sie?

☐ A) Insulingabe
☐ B) Glukosegabe i. v.
☐ C) Kochsalzlösung
☐ D) Gründliche Untersuchung und Überweisung an den Hausarzt am frühen Morgen

339. Was würden Sie am ehesten als Notfall einstufen?

☐ A) Kreuzschmerzen, vor allem nächtlich auftretend
☐ B) Kreuzschmerzen, die sich beim Niesen und Husten verstärken
☐ C) Kreuzschmerzen, in beide Beine ausstrahlend, mit Parästhesien an den Unterschenkeln
☐ D) Kreuzschmerzen, mit Blasenentleerungsstörungen und Parästhesien an beiden Innenschenkeln
☐ E) Kreuzschmerzen, die belastungsabhängig sind

340. Ein bettlägeriger Patient mit Venenthrombose hat plötzlich Atemnot und Schmerzen hinter dem Brustbein. Sie vermuten eine Lungenembolie. Welches Symptom würde nicht zutreffen?

☐ A) Tachykardie
☐ B) Bradypnoe (verlangsamte Atmung)
☐ C) Gestaute Halsvenen
☐ D) Husten mit blutigem Auswurf
☐ E) Schocksymptomatik

Antwort 338

▶ Die Lösung **B** ist richtig.

Es kann sich um ein hyperglykämisches oder hypoglykämisches Koma handeln: **Arzt oder Notarzt rufen**, Glukose i. v. verabreichen, falls vorhanden (orale Verabreichung nur bei genügendem Bewußtsein)

Zu A: Handelt es sich um ein hypoglykämisches Koma, so wird die Patientin durch die Insulingabe mit Sicherheit sterben: **Also nie bei Unklarheit Insulin spritzen!** Mit einer Glukosegabe können Sie der Patientin bei bestehendem Unterzucker das Leben retten.

Zu B: Handelt es sich um ein hyperglykämisches Koma, so wird das bißchen Zucker sie nicht umbringen.

Antwort 339

▶ Lösung D ist richtig.

Ein Notfall ist ein lebensbedrohlicher Zustand durch Störung der Vitalfunktionen oder plötzlich eintretender irreversibler Organschädigung.

Zu C: Parästhesien = subjektives Mißempfinden z. B. Kribbeln, taubes schmerzhaft brennendes Gefühl.

Zu D: Blasenentleerungsstörungen können Miktionsstörungen aller Art sein, sie könnten auch auf eine Wirbelsäulenverletzung mit Kompression der Nerven und eine Blasenlähmung hinweisen.

Antwort 340

▶ Die Lösung **B** ist richtig.

Akute Lungenembolie ist ein Notfall. Es kommt zum plötzlichen Verschluß einer Lungenarterie im Lungenkreislauf. Die Symptomatik ist abhängig von der Verschlußgröße. Patient zeigt plötzlich Atemnot, retrosternale Schmerzen, Angst, evtl. blutig-schaumigen Auswurf, Schocksymptomatik mit Tachykardie und Blutdruckabfall. Durch die Hypertension im Lungenkreislauf kommt es zur Überbelastung des rechten Herzens mit venösen Stauungszeichen. Häufigste Todesursache ist ein akutes Rechtsherzversagen, da das rechte Herz eine so große Belastung nicht gewöhnt ist.

341. Wie sind die Symptome eines roten Hitzschlages?

1. Trockene Haut
2. Heiße Haut
3. Schweißnasse Haut
4. Tachykardie
5. Übelkeit

☐ A) Nur die Aussagen 1, 2 und 4 sind richtig
☐ B) Nur die Aussagen 1, 2, 4 und 5 sind richtig
☐ C) Nur die Aussagen 2 und 4 sind richtig
☐ D) Nur die Aussagen 2, 3 und 5 sind richtig
☐ E) Nur die Aussagen 3, 4 und 5 sind richtig

342. Der Esmarch-Handgriff (Überstreckung des Unterkiefers nach vorne) dient welcher Funktion?

☐ A) Intubation
☐ B) Freimachen der Beatmungswege
☐ C) Vermeidung von Aspiration
☐ D) Stabile Seitenlage

Antwort 341

▶ Die Lösung **B** ist richtig.

Hitzschlag: Störung der Wärmeregulation durch Einwirkung direkter und starker Sonneneinstrahlung auf den ungeschützten Körper (sog. *Sonnenstich*).
Symptomatik: Übelkeit, Erbrechen, Schwindel, Kopfschmerzen, Bewußtlosigkeit, Tachykardie, Blutdruck zuerst normal und mit weiterer Sonneneinstrahlung abfallend, trockener Mund, Haut: heiß, rot und trocken, erhöhte Körpertemperatur.
Sofortmaßnahme: Die betroffene Person in den Schatten bringen und kühlen (z. B. durch kalte Umschläge), Kreislauf und Blutdruck überwachen.

Antwort 342

▶ Die Lösung **B** ist richtig!

Esmarchscher Handgriff: Vom Kopfende aus umgreifen die Finger beider Hände den Kieferwinkel, wobei die Daumen am Kinn liegen. Der Unterkiefer wird mit den Fingern nach vorne geschoben, während der Daumen den Mund öffnet. Eine Hand wird in dieser Haltung belassen, und die andere ertastet mit dem Zeige- oder Mittelfinger in der Mundhöhle und Rachen nach Fremdkörper.
Hat der Betroffene etwas aspiriert wird der Heimlich-Handgriff angesetzt: Beim liegenden Patienten kniet der Helfer mit gespreizten Beinen über dem Betroffenem und drückt mit übereinandergelegten Händen im Epigastrum mehrmals heftig in Richtung Zwerchfell. **Anwendung nur bei akuter Lebensgefahr**, da Gefahr der inneren Verletzung. Danach weiter mit dem ABC-Schema:
A = Atemwege freimachen; B = Beatmung; C = Cirkulation in Gang bringen (Herzdruckmassage)
1-Helfer-Methode: 2 mal Atemspende + 15 mal Herzmassage
2-Helfer-Methode: 1mal Atemspende + 5 mal Herzmassage

13. Psychiatrie

343. Was stimmt für das Hirnorganische Psychosyndrom (HOPS)?

- ☐ A) Gedächtnisstörungen, Verwirrtheit, Orientierungslosigkeit
- ☐ B) Endogene Psychose
- ☐ C) Schizophrenie
- ☐ D) Manisch-depressive Erkrankung
- ☐ E) Endogene Depression

Antwort 343

▶ Die Antwort **A** ist richtig.

HOPS = Hirnorganische Psychosyndrom ist eine eigenständige Bezeichnung für psychotische Veränderungen des Patienten durch vorausgegangene, feststellbare und bekannte Erkrankungen des ZNS. Symptome: Bewußtseinsstörungen, Gedächtnisstörungen, Verwirrtheit, Orientierungslosigkeit, Wahnzustände, Halluzinationen, Ich-Erlebnisstörungen, Depressionen u. a.

Alle weiteren in dieser MC-Frage erwähnten Erkrankungen sind andere eigenständige Krankheitsbilder, die nicht unter dem Begriff HOPS fallen.

Von seiten der Mediziner wird versucht, die Psychopathologie in spezielle Bereiche zu unterteilen. Obwohl auf diesem Gebiet eine recht große Uneinigkeit herrscht (die Übergänge in der Praxis sind fließend und die Meinungen der Therapeuten sind teilweise sehr unterschiedlich) gilt für den HPA, um die MC-Fragen richtig zu beantworten, folgende Unterteilung:

1. *Exogene Psychosen:* Psychische Störungen aufgrund von körperlichen Veränderungen ZNS, Hormone, Gifte; sie sind körperlich begründbar und werden laut Medizin mit Medikamenten für die betreffende Erkrankung behandelt; **hier gehört HOPS hinein**.
2. *Endogene Psychosen:* Psychische Störungen ohne körperliche und sonstige ersichtliche Gründe, (idiopathisch); die Medizin behandelt hier mit Psychopharmaka. Die Erkrankungen „endogene Depression", „Schizophrenie" und „manisch-depressive Erkrankung" gehören in diese Rubrik.
3. *Erlebnisreaktive Erkrankungen:* Die Psyche reagiert auf Erlebtes z. B. aus der Kindheit oder durch traumatische Erlebnisse (z. B. Amputation eines Arms, Diabetes, Neurodermitis, Erblindung..., Tod eines Partners, Schulden, plötzliche Armut usw.) Erlebnisreaktive Störungen sind z. B. Neurosen. Behandelt wird in der Regel mit Psychotherapie.

idiopathisch = ohne erkennbare Ursache, selbständig, unabhängig von and. KH entstanden

Neurosen (Neurot. Störg., Nervenkrankheit)
Neurosen sind psych. Störungen, ~~bei denen körperl.~~
bei denen keine körperl. Ursachen vorliegen.
Zu den häufigsten Symptomen: Ängste, Phobien,
depressive Verstimmung, aber auch körperl. Symptome (Katze)
Zu den Neurosen zählen: Phobien, Angststörungen, Panikattacken

(Borderline-St., Zwangsstörungen)

344. Bei der Schizophrenie können folgende Symptome auftreten:

1. Wahnideen
2. Stimmen, die einen von außen lenken
3. Geruchshalluzinationen
4. Ich-Erlebnisstörungen
5. Suizidgefährdung

☐ A) Nur die Aussagen 1, 2, 3 und 4 sind richtig
☐ B) Nur die Aussagen 1, 2 und 3 sind richtig
☐ C) Nur die Aussagen 1, 2 und 5 sind richtig
☐ D) Nur die Aussagen 1 und 2 sind richtig
☐ E) Alle Aussagen sind richtig

345. Bei der endogenen Depression können folgende Symptome auftreten:

1. Suizidgedanken
2. Antriebsarmut
3. Minderwertigkeitsgefühle
4. Schuldwahn
5. Konfabulation (Erzählung ohne Bezug zur jeweiligen Situation)

☐ A) Nur die Aussagen 1, 2, 3 und 4 sind richtig
☐ B) Nur die Aussagen 1, 2 und 3 sind richtig
☐ C) Nur die Aussagen 1 und 2 sind richtig
☐ D) Nur die Aussagen 2 und 3 sind richtig
☐ E) Alle Aussagen sind richtig

Antwort 344

▶ Die Lösung **E** ist richtig.

Schizophrenie ist eine Form der endogenen Psychose: Ohne äußere Gründe gekennzeichnete und veränderte Erlebnis- und Verhaltensweise durch idiopathische Ursachen. Die Schizophrenie zeichnet sich durch ein „Spaltungsirresein" von nebeneinander gesunden und veränderten Erlebnis- und Verhaltensweisen aus. Symptomatik: 1. Gedankenlautwerden, Denkstörungen (z. B. Gedankeneinschieben, Gedankenabreißen, Vorbeireden, zerfahrenes Denken und Reden); 2. Wahn (unbeirrbares Festhalten an inhaltlich falschen Überzeugungen mit absoluter Unzugänglichkeit); 3. Stimmen drängen sich auf (meist mit Angst verbunden); 4. Anhaltende Halluzinationen (Geruch, Geschmack, Geräusche, optisch);
5. Katatone Symptome: Störung der Psychomotorik (z. B. Muskelsteifheit, psychomotorische Erregung, Zittern, Stummheit bei intakter Wahrnehmung, Stereotypien, u. a.); 6. Persönlichkeitsverlust (Patient fühlt sich leer und ausgebrannt), Ich-Störungen, Störungen der Willensmotorik, Störungen des Trieb- und Sozialverhaltens.

Um die Diagnose „Schizophrenie" zu stellen, müssen mindestens 3 der oben genannten Symptome ständig über einen Monat und länger bestehen.

Die Schizophrenie verläuft chronisch in Schüben, man rechnet nach jedem Schub mit einer Verschlechterung des Zustands.

Antwort 345

▶ Die Lösung **A** ist richtig.

Die endogene Depression (Melancholie), die Schizophrenie und die manisch-depressive Erkrankung zählen zu den *endogenen Psychosen* (= ohne körperlichen oder sonstigen ersichtbaren Grund), werden aber als unterschiedliche psychiatrische Krankheitsbilder angesehen.

Symptomatik der endogenen Depression: Phasen v.a. im Frühjahr und Herbst (Phasen sind dadurch gekennzeichnet, daß der Zustand hinterher wieder normal ist und nicht wie beim Schub verschlechtert), Gefühllosigkeit, Konzentrationsstörung, Verlangsamung und Haften der Gedanken, Denkstörungen wie Schuldwahn oder Versündigungswahn, Schlafstörungen, vegetative Symptome, Suizidgefahr, u. a.

Zu 4: Wahnerleben ist nicht unbedingt typisch bei der Melancholie, kann aber vorkommen (typisch bei Schizophrenie und Manie), z. B. Armutswahn, Krankheitswahn

Zu 5: Konfabulation: Durch Erinnerungstäuschung bedingte Darstellung vermeintlich erlebter Vorgänge, als Symptom bei bestimmten Gehirnerkrankungen (z. B. beim Korsakow-Syndrom)

346. Folgende Kriterien bedeuten eine erhöhte Suizidgefährdung

1. Alkoholismus
2. Endogene Depression
3. Schizophrene Personen
4. Tod naher Angehöriger
5. Ratlosigkeit

☐ A) Nur die Aussagen 1, 2 und 3 sind richtig
☐ B) Nur die Aussagen 1, 2, 3 und 4 sind richtig
☐ C) Nur die Aussagen 2, 3 und 4 sind richtig
☐ D) Nur die Aussagen 2, 3 und 5 sind richtig
☐ E) Alle Aussagen sind richtig

347. Eine 67jährige Patientin berichtet, sie wolle ihre Familie nicht schädigen und auch nicht ins Verderben bringen, darum trete sie nicht auf die Fugen und versuche immer die Mitte der Fußbodenplatten zu treffen. Sie leide unter diesem Zustand und wolle ihn ändern, es gelinge ihr aber nicht. Wie ist Ihre Diagnose?

☐ A) Schizophrenie
☐ B) Endogene Depression
☐ C) Zwangsneurose
☐ D) Manisch-depressiv
☐ E) Psychose

348. Mutter mit 1-jährigem Kind: Das Kind kann die Mutter nicht angucken und will auch nie schmusen, es spricht fast nie und beschäftigt sich den ganzen Tag immer nur mit dem gleichen Bauklotz. Welchen Verdacht hegen Sie?

☐ A) Multiple Sklerose
☐ B) Infantilismus
☐ C) Mukoviszidose
☐ D) Autismus
☐ E) Hypogonadismus

Antwort 346

▶ Die Lösung **B** ist richtig.

Suizidgefahr bei depressiver Störung am Anfang und am Ende einer depressiven Phase, Schizophrenie und anderen psychischen Erkrankungen, Sucht, unheilbare Erkrankungen, frühere Suizidversuche, bei Patienten mit unerträglichen Schmerzen (z. B. Trigeminusneuralgie), Suizid in der Familie, Vereinsamung und Verlust von sozialen Bindungen, ungesicherte und bedrohliche Lebenssituation, Schulden und Haft, beim Tod naher Angehöriger und bei Männern mit steigendem Alter

Zu 5: Ratlosigkeit bedeutet „ohne Rat zu sein“, das kennen wir alle!

Antwort 347

▶ Die Lösung **E** ist richtig.

Zu differenzieren ist hier, ob es sich um eine Zwangsneurose (da die Frau auf jeden Fall Zwangserscheinungen zeigt: … versucht immer auf der Mitte der Fußbodenplatten zu treten) oder um eine Psychose handelt. Die Frau zeigt aber seltsames Verhalten, leichten Wahn, Halluzinationstendenz und Realitätsstörung (… möchte die Familie nicht schädigen und nicht ins Verderben bringen). Bei psychotischen Patienten ist es nicht möglich, einen kausalen Zusammenhang für ihr Verhalten zu erklären. Der Heilpraktiker muß in der Praxis keine Differentialdiagnose betreiben, er muß den als psychotisch eingestuften Patienten **an einen Arzt oder Psychiater überweisen** (Sorgfaltspflicht).

Antwort 348

▶ Die Lösung **D** ist richtig.

Frühkindlicher Autismus ist meist schon im 1. Lebensjahr erkennbar: Kein Bedürfnis nach Körperkontakt, gestörte Sprachentwicklung, häufig wiederholende Bewegungen, Spielen mit immer den gleichen Gegenständen, Beharren auf bestimmten Ritualen

Zu A: Trias der Multiple Sklerose: Nystagmus, Intentionstremor, skandierende Sprache

Zu B: Infantilismus = Stehenbleiben der geistigen bzw. auch der körperlichen Entwicklung auf einer kindlichen Stufe (z. B. bei angeborenen Herzfehlern, Zöliakie, Hypothyreose, Chromosomenabweichungen)

Zu C: Mukoviszidose = zystische Fibrose, angeborene Störung Schleim produzierender Zellen im ganzen Körper mit erhöhter Produktion und Viskosität

Zu E: Hypogonadismus = fehlende oder verminderte Produktion der Geschlechtsdrüsen (Hoden und Eierstock) mit gestörter Ausbildung (z. B. Klinefelter-Syndrom = XXY) bzw. Rückbildung der Geschlechtsorgane (Trauma, Kastration, Hodenentzündung u. a.)

Verlangsamung des Sprechtempos / Skandierende Sprache ist eine Schädigung des Kleinhirns und bei multipler Sklerose auftretende Koordinationsstörung des Sprechens, die sich als langsame abgehackte und verwaschene Sprache äußert.

349. Patientin mit Spinnen- und Katzenphobie. Wie kann man am besten therapieren?

- ☐ A) Gesprächstherapie
- ☐ B) Gruppentherapie
- ☐ C) Verhaltenstherapie
- ☐ D) Autogenes Training

350. Was stimmt über die Bulimie?

1. Selbstinduziertes Erbrechen
2. Laxanzienmißbrauch
3. Für Außenstehende ist die Eßstörung kaum zu erkennen
4. Hauptsächlich sind Frauen betroffen

- ☐ A) Nur die Aussagen 1, 2 und 3 sind richtig
- ☐ B) Nur die Aussagen 1, 2 und 4 sind richtig
- ☐ C) Nur die Aussagen 1 und 4 sind richtig
- ☐ D) Nur die Aussagen 2, 3 und 4 sind richtig
- ☐ E) Alle Aussagen sind richtig

Antwort 349

▶ Die Lösung **C** ist richtig.

Phobien sind Zwangsängste, die anfallsartig auftreten, von begrenzter Dauer und meistens auf einen Anlaß, eine bestimmte Situation oder eine Vorstellung bezogen sind, ohne Ursachenbegründung.

Durch die Angstzustände aufgrund einer Phobie entstehen ausgeprägte Vermeidungshaltungen. Bei der Verhaltenstherapie werden Verhaltensmuster problemorientiert und äußere Problemverhalten auf die innere Einstellung bezogen. Der Patient lernt die Angst zu fühlen, sie zu integrieren und sein Verhalten auf die Angst zu beobachten, bis er bereit ist die Vermeidungshaltung aufzugeben. Gesprächstherapie, Gruppentherapie und Autogenes Training sind in der Verhaltenstherapie eingeschlossen und ergänzend.

Antwort 350

▶ Die Lösung **E** ist richtig.

Bulimie = Eß-Brech-Sucht: Psychische Erkrankung, bei der es zu anfallsartigen „Freßanfällen" mit nachfolgendem, selbst ausgelöstem Erbrechen kommt. Meistens sind Frauen zwischen 18 – 35 Jahren betroffen. Häufig besteht ein Mißbrauch von Laxanzien (Abführmittel) und Diuretika mit entsprechender Symptomatik. Die Krankheitsbilder der Bulimie und der Anorexia nervosa (Magersucht) gehen häufig ineinander über.

Zu 3: Die Häufigkeit der Eß-Brech-Anfälle kann extrem unterschiedlich sein (von 2 Freßanfällen pro Monat bis mehrere am Tag). Meistens ist jedoch diese Eßstörung für andere kaum wahrzunehmen.

351. Welche Aussage gilt für die Neurose?

1. Es bestehen Denkhemmung, Denkstörungen bis hin zu Bewußtseinsstörungen
2. Beruht auf einer organischen Erkrankung des Nervensystems
3. Kann mit Psychotherapie behandelt werden
4. Wird mit Psychopharmaka behandelt
5. Führt zu Wahnideen

☐ A) Nur die Aussagen 1, 2, 3 und 4 sind richtig
☐ B) Nur die Aussagen 1, 2 und 3 sind richtig
☐ C) Nur die Aussagen 3 und 4 sind richtig
☐ D) Nur die Aussage 3 ist richtig
☐ E) Alle Aussagen sind richtig

352. Der Verlust eines Lebenspartners bedeutet eine schwere Krise für den zurückgebliebenen Partner.

1. Beim plötzlichen Tod ist dabei mit geringerer psychischer Belastung zu rechnen, als beim Tod nach einer chronischen Krankheit
2. Das Immunsystem kann durch ein solches Ereignis geschwächt werden
3. Es besteht erhöhte Suizidgefahr
4. Die Mortalität (Sterblichkeit) des zurückgebliebenen Partners ist in den ersten Jahren nicht wesentlich erhöht

☐ A) Nur die Aussagen 1, 2 und 3 sind richtig
☐ B) Nur die Aussagen 1 und 2 sind richtig
☐ C) Nur die Aussagen 2 und 3 sind richtig
☐ D) Nur die Aussagen 3 und 4 sind richtig
☐ E) Alle Aussagen sind richtig

Antwort 351

▶ Die Lösung **D** ist richtig.

Eine *Neurose* ist eine (meist leichte) psychische Störung, die nicht auf einer Erkrankung des NS beruht.

Es handelt sich um eine psychische Störung, die infolge eines verdrängten Entwicklungskonfliktes entsteht. Werden z. B. kindliche Bedürfnisse nicht gedeckt, können sich daraus Abwehrmechanismen entwickeln, die eine erfolgreiche Schutzfunktion für den Menschen darstellen und sich zu einer Neurose entwickeln. Neurosen entwickeln sich immer aus dem Umgang mit einem sozialen Feld. Durch Neurosen entstehen Übertragungen, z. B. ein kleines Mädchen erfährt von ihrem Vater nicht die liebevolle Behandlung, die es sich wünscht. Als Neurose kann daraus entstehen, daß sie sich auch später nicht liebenswert und schön findet. Sie wird diese Meinung auf andere übertragen, und in vielen Aktionen, die gar nichts mit ihr zu tun haben, immer wieder mit der gleichen Aktion reagieren: „ich bin ja nicht liebenswert und schön". So entstehen z. B. Angstneurosen, Zwangsneurosen (man fühlt sich erst gut, wenn...), und Charakterneurosen. Neurosen sind in den meisten Fällen nicht pathologisch, da jeder von uns seine Neurosen hat, und jeder sich seine Umwelt und seinen Partner passend zu seinen Neurosen sucht. Neurosen sind erkennbar und heilbar durch Psychotherapie und Bewußtseinserweiterung.

Antwort 352

▶ Die Lösung **C** ist richtig.

Das Immunsystem ist bei einer schwere psychischen Belastung immer in Mitleidenschaft gezogen (Gleichgewicht von Körper, Geist und Seele). Auch besteht bei einer extremen psychischen Schmerzbelastung Suizidgefahr.

Zu 1.: Der plötzliche Tod eines nahestehenden Menschen ist psychisch schlechter zu verkraften, als eine Vorbereitung auf den eventuellen Tod, durch eine schwere Krankheit.

Zu 4.: Statistisch gesehen, ist die Sterblichkeit von zurückgebliebenen Menschen in der Zeit direkt nach dem Verlust am größten.

353. Bei einer Herzneurose ist mit folgendem zu rechnen:

- ☐ A) Es besteht ein erhöhtes Herzinfarktrisiko
- ☐ B) Es besteht die Gefahr eines plötzlichen Herztodes
- ☐ C) Während des Anfalls besteht Bewußtlosigkeit
- ☐ D) Sie bewirkt eine verstärkte hypochondrische Selbstbeobachtung und eine daraus folgende Inaktivität
- ☐ E) Es besteht Suchtgefahr durch starke Beruhigungsmittel

354. Welche typischen Merkmale des manischen Zustandes sind richtig?

1. Erhöhtes Schlafbedürfnis
2. Verlangsamtes Denken
3. Psychomotorische Erregung
4. Meistens fehlt die Krankheitseinsicht
5. Selbstüberschätzung

- ☐ A) Nur die Aussagen 1, 2 und 3 sind richtig
- ☐ B) Nur die Aussagen 2, 3 und 5 sind richtig
- ☐ C) Nur die Aussagen 3, 4 und 5 sind richtig
- ☐ D) Nur die Aussage 3 ist richtig
- ☐ E) Alle Aussagen sind richtig

355. Was gilt für die Neurose?

1. Denkstörungen (Unruhe und Vergeßlichkeit)
2. Medikamente sind immer erforderlich
3. Kann mit Psychotherapie nicht behandelt werden
4. Beruht auf eine Erkrankung des Nervensystems
5. Patient redet wirr

- ☐ A) Nur die Aussagen 1, 2 und 3 sind richtig
- ☐ B) Nur die Aussagen 1 und 2 sind richtig
- ☐ C) Nur die Aussagen 2 und 3 sind richtig
- ☐ D) Nur die Aussage 3 ist richtig
- ☐ E) Keine Aussagen sind richtig

Antwort 353

▶ Die Lösung **D** ist richtig.

Herzneurose = sog. *psychogene Organneurose*; funktionelle Herzerkrankung (keine organische Veränderungen am Herzen nachweisbar); meist ausgeprägte Furcht davor, herzkrank zu sein; Patient häufig depressiv, angstneurotisch und selbstunsicher; Symptomatik: Herzschmerzen, Herzstechen, Herzklopfen mit evtl. Atemnot und Schwindel

Zu E: Würde diese MC-Frage als Kombinationsfrage aufgebaut sein, so wäre die Aussage E auch anzukreuzen. Eine Suchtgefahr von Beruhigungsmitteln kann bei diesen Patienten bestehen.

Antwort 354

▶ Die Antwort **C** ist richtig.

Die Manie (Manische Episode) ist eine Phase der Manisch-Depressiv-Erkrankung und gehört zu den endogenen Psychosen. Die manische Phase ist eine überschweifende und kraftvolle Phase, der meist eine depressive Phase folgt. Symptomatik: Denkstörung, Ideenflucht, Größenwahn, Wahrnehmungsstörungen, Illusion, psychomotorische Erregung, Beschäftigungsdrang, Rededrang, gesteigerter Antrieb, Selbstüberschätzung, Entgleisung (z. B. sexuelle und alkoholische Exzesse), grundlose Heiterkeit, verstärkte Vitalgefühle, ohne jegliche Angst, braucht wenig Schlaf, maßlos, keine Krankheitseinsicht, Suizidgefahr, u. a.

Antwort 355

▶ Die Lösung **E** ist richtig.

Neurosen sind Schutzmechanismen, die aus unbefriedigten Bedürfnissen entstehen. Die Patienten haben Krankheitseinsicht, sie haben keine Denkstörung und Medikamente sind nicht erforderlich. Neurosen sind in der Psychotherapie hervorragend zu heilen, sie beruhen nicht auf Erkrankungen des ZNS.

Zu 5: „Wirr reden“ finden wir bei Exogenen und endogen Psychosen und nicht bei einer Neurose.

Fragestellung!!

356. Welche Aussage stimmt?

1. Schizophrenie ist eine Form der endogenen Depression
2. Schizophrenie hat nicht einfühlsame Wahnvorstellungen
3. Bei der Schizophrenie ist Suizidgefahr gegeben
4. Schizophrenie kann panikartige Angstzustände haben
5. Bei der Schizophrenie können Medikamente erforderlich sein

☐ A) Nur die Aussagen 1, 2, 3 und 4 sind richtig
☐ B) Nur die Aussagen 1, 2 und 3 sind richtig
☐ C) Nur die Aussagen 2 und 3 sind richtig
☐ D) Nur die Aussagen 3, 4 und 5 sind richtig
☐ E) Alle Aussagen sind richtig

357. Welche Aussage ist richtig für eine Manie?

1. Keine Krankheitseinsicht
2. Antriebssteigerung
3. Redeschwall
4. Veränderung der Vitalgefühle
5. Euphorie

☐ A) Nur die Aussagen 1, 2 und 3 sind richtig
☐ B) Nur die Aussagen 1, 3 und 4 sind richtig
☐ C) Nur die Aussagen 2, 3 und 4 sind richtig
☐ D) Nur die Aussagen 3, 4 und 5 sind richtig
☐ E) Alle Aussagen sind richtig

358. Was ist eine exogene Psychose?

1. Eine Psychose, die körperlich begründet ist
2. Hat Bewußtseinsstörungen und Wahnvorstellungen
3. Kann zu Halluzinationen führen
4. Ein hirnorganisches Psychosyndrom
5. Wird nur durch Drogen ausgelöst

☐ A) Nur die Aussagen 1, 2, 3 und 4 sind richtig
☐ B) Nur die Aussagen 1, 2 und 4 sind richtig
☐ C) Nur die Aussagen 1, 3 und 5 sind richtig
☐ D) Nur die Aussagen 2, 4 und 5 sind richtig
☐ E) Alle Aussagen sind richtig

Antwort 356

▶ Die Lösung **E** ist richtig.

Schizophrenie ist eine Form der endogenen Psychose: Ohne äußere Gründe gekennzeichnete und veränderte Erlebnis- und Verhaltensweise durch idiopathische Ursachen. Die Schizophrenie zeichnet sich durch ein „Spaltungsirresein" von nebeneinander gesunden und veränderten Erlebnis- und Verhaltensweisen aus. Symptomatik: 1. Denkstörungen; 2. Wahn (unbeirrbares Festhalten an inhaltlich falschen Überzeugungen mit absoluter Unzugänglichkeit); 3. Stimmen drängen sich auf (meist mit Angst verbunden); 4. Anhaltende Halluzinationen (Geruch, Geschmack, Geräusche, optisch);
5. Katatone Symptome 6. Persönlichkeitsverlust
Um die Diagnose „Schizophrenie" zu stellen, müssen mindestens 3 der oben genannten Symptome ständig über einen Monat und länger bestehen. Die Schizophrenie verläuft chronisch in Schüben, man rechnet nach jedem Schub mit einer Verschlechterung des Zustands.

Antwort 357

▶ Die Lösung **E** ist richtig.

Die *Manie* ist eine Phase der Manisch-Depressiv-Erkrankung und gehört zu den endogenen Psychosen.
Die manische Phase ist eine überschweifende und kraftvolle Phase, der meist eine depressive Phase folgt. Symptomatik: Denkstörung, Ideenflucht, Größenwahn, Wahrnehmungsstörungen, Illusion, psychomotorische Erregung, Beschäftigungsdrang, gesteigerter Antrieb, Selbstüberschätzung, grundlose Heiterkeit, verstärkte Vitalgefühle, ohne jegliche Angst, braucht wenig Schlaf, maßlos, keine Krankheitseinsicht, Suizidgefahr u. a.

Antwort 358

▶ Die Lösung **A** ist richtig.

Unterteilung: 1. Endogene Psychose, ohne erkennbare Ursache
2. Exogene Psychose
3. Reaktive (Erlebnis orientierte) Psychose und Neurosen
Exogene Psychose: psychische Störung aufgrund von organischen Veränderungen im ZNS z. B. Hirntrauma, Epilepsie, Gefäßerkrankungen im ZNS, Hirnatrophie, endokrine Störung, Drogen, Medikamente, Vitaminmangel.
Symptome: Verlangsamung des psychischen Tempos, Antriebsminderung, Wahrnehmungsstörungen, erhöhte Ablenkbarkeit, Störung des Wachbewußtseins, Gedächtnisstörung, Orientierungsstörung, Wahn, Korsakow-Syndrom (Gedächtnisstörungen, Desorientiertheit und Konfabulation)

359. Welche Erkrankungen werden zum psychosomatischen Formenkreis gezählt?

1. Asthma bronchiale
2. Herzphobie
3. Colitis ulcerosa
4. Anorexia nervosa
5. Herzinfarkt

☐ A) Nur die Aussagen 1, 2, 3 und 4 sind richtig
☐ B) Nur die Aussagen 1, 2 und 3 sind richtig
☐ C) Nur die Aussagen 1 und 2 sind richtig
☐ D) Nur die Aussage 1 ist richtig
☐ E) Alle Aussagen sind richtig

360. Welche Aussagen gelten für die Depression?

1. Antriebsarmut
2. Gedankenlautwerden
3. Halluzinationen
4. Schuldgefühle
5. Gefühllosigkeit

☐ A) Nur die Aussagen 1, 2 und 3 sind richtig
☐ B) Nur die Aussagen 1, 4 und 5 sind richtig
☐ C) Nur die Aussagen 2, 3 und 4 sind richtig
☐ D) Nur die Aussagen 3, 4 und 5 sind richtig
☐ E) Alle Aussagen sind richtig

361. Welche der folgenden Aussagen bezüglich der Anorexia nervosa treffen typischerweise zu?

1. Hoher Konsum an Abführmitteln
2. Ausbleiben der Monatsblutung
3. Niedriger Blutdruck
4. Niedrige Kaliumwerte im Blut
5. Eine akute Lebensgefahr kann auftreten

☐ A) Nur die Aussagen 1, 2, 3 und 4 sind richtig
☐ B) Nur die Aussagen 1, 2 und 4 sind richtig
☐ C) Nur die Aussagen 2, 3 und 5 sind richtig
☐ D) Nur die Aussagen 3, 4 und 5 sind richtig
☐ E) Alle Aussagen sind richtig

Antwort 359

▶ Die Lösung **A** ist richtig.

Psychosomatischer Formenkreis = Erkrankungen, bei denen psychische Einflüsse auf die Pathophysiologie als sicher gelten (z. B. Asthma bronchiale, Colitis ulcerosa, Morbus Crohn, Ulkuskrankheit, Organneurosen, Migräne u. a.)
Zu 5: Herzinfarkt kommt durch eine Sauerstoffunterversorgung des Herzmuskelgewebes aufgrund von Arteriosklerose zustande.

Antwort 360

▶ Die Lösung **B** ist richtig.

Symptomatik der endogenen Depression: Phasen v.a. im Frühjahr und Herbst (Phasen sind dadurch gekennzeichnet, daß der Zustand hinterher wieder normal ist und nicht wie beim Schub verschlechtert), Gefühllosigkeit, Konzentrationsstörung, Verlangsamung und Haften der Gedanken, Denkstörungen wie Schuldwahn oder Versündigungswahn, Schlafstörungen, vegetative Symptome, Suizidgefahr, u. a.

Antwort 361

▶ Die Lösung **E** ist richtig.

Anorexia nervosa = Magersucht; psychogene Eßstörung mit verzerrter Einstellung gegenüber Nahrungsaufnahme; betrifft vor allem junge Frauen zwischen 10–25 Jahren
Symptomatik: Nahrungsverweigerung, Angst vor Übergewicht, führt zu starkem Gewichtsverlust bis zur Kachexie, Krankheitsverleugnung, Amenorrhoe, Hypotonie, Bradykardie, Obstipation, Vitaminmangel und Mineralienmangel (z. B. durch Kalium-Mangel: Herzreizleitungsstörungen), Mißbrauch von Abführmitteln, Appetitzügler und Diuretika, Letalität 10%, Behandlung durch Psychotherapie

362. Man muß endogen depressive Patienten immer wieder ermuntern, alle Kräfte zusammenzunehmen und einzusetzen
weil
endogen depressive Patienten ausgeprägte Defizite im Antrieb und in ihren Handlungsinitiativen erleben.

☐ A) Beide Aussagen und die Verknüpfung ist richtig
☐ B) Nur die beiden Aussagen sind richtig
☐ C) Nur die erste Aussage ist richtig
☐ D) Nur die zweite Aussage ist richtig
☐ E) Beide Aussagen sind falsch

Antwort 362

▶ Die Lösung **A** ist richtig.

Eine Antriebssteigerung von außen ist notwendig, da endogen depressive Menschen unter Antriebslosigkeit und Haftenbleiben der Gedanken leiden.

Symptomatik der endogenen Depression: Phasen v.a. im Frühjahr und Herbst (Phasen sind dadurch gekennzeichnet, daß der Zustand hinterher wieder normal ist und nicht wie beim Schub verschlechtert), Gefühllosigkeit, Konzentrationsstörung, Verlangsamung und Haften der Gedanken, Denkstörungen wie Schuldwahn oder Versündigungswahn, Schlafstörungen, vegetative Symptome, Suizidgefahr, u. a.

14. Differentialdiagnose

363. Ein 32jähriger männlicher Patient klagt über Druck und Völlegefühl, Übelkeit und Schmerzen im rechten Oberbauch. Vor allem treten die Schmerzen nachts auf und durch Nahrungsaufnahme bessern sie sich für kurze Zeit. Der Schmerz ist gut lokalisiert. Wie ist Ihre Verdachtsdiagnose?

☐ A) Akute Cholezystitis
☐ B) Akute Pankreatitis
☐ C) Duodenalgeschwür
☐ D) Akute Appendizitis
☐ E) Cholelithiasis

364. Wodurch kann eine einseitige Schwellung eines Unterschenkels verursacht werden?

1. Rechtsherzinsuffizienz
2. Eiweißverlustniere
3. Erysipel
4. Venenthrombose
5. Lymphstau

☐ A) Nur die Aussagen 1, 2 und 5 sind richtig
☐ B) Nur die Aussagen 2, 3 und 4 sind richtig
☐ C) Nur die Aussagen 3, 4 und 5 sind richtig
☐ D) Nur die Aussagen 4 und 5 sind richtig
☐ E) Alle Aussagen sind richtig

Antwort 363

▶ Die Lösung **C** ist richtig.

Verdacht auf *gastroduodenale Ulkuskrankheit*. Typisch für einen Ulkus duodeni kann sein: Spät-, Nacht- und Nüchternschmerz im Epigastrium, Besserung durch Nahrungsaufnahme. Der Schmerz bei der Ulkuskrankheit ist meist gut lokalisiert (Ulkus ventriculi = Schmerz links der Mittellinie; Ulkus duodeni = Schmerz rechts der Mittellinie)

Zu A: Akute Cholezystitis (Gallenblasenentzündung): Stechender Schmerz ausstrahlend in die rechte Schulter, evtl. Fieber, evtl. Murphy-Zeichen positiv (schmerzbedingtes Stoppen der tiefen Einatmung während der Palpation der Gallenblase)

Zu B: Akute Pankreatitis: Schmerzausstrahlung gürtelförmig und in den Rücken, akutes Bild, Schocksymptomatik mit Gesichtsrötung

Zu D: Akute Appendizitis (klassischer Verlauf): Schmerzbeginn paraumbilikal, dann rechter Unterbauch, lokale Abwehrspannung, Abwehrhaltung, Schmerz beim Mc-Burney- und Lanz-Punkt, Rovsing-Schmerz, Psoasschmerz, Douglasschmerz (rektale Untersuchung), Temperaturdifferenz zwischen axillar und rektal

Antwort 364

▶ Die Lösung **C** ist richtig.

Zu 1: Bei der Rechtsherzinsuffizienz finden wir immer beidseitige Ödeme; durch mangelnde Herzleistung staut sich das Blut bis in das Kapillarbett zurück und führt zum Plasmaaustritt in das Gewebe.

Zu 2: Eine Eiweißverlustniere macht ebenfalls beidseitig Ödeme; bei Erwachsenen zuerst meist Unterschenkelödem (bis hin zum Pleuraerguß und Aszites) und bei Kindern anfangs meist Lidödeme; Ursache ist der Albuminmangel in den Gefäßen, da diese über den Urin ausgeschieden werden.

Zu 3: Erysipel = Wundrose; akute Entzündung der Lederhaut, meist durch betahämolysierende Streptokokken; Symptomatik: hohes Fieber, schmerzhafte, ödematös gerötete Schwellung, die scharf abgegrenzt ist, BKS erhöht;

Zu 4: Venenthrombose: Nur die Thrombose einer tiefliegenden Unterschenkelvene (Phlebothrombose) führt zu einem Ödem; Symptomatik: Schwere Beine mit Spannungsgefühl, Überwärmung, Glanzhaut, Schwellung, Fieber oder subfebrile Temperaturen, Homans-Zeichen, Payr-Zeichen u. a.

365. Ein 7jähriges Kind hat Schmerzen im rechten Unterbauch. Befund: Loslaßschmerz nicht möglich, Bauchdecke nicht hart, aber Abwehrspannung, Temperatur: axillar/rektal = 7,5/38,7. Welche Maßnahmen ergreifen Sie?

- ☐ A) Gründliche Untersuchung, Schmerzmittelgabe
- ☐ B) Seitenlage und Rückenlage im Wechsel
- ☐ C) Krankenhauseinweisung
- ☐ D) Bauch massieren bis Schmerzen aufhören
- ☐ E) Notfall - 110

366. Sie werden zu einer Patientin gerufen, die Atemnot mit schaumigem Auswurf hat. Sie kann nur nachts im Sitzen schlafen. Wie ist Ihre Verdachtsdiagnose?

- ☐ A) Lungenödem mit Linksherzinsuffizienz
- ☐ B) Bronchiektasen
- ☐ C) Lungenödem mit Rechtsherzinsuffizienz
- ☐ D) Asthma bronchiale
- ☐ E) Pneumothorax

Antwort 365

▶ Die Lösung **C** ist richtig.

Verdacht auf **akute Appendizitis**. Notfall -110 nur bei akuter Lebensgefahr, in diesem Falle bei Zeichen eines akuten Abdomens: Harte Bauchdecke, Verschlechterung des Allgemeinzustandes, Schockzeichen, Veränderung der Darmperistaltik

Antwort 366

▶ Die Lösung **A** ist richtig.

Leitsymptome *Linksherzinsuffizienz*: Vorwärtsversagen = Leistungsminderung und Schwächegefühl, Rückwärtsversagen = Lungenstauung führt anfangs zu Belastungs- und später zu Ruhedyspnoe, Zyanose, Orthopnoe, Asthma cardiale (anfallsartige Atemnot vor allem nachts), Lungenödem

Zu B: Bronchiektasen: chronischer Husten, reichlich Auswurf (klassisch: dreischichtig und maulvoll), rezidivierendes Fieber, Leistungsschwäche, Sputum evtl. blutig, evtl. Trommelschlegelfinger

Zu D: Asthma bronchiale: Dyspnoe mit exspiratorischem Stridor, Zyanose, Inanspruchnahme der Atemhilfsmuskulatur, Tachykardie. Auskultation: Giemen, Brummen, Pfeifen. Perkussion: Hypersonorer Klopfschall mit Zwerchfelltiefstand, absolute Herzdämpfung verkleinert

Zu E: Pneumothorax: Dyspnoe, Schmerzen und Nachschleppen auf der betroffenen Seite, Hustenreiz. Auskultation: fehlendes Atemgeräusch. Perkussion: hypersonorer Klopfschall. Palpation: fehlender Stimmfremitus

367. Ein 48jähriger Patient hat nach einem leichten Prodromalstadium (mehrere Tage Fieber und Krankheitsgefühl) plötzlich extrem starke Kopfschmerzen, Übelkeit und Erbrechen, Nackensteifigkeit und Opisthotonus. Welche Verdachtsdiagnose stellen Sie?

- ☐ A) Poliomyelitis
- ☐ B) Tetanus
- ☐ C) Meningitis
- ☐ D) Epidurales Hämatom
- ☐ E) Subarachnoidalblutung

368. Eine 57jährige Frau klagt über Gliederzittern und Muskelsteifheit. Ihre Sprache ist recht leise und sie läuft in einer leicht gebückten Haltung. Als sie in Ihre Praxis kommt hinein kommt, stößt sie gegen die Behandlungsliege. Wie ist Ihre Verdachtsdiagnose?

- ☐ A) Meningoenzephalitis
- ☐ B) Akinetisch-rigides Symptom
- ☐ C) Tabes dorsalis
- ☐ D) Alkoholabusus
- ☐ E) Multiple Sklerose

Antwort 367

▶ Die Lösung **C** ist richtig.

Der Verdacht fällt auf *Meningitis*, da nach den Prodromalerscheinungen meningeale Symptome auftreten. Symptomatik Meningitis: Fieber, Bewußtseinsstörungen, Krämpfe, evtl. Stauungspapille, starke Kopfschmerzen, Lichtempfindlichkeit, Nakkensteifigkeit, Opisthotonus, Brudzinski-Zeichen, Kernig-Zeichen, Lasegue-Zeichen (nur beidseitig!), Kniekußphänomen Dreifußzeichen

Zu A: Poliomyelitis: Hier müßten Lähmungserscheinungen genannt sein, außerdem sind meist Kinder betroffen

Zu B: Tetanus (Wundstarrkrampf): Prodromalstadium, schmerzhafte Muskelkämpfe (Risus sardonicus, Trismus, Opisthotonus, Nackenstarre), die später schon bei geringsten Außenreizen ausgelöst werden.

Zu D: Epidurales Hämatom: Blutung zwischen Dura mater und Schädelknochen infolge Schädelhirntrauma. Symptome: starke Kopfschmerzen allmählich zunehmend, Schmerzmittel wirken nicht, kein Fieber, kann sich über Wochen entwickeln

Zu E: Subarachnoidalblutung: Akute Blutung in den Subarachnoidalraum, entsteht fast immer aus einem Aneurysma, plötzliche Symptomatik, heftigste Kopfschmerzen, kein Fieber, meningeales Syndrom, Bewußtseinsstörung

Antwort 368

▶ Die Lösung **B** ist richtig.

Akinetisch-rigides Symptom = Morbus Parkinson: Degeneration dopaminerger Neurone in der Substantia nigra im Mittelhirn (extrapyramidales Syndrom); Trias: 1. Rigor (Steifheit); 2.Akinese (Bewegungsstarre); 3. Ruhetremor. Weitere Symptome: Zahnradphänomen, Maskengesicht, leise monotone Sprache, kleinschrittiger und schlurfender Gang, Mikrographie, gebeugte Körperhaltung, Salbengesicht, Persönlichkeitsveränderungen

Zu C: Tabes dorsalis = Rückenmarkschwindsucht, Lues IV

Zu D: Alkoholabusus = Alkoholkrankheit, alkoholische Polyneuropathie, Kleinhirnrindenathrophie, Enzephalopathie mit Demenz und Krampfanfällen

Zu E: Multiple Sklerose, Trias: Intentionstremor, skandierende Sprache, Nystagmus mit Übelkeit und Erbrechen

369. Ein 23jähriger Mann klagt über Fieber (37,8) und retrosternale Schmerzen, die sich im Liegen verstärken und manchmal in die linke Schulter ausstrahlen. Die Schmerzen hätten langsam eingesetzt und jetzt etwas nachgelassen. Der Patient hatte sich nach eigenen Angaben gerade von einem Infekt der oberen Atemwege erholt. Die Halsvenen sind deutlich gestaut, die Herzfrequenz beträgt 120/Min, RR 130/80, BSG ist leicht erhöht, die Herztöne abgeschwächt, die Herzfigur leicht vergrößert. Es ist ein perikardiales Reibegeräusch vorhanden. Wie ist die wahrscheinlichste Diagnose?

☐ A) Bakterielle Pneumonie
☐ B) Pneumothorax
☐ C) Perikarderguß
☐ D) Herzinfarkt
☐ E) Endokarditis

370. Ein männlicher Patient mit Ikterus hat folgende Laborwerte: Konjugierte Hyperbilirubinämie, Dunkelfärbung des Urins und Hellfärbung des Stuhls, Urobilinogen im Urin nicht mehr nachweisbar, Alkalische Phosphatase stark erhöht. Welche Verdachtsdiagnose stellen Sie?

☐ A) Hepatitis A
☐ B) Hämolytischer Ikterus
☐ C) Verschlußikterus
☐ D) Chronische Hepatitis
☐ E) Pankreatitis

371. Bei welchen pathologischen Erscheinungen treten Dämmerungszustände auf?

1. Typhus
2. Meningoenzephalitis
3. Diphtherie
4. Epilepsie, nach dem Anfall
5. Kompensatorische Phase beim Schock

☐ A) Nur die Aussagen 1 und 2 sind richtig
☐ B) Nur die Aussagen 1, 2 und 5 sind richtig
☐ C) Nur die Aussagen 1, 2, 3 und 4 sind richtig
☐ D) Nur die Aussagen 2, 3 und 4 sind richtig
☐ E) Alle Aussagen sind richtig

Antwort 369

▶ Die Lösung **C** ist richtig.

Perikarditis zu 80% als Zweiterkrankung durch AK-AG Reaktion auf betahämolysierende Streptokokken. Eine Perikarditis mit Erguß kann zu einer Einfüllstauung in der Diastole führen, daher die Zeichen des Blutrückstaus vor dem Herzen. Perikardiales Reibegeräusch auch bei der feuchten Perikarditis als sog. *Lokomotivgeräusch* zu hören.

Zu A: Bakterielle Pneumonie: Stimmfremitus erhöht, keine Zentralvenendruckerhöhung

Zu B: Pneumothorax: Laute Herztöne, Atemgeräusch aufgehoben, hypersonorer Klopfschall. Zentralvenendruckerhöhung vorhanden beim Ventilpneumothorax, aber mit Angst und evtl. Schocksymptomen

Zu D: Herzinfarkt: Ein Verdacht besteht natürlich immer. Hier paßt das perikardiale Reibegeräusch nicht, außerdem sollte die Symptomatik stärker sein, z. B. Blutdruckabfall und evtl. Schocksymptome

Zu E: Endokarditis: Herzinnenhaut mit entzündlichen Veränderungen; Herzgeräusche vorhanden, jedoch kein Reibegeräusch

Antwort 370

▶ Die Lösung **C** ist richtig.

Das Schlüsselwort ist hier die *alkalische Phosphatase*, die immer bei Gallenbeteiligung stark erhöht ist; außerdem erhöht bei Leber- und Knochenerkrankungen (Metastasen).

Zu A: Hepatitis: Alkalische Phosphatase nur mäßig erhöht

Zu B: Hämolytischer Ikterus: Das unkonjugierte Bilirubin ist im Blutserum erhöht

Zu E: Pankreatitis: Amylasen sind erhöht, aber kein Bilirubin

Antwort 371

▶ Die Lösung **C** ist richtig.

Zu 1: Typhus abdominalis hat typischerweise eine Benommenheit durch die Toxinwirkung (griechisch typhos = Nebel)

Zu 2: Meningoenzephalitis kann sicherlich Bewußtseinsstörungen haben

Zu 3: Diphtherie hat Bewußtseinsstörungen vor allem bei dem toxischen Verlauf

Zu 4: Epilepsie: Patienten nach einem Anfall fallen in einen Koma ähnlichen Schlaf

Zu 5: Schock: Kreislaufzentralisation, nur Lunge, Herz und Gehirn werden durchblutet, der Patient ist bei Bewußtsein (ca. 10 Minuten)

372. Welchen Ursachen für einen Ikterus kennen Sie?

1. Virale Leberentzündung
2. Alkoholhepatitis
3. Hämolyse
4. Schwangerschaft
5. Malaria

☐ A) Nur die Aussagen 1 und 2 sind richtig
☐ B) Nur die Aussagen 1, 2 und 3 sind richtig
☐ C) Nur die Aussagen 1, 2, 3 und 4 sind richtig
☐ D) Nur die Aussagen 2, 3 und 5 sind richtig
☐ E) Alle Aussagen sind richtig

373. Ein 8jähriges Mädchen hat Ausschlag: Blasen, Pusteln und Krusten, die stark jucken. Die Hauterscheinung ist ödematös geschwollen und gerötet. Das Kind hat Fieber mit Lymphknotenschwellung am Hals und am Hinterkopf. Wie ist Ihre Verdachtsdiagnose?

☐ A) Masern
☐ B) Röteln
☐ C) Windpocken
☐ D) Kontaktekzem
☐ E) Scharlach

Antwort 372

▶ Die Lösung **E** ist richtig.

Gelbfärbung, wenn Gesamtbilirubin > 2 mg/dl beträgt.

1. Prähepatischer Ikterus: Beschleunigter Erythrozytenabbau mit Anstieg des indirekten Bilirubins im Blut durch Gifte, Medikamente, Strahlen, Leukämien, Infektionen (z. B. Malaria) und Erythrozytenveränderungen (z. B. Sichelzell, Kugelzell, Megaloblasten bei der perniziösen Anämie)
2. Intrahepatischer Ikterus: Alle Erkrankungen, die zu einer Veränderung bzw. Zerstörung des Leberparenchyms führen
3. Posthepatischer Ikterus: Cholestase = Abflußstörungen der Galle durch z. B. Gallensteine, Pankreaskopfkarzinom, Papillenstenose, Gallengangsstriktur

Antwort 373

▶ Die Lösung **C** ist richtig.

Die Aussage: „Blasen, Pusteln und Krusten, die stark jucken" führt zum Verdacht auf *Windpocken*.

Ein polymorphes Bild, verschiedene Hauterscheinungen zur gleichen Zeit, sind typisch für die Varizellen (sog. *Sternenhimmel*).

Zu A: Masern: Plötzlicher Beginn mit Fieber und Entzündungen der Atemwege („verheult – verrotzt – verquollen"), Konjunktivitis, Koplik-Flecken. Exanthem: Ausbreitung vom Kopf über den Rumpf, großfleckig und konfluierend, Juckreiz ist untypisch.

Zu B: Röteln: Verlauf meist milde; evtl. leichte katarrhalische Erscheinungen, Lymphknotenschwellung (v.a. am Hinterkopf), leichtes Fieber, Milzschwellung. Exanthem: mittelfleckig, nicht konfluierend, Ausbreitung vom Kopf (hinter den Ohren) über den Rumpf und Extremitäten

Zu E: Scharlach (Lokalinfektion des Rachenraums): Fieber, Angina, erst weißliche Zunge, dann Himmbeerzunge, rotes Gesicht, periorale Blässe. Exanthem: feinstfleckig und dichtstehend, Ausbreitung meist vom Hals-Brust-Bereich über den Rumpf und Extremitäten

- Die **Fleckgröße** bei den **Kinderkrankheiten** auswendig lernen: **Masern (großfleckig) > Röteln (mittelfleckig) > Scharlach (kleinfleckig)**

374. Ein 60jähriger Mann klagt über Wadenschmerzen nach kurzem Gehen. Die Fußpulse sind deutlich abgeschwächt gegenüber dem rechtem Bein. Was liegt am ehesten vor?

☐ A) Verschluß der tiefen Beinvene
☐ B) Diabetisches Fußsyndrom
☐ C) Postthrombotisches Syndrom
☐ D) Entzündete Varizen
☐ E) Verschluß der Unterschenkelarterie

375. Bei einem nächtlichen Hausbesuch treffen Sie einen 19jährigen jungen Mann an, der unruhig im Zimmer auf und ab geht. RR 120/85 mmHg, Puls 75. Der Patient hat sich erbrochen und erleidet wellenförmige Schmerzatacken im rechten Leistenkanal, kein akutes Abdomen feststellbar, die Symptomatik ist plötzlich eingetreten. Was ist am wahrscheinlichsten?

☐ A) Appendizitis
☐ B) Eingeklemmte Leistenhernie
☐ C) Harnleiterkolik
☐ D) Pankreatitis
☐ E) Cholelithiasis (Gallensteinleiden)

Antwort 374

▶ Die Lösung **E** ist richtig.

Verdacht auf Claudicatio intermittens = sog. *Schaufensterkrankheit*; Patient bleibt nach dem Gehen einer bestimmten Gehstrecke aufgrund von stärksten Schmerzen in der Beinmuskulatur stehen; Symptomatik verstärkt sich bei schnellem Gehen und Aufwärtssteigen, Ursache ist die pAVK (periphere arterielle Verschlußkrankheit)

Zu A: Verschluß einer tiefen Beinvene: Phlebothrombose, Pulse sind vorhanden, Fuß ist warm und livide geschwollen, die Schmerzen (Spannungs- und Schweregefühl, evtl. Muskelkater) können sich beim Husten und Pressen verstärken und nehmen in der Horizontallage ab, Homann- und Payr-Zeichen vorhanden

Zu B: Diabetisches Fußsyndrom: Unterschieden wird der ischämische Fuß (Makroangiopathie) und der neuropathische Fuß (Kombination von Mikroangiopathie und Neuropathie)

Zu C: Postthrombotisches Syndrom, Ulkus cruris

Zu D: Entzündete Varizen: Thrombophlebitis, lokale Entzündungszeichen sind deutlich sichtbar

Antwort 375

▶ Die Lösung **C** ist richtig.

Harnleiterkolik (Nephrolithiasis): Kolikartige Schmerzen in den Rücken und/oder seitlichen Unterbauch. Bei tiefsitzenden Uretersteinen ausstrahlender Schmerz bis in die Geschlechtsorgane (Schamlippen oder Hoden schmerzen), oft Übelkeit und Erbrechen, evtl. reflektorischer Subileus (Stuhl- und Windverhalten)

Zu A: Appendizitis: Der Schmerz ist stetig und i.d.R. nicht kolikenhaft; Schmerzbeginn paraumbilikal, dann rechter Unterbauch; lokale Abwehrspannung und typische Abwehrhaltung

Zu B. Eingeklemmte Leistenhernie: Führt zum mechanischen Ileus. Zur Schmerzsymptomatik zusätzlich: Meteorismus, Hyperperistaltik proximal des Verschlusses, keine Peristaltik distal des Verschlusses, evtl. Koterbrechen, geht über in ein akutes Abdomen

Zu D: Pankreatitis: Schmerzausstrahlung gürtelförmig und in den Rücken, akutes Bild, Schocksymptomatik mit Gesichtsrötung

Zu E: Cholelithiasis (Gallensteinleiden): Schmerzen in den rechten und mittleren Oberbauch, Ausstrahlung oft in den Rükken und die rechte Schulter

376. Zu Ihnen kommt ein 60jähriger Patient, bei dem Sie in Ruhe ein Zittern der Glieder feststellen. Die Stimme ist leise und monoton, sein Gesicht erscheint starr. An seiner Haltung fällt der vornübergebeugte Oberkörper und ein unsicherer Gang auf. Wie ist Ihre Verdachtsdiagnose?

☐ A) Multiple Sklerose
☐ B) Morbus Alzheimer
☐ C) Morbus Addison
☐ D) Hypothyreose
☐ E) Morbus Parkinson

377. Ein Patient kommt zu Ihnen mit einseitiger, segmentaler Bläschenbildung am Stamm. Er berichtet, daß er als Kind bereits Windpocken hatte. Wie ist Ihre Verdachtsdiagnose?

☐ A) Pfeiffer-Drüsenfieber
☐ B) Mumps
☐ C) Herpes simplex
☐ D) Herpes zoster
☐ E) Neurodermitis

Antwort 376

▶ Die Lösung **E** ist richtig.

Morbus Parkinson-Trias: Rigor (Steifheit), Akinese (Bewegungsstarre) und Ruhetremor infolge Degeneration dopaminerger Neurone in der Substantia nigra im Mittelhirn (extrapyramidales Syndrom)

Zu A: Multiple Sklerose – Trias: Intentionstremor (Tremor v. a. bei Zielbewegung kurz vor dem Ziel), skandierende Sprache, Nystagmus

Zu B: Alzheimer-Krankheit: Demenz, Wesensveränderung bis zum völligen Ich-Verlust, Orientierungs- und Gedächtnisstörungen, Unruhe, Euphorie und Depressionen

Zu C: Morbus Addison = Nebennierenrindeninsuffizienz (Gesamter Stoffwechsel verlangsamt): Hypotonie, Adynamie (Müdigkeit und Schwäche) mit Apathie, Gewichtsverlust, gastrointestinale Störungen, Pigmentierung der Haut und Schleimhäute

Zu D: Hypothyreose: Gewichtszunahme trotz Appetitlosigkeit (infolge Myxödem), Obstipation, Kälteempfindlichkeit, Heiserkeit. Haut: trocken, kühl und teigig, trockenes und brüchiges Haar

Antwort 377

▶ Die Lösung **D** ist richtig.

Eine segmentale Blasenbildung gibt immer einen Verdacht auf *Herpes zoster* = Gürtelrose. Komplikation der Windpocken im Erwachsenenalter durch Reaktivierung des Varicella-Zoster-Virus in den Gliazellen der Spinalganglien: Meist halbseitig auftretender, stark schmerzender Bläschenausschlag im Ausbreitungsgebiet eines Spinalnervens.

Zu C: Herpes symplex: Herpes labialis (**h**umanes **H**erpes **V**irus-1) mit Bläschenausschlag an den Lippen und Herpes genitalis (HHV-1 und HHV-2) mit Ausschlag an Vulva bzw. Penis

378. Ein 4jähriges Mädchen hat Schnupfen, Husten und Fieber. Es ist sehr lichtscheu und hat einige Kalkspritzer im Mund. Wie ist Ihre Verdachtsdiagnose?

- ☐ A) Masern
- ☐ B) Röteln
- ☐ C) Scharlach
- ☐ D) Diphtherie
- ☐ E) Windpocken

379. Patient hat seit Stunden akute Dauerschmerzen in der Oberbauchmitte mit Ausstrahlung in den Rücken, keine abdominelle Abwehrspannung. Welchen Verdacht haben Sie?

- ☐ A) Mechanischer Ileus
- ☐ B) Chronische Gastritis
- ☐ C) Akute Appendizitis
- ☐ D) Pankreatitis
- ☐ E) Cholezystitis

Antwort 378

▶ Die Lösung **A** ist richtig.

Kalkspritzer im Mund = Koplik-Flecken, sind kleine weißliche Hauterscheinungen an der Mundschleimhaut in Höhe der oberen und unteren Backenzähne; zu finden vor allem im Prodromalstadium, also vor dem Exanthem

Zu B: Röteln: Exanthem mittelfleckig und nicht konfluierend, Ausbreitung vom Kopf (hinter den Ohren) über den Rumpf und Extremitäten

Zu C: Scharlach: Himmbeerzunge, rotes Gesicht, periorale Blässe. Exanthem: feinstfleckig und dichtstehend, Ausbreitung meist vom Hals-Brust-Bereich über den Rumpf und Extremitäten

Zu D: Diphtherie: Grau-weiße nicht abwischbare Beläge auf den Tonsillen (Pseudomembran), süßlicher Geruch

Zu E: Windpocken: Verschiedene Effloreszenzen (Hauterscheinungen) zur gleichen Zeit, die stark jucken: Blasen, Pusteln und Krusten (sog. *Sternenhimmel*).

- **Fleckgröße** bei **Kinderkrankheiten: Masern (großfleckig)** > **Röteln (mittelfleckig)** > **Scharlach (kleinfleckig)**

Antwort 379

▶ Die Lösung **D** ist richtig.

Akute Dauerschmerzen in der Oberbauchmitte mit Ausstrahlung in den Rücken sind *klassisch für die Pankreatitis*. Allerdings sind andere Erkrankungen auch möglich (z. B. Herzinfarkt)

Zu A: Mechanischer Ileus hat Koliken und keine Dauerschmerzen

Zu B: Chronische Gastritis macht in der Regel keine Symptome (schon gar nicht akute), evtl. Völlegefühl, Blähungen, Reflux

Zu C: Akute Appendizitis hat erst Schmerzen um den Nabel herum, dann im rechten Unterbauch

Zu E: Klassische Schmerzausstrahlung bei der Cholezystitis (Gallenblasenentzündung) vom rechten Oberbauch in den Rükken und/oder in die rechte Schulter

380. Eine 68jährige Patientin kommt zu Ihnen und berichtet über folgende Symptomatik: starke morgendliche Kopfschmerzen, die allmählich besser werden wenn sie ihr Kopfende höher stellt, ab und zu Schwindelatacken, öfters Nasenbluten und Ohrensausen. Welchen Verdacht hegen Sie?

☐ A) Hypertonie
☐ B) Morbus Parkinson
☐ C) Periphere arterielle Verschlußkrankheit
☐ D) Multiple Sklerose
☐ E) Herzinsuffizienz

Antwort 380
▶ Die Lösung **A** ist richtig.
Natürlich wird eine eingehende Untersuchung durchgeführt bevor wir diesen Verdacht erhärten.
Die Frage ist leicht, da die anderen Krankheitsbilder gar nicht auf diese Symptomatik passen.
Symptomatik Hypertonie: Häufig lange keine Beschwerden, Kopfschmerzen (typisch frühmorgendlich, wird besser bei Höherstellen des Bettkopfendes), Schwindel mit Schwarzschwerden vor den Augen, Belastungsdyspnoe, Herzklopfen, Müdigkeit, eingeschränkte Konzentrationsfähigkeit, Ohrensausen, Nasenbluten, Depressionen, innere Unruhe, Schlafstörungen, vasomotorische Labilität.
DD Kopfschmerzen: Primäre Kopfschmerzen: Migräne, Spannungskopfschmerzen, Horton-Syndrom (hauptsächlich Männer). Symptomatische Kopfschmerzen: Neurologisch bedingt (Subarachnoidalblutung, Epidural- und Subduralblutungen, Apoplexie, Meningitis-Enzephalitis, Hirntumoren, Sinusvenentrombose, Arteriitis temporalis, Trigeminusneuralgie, posttraumatisch), HWS-Syndrom, Zahnwurzelentzündungen, Sinusitis, Otitis media, Mastoiditis, Glaukom, Sehschwäche und Schielen, Hypertonie, Anämie, Infektionskrankheiten, Intoxikationen.
Zu B: Morbus Parkinson-Trias = Rigor (Steifheit), Akinese (Bewegungsstarre) und Ruhetremor
Zu C: Periphere arterielle Verschlußkrankheit: Klassisches Bild ist die Schaufensterkrankheit
Zu D: Multiple Sklerose-Trias = Intentionstremor, skandierende Sprache und Nystagmus
Zu E: Herzinsuffizienz: Asthma cardiale und Lungenödem

381. Ein 54jähriger Mann klagt über Schwellung und Schmerzen am rechten Bein, die vor allem beim Husten und Niesen bestehen. Die Haut ist glatt und heiß. Wie ist ihre Verdachtsdiagnose?

☐ A) Entzündete Varizen
☐ B) Rechtsherzinsuffizienz
☐ C) Venenthrombose
☐ D) Lymphödem
☐ E) Periphere arterielle Verschlußkrankheit

382. Was schließt einen Schulterschmerz mit Sicherheit aus?

☐ A) HWS-Syndrom
☐ B) Herzinfarkt
☐ C) Gallensteinleiden
☐ D) Pneumothorax
☐ E) Keine der Aussagen

Antwort 381

▶ Die Lösung **C** ist richtig.

Verdacht auf *tiefe Beinvenenthrombose*; Gefahr der Lungenembolie und der venösen Insuffizienz; **sofortige Überweisung ins Krankenhaus.**

Symptomatik: Schmerzen nicht immer vorhanden (Spannungs- und Schweregefühl, evtl. Muskelkater), können sich beim Husten und Pressen verstärken und nehmen in der Horizontallage ab, Pulse vorhanden, Fuß warm und geschwollen mit Glanzhaut, allg. Entzündungszeichen (Fieber, BKS ↑, Leukozytose), evtl. Kollateralvenen (sog. *Warnvenen*) Homans-Zeichen (Wadenschmerz bei Dorsalflexion des Fußes), Payr-Zeichen (Fußsohlenschmerz bei Druck auf die Fußsohle), Mayr-Zeichen (Wadenkompressionsschmerz)

Zu A: Entzündete Varizen (Thrombophlebitis): Deutlich sichtbare Entzündungszeichen, Venenstrang verhärtet tastbar, kein Ödem

Zu B: Rechtsherzinsuffizienz: Venös gestauter Patient

Zu D: Lymphödem: Keine Entzündungszeichen, Ödem kann enorme Ausmaße annehmen

Zu E: Periphere arterielle Verschlußkrankheit: Schaufensterkrankheit, keine Schwellung und Rötung, Fuß blaß mit abgeschwächten oder fehlenden Fußpulsen, Schmerzen in Intervallen bei Belastung

Antwort 382

▶ Die Lösung **E** ist richtig.

Zu A: HWS-Syndrom: Lokalisierte Schmerzausstrahlung in beide oder eine Schulter möglich

Zu B: Typische Schmerzlokalisation beim Herzinfarkt: retrosternal, linker Arm, linke Schulter. Jedoch Ausstrahlung in rechte Schulter, rechten Arm, Rücken, Abdomen und Unterkiefer ebenfalls möglich

Zu C: Gallensteinleiden: Schmerzausstrahlung in die rechte Schulter (bei allen Gallenerkrankungen)

Zu D: Pneumothorax: Schmerzausstrahlung in die Schulter des lokalisierten Pneumothorax mit retrosternalen Schmerzen, Atemnot und evtl. Schocksymptomatik

383. Ein 40ähriger Patient klagt über kaffeesatzhaltiges Erbrechen, Schmerzen hinter dem Brustbein, die im Liegen zunehmen und Schmerzen nach dem Essen mit Aufstoßen. Im Stuhl ist okkultes Blut nachweisbar, es besteht eine Leukozytose, Blässe und eine hypochrome Anämie. Welche Diagnose ist am wahrscheinlichsten?

☐ A) Roemheld-Syndrom
☐ B) Hiatushernie
☐ C) Ulkus ventriculi
☐ D) Darmstenose
☐ E) Akute Gastritis

384. Bei welchen Erkrankungen kann es zu einer Milzvergrößerung kommen?

1. Leberzirrhose
2. Hämolytische Krise
3. Mononukleose
4. Leukämie
5. Pfortaderthrombose

☐ A) Nur die Aussagen 1, 2 und 3 sind richtig
☐ B) Nur die Aussagen 1, 2, 4 und 5 sind richtig
☐ C) Nur die Aussagen 1, 3 und 4 sind richtig
☐ D) Nur die Aussagen 1, 3 und 5 sind richtig
☐ E) Alle Aussagen sind richtig

385. Welche Erkrankungen können, unter anderem, Pruritus hervorrufen?

1. Diabetes mellitus
2. Medikamente
3. Urämie
4. Cholestase (Gallenstauung)
5. Windpocken

☐ A) Nur die Aussagen 1, 2, 3 und 5 sind richtig
☐ B) Nur die Aussagen 1, 2, 4 und 5 sind richtig
☐ C) Nur die Aussagen 1, 2 und 5 sind richtig
☐ D) Nur die Aussagen 2, 3 und 5 sind richtig
☐ E) Alle Aussagen sind richtig

Antwort 383

▶ Die Lösung **C** ist richtig.

Der Prüfer wollte *Ulkus ventriculi* hören, sonst sind die Symptome ähnlich der *Zwerchfellhernie*.

Zu A: Roemheld-Syndrom: Durch Gasansammlungen im Oberbauch Angina-pectoris-ähnliche Beschwerden, evtl. mit Herzverdrängung und Zwerchfellhochstand

Zu B: Hiatushernie: Substernale Schmerzen, Refluxösophagitis, Oberbauchbeschwerden, Aufstoßen nach dem Essen, Blässe und hypochrome Anämie (kaffeesatzhaltiges Erbrechen weist eher auf ein akutes Geschwür im Magen hin)

Zu D: Mechanischer Ileus: Abwehrspannung, Krämpfe bis hin zu Stuhl- und Windverhalten, akutes Abdomen

Zu E: Akute Gastritis: Übelkeit und Erbrechen, Völlegefühl, Anämie und Blässe eher bei der chronischen Gastritis, kein kaffeesatzhaltiges Erbrechen

Antwort 384

▶ Die Lösung **E** ist richtig.

Milzvergrößerung (Splenomegalie) am häufigsten durch portale Hypertension (Hochdruck im Pfortaderkreislauf bei Rechtsherzstauung, Leberzirrhose, Pfortaderthrombose) und durch Virusinfektionen (z. B. AIDS, Hepatitis, Mononukleose, Typhus, Malaria). Aber auch möglich bei Erkrankungen des Lymph- und Blutsystems (Lymphogranulomatose, malignes Lymphom, Leukämie, Polyzythämie, hämolytische Anämie) und bei Kollagenosen und Hämochromatose.

Zu 2: Hämolytische Krise: plötzliche Steigerung der Hämolyse bei hämolytischer Anämie

Antwort 385

▶ Die Lösung **E** ist richtig.

Pruritus = Hautjucken mit zwanghaften Kratzen

Ursachen: Idiopathisch (50% der Fälle ohne nachweisbare Faktoren), Gallenstauung, chronische Niereninsuffizienz (Urämie), maligne Tumoren, endokrine Erkrankungen (z. B. Diabetes mellitus, Hyperthyreose), hämatologische Erkrankungen (z. B. Polyzythämie, Leukämie, maligne Lymphome, Plasmozytom), Stoffwechselerkrankungen (Hyperurikämie = Gicht, Hämochromatose), Medikamenteneinnahme, berufliche Noxen, trokkene Haut, seniler Pruritus, psychogen (Angst, Streß, Neurosen, Psychosen)

386. Ein 10jähriger Junge hat beim Fußballspielen einen Tritt in den linken Oberbauch bekommen. Der Junge hat in die linke Schulter ausstrahlende starke Schmerzen mit Hauthyperästhesie (Kehr-Zeichen). Es besteht lokale Bauchdeckenspannung. Der Puls ist tachykard. Welche Verdachtsdiagnose stellen Sie?

☐ A) Pneumothorax
☐ B) Traumatische Zwerchfellhernie
☐ C) Milzruptur
☐ D) Akute Pankreatitis
☐ E) Leberkapselriß

387. Ein 24jähriger Patient hat seit Monaten nächtliche Rückenschmerzen, die im Laufe des Tages besser werden. Nur die rechte Ferse würde manchmal den ganzen Tag über schmerzen. Diese Woche sei eine Augenentzündung hinzugekommen. Wie ist Ihre Verdachtsdiagnose?

☐ A) Rheumatoide Arthritis
☐ B) Ischialgie
☐ C) Diskusprolaps
☐ D) Spondylitis ankylosans (Morbus Bechterew)
☐ E) Arthrose der Wirbelsäule

Antwort 386

▶ Die Lösung **C** ist richtig.

• Wer gewußt hat was das Kehr-Zeichen bedeutet, hatte diese Aufgabe schon gelöst.

Kehr-Zeichen: In die linke Schulter ausstrahlender Schmerz mit Hauthyperästhesie bei *Milz- und Eileiterruptur* (Tubaruptur)

Antwort 387

▶ Die Lösung **D** ist richtig.

• In MC-Fragen gibt das Trias: junger Mann → Rückenschmerzen → Fersenschmerz und/oder Augenprobleme immer den Verdacht auf *Morbus Bechterew.*

Symptomatik beim Bechterew: Kreuz- und Hüftschmerzen meist nachts oder früh morgendlich, die in das Gesäß oder Oberschenkel ausstrahlen können, Ileosakralgelenk druckschmerzhaft, Schmerzen im Bereich der Wirbelsäule mit zunehmender Bewegungseinschränkung. Extravertebrale Symptome: Iridozyklitis (Entzündung der Iris und deren Ziliarkörper), Arthritis der peripheren Gelenke, schmerzhafte Entzündung der Sehnenansätze (häufig Achillessehne: Fersenschmerz) und Knorpelentzündungen im Brustbereich (Brustschmerzen) und der Schambeinfuge.

Zu A: Rheumatoide Arthritis: Unspezifische Allgemeinsymptome (Abgeschlagenheit, Appetitlosigkeit, subfebrile Temperaturen, Nachtschweiß), Polyarthritis, morgendliche Steifigkeit und Parästhesien, Rheumaknoten

Zu B+C: Ischialgie, Diskusprolaps: Schmerzen entlang des Ischias, Parästhesien, motorische Ausfälle, ASR abgeschwächt, Bewegungseinschränkung der WS, schmerzbedingte Schonhaltung, Lasegue-Zeichen positiv

Zu E: Arthrose der Wirbelsäule: Schmerzen im WS-Bereich, Bewegungseinschränkung, allmähliche Versteifung

388. Welche Gefahr besteht bei bettlägerigen kranken Personen?

1. Dekubitus
2. Pneumonie
3. Thrombose
4. Osteoporose
5. Obstipation

☐ A) Nur die Aussagen 1, 2 und 3 sind richtig
☐ B) Nur die Aussagen 1, 2, 4 und 5 sind richtig
☐ C) Nur die Aussagen 1, 3 und 4 sind richtig
☐ D) Nur die Aussagen 2, 3 und 5 sind richtig
☐ E) Alle Aussagen sind richtig

389. Ein junger männlicher Patient klagt über schlechtes Allgemeinbefinden. Es besteht Fieber und Nachtschweiß. Am Hals sind mehrere Lymphknoten geschwollen, die nicht schmerzen, wohl aber nach Alkoholgenuß. Wie ist Ihre Verdachtsdiagnose?

☐ A) Pfeiffer-Drüsenfieber
☐ B) AIDS
☐ C) Akute Pankreatitis
☐ D) Maligne Erkrankung des lymphatischen Gewebes
☐ E) Magenkarzinom

390. Sie werden zu einer adipösen, nicht ansprechbaren Patientin gerufen, die nur auf gröbste Reize reagiert. Befund: Mydriasis (weite Pupillen), trockene Zunge und Haut, schlaffe Glieder, beidseitig abgeschwächte Reflexe, tiefe Atmung, RR 100/70, Puls 92/min. Wie lautet Ihre Verdachtsdiagnose?

☐ A) Thyreotoxisches Koma
☐ B) Urämisches Koma
☐ C) Hypoglykämisches Koma
☐ D) Koma Diabeticum
☐ E) Hepatisches Koma

Antwort 388

▶ Die Lösung **E** ist richtig.

Zu 1: Dekubitus ist eine Ulzeration an typischen Druckstellen des Körpers v. a. bei Bettlägerigkeit

Zu 2: Durch die Horizontallage wird die Lunge wenig durchblutet und auch wenig belüftet, dadurch Gefahr einer sog. „Bettpneumonie"

Zu 3: Ursachen von Thrombosen: Virchow-Trias: 1.Gefäßwandschäden, 2. Herabgesetzte Blutströmungsgeschwindigkeit, 3. Veränderte Blutzusammensetzung

Zu 4: Risikofaktoren der primären Osteoporose: Menopause (Östrogenmangel), Genußgifte (Alkohol, Nikotin, Kaffeegenuß), körperliche Inaktivität und erbliche Veranlagung, Untergewicht (schlanke Frauen), Abneigung gegen Milch und Milchprodukte

Zu 5: Obstipation v. a. bei ballaststoffarmer Kost, geringer Flüssigkeitszufuhr und Bewegungsmangel

Antwort 389

▶ Die Lösung **D** ist richtig.

Das Schlüsselwort ist hier der *Alkoholschmerz.*

Unterscheidung von bösartigen Lymphknotenerkrankungen (maligne Lymphome): 1. Morbus Hodgkin (Lymphogranulomatose) und 2. Non-Hodgkin-Lymphom.

Symptomatik: Leistungsminderung, Fieber, Nachtschweiß, Gewichtsverlust, evtl. Juckreiz und Lymphknotenschmerzen nach Alkoholgenuß, Lymphknotenschwellung v.a. am Hals („kartoffelsackartig"), evtl. Milz- und Leberschwellung, Blutbildveränderungen

Antwort 390

▶ Die Lösung **D** ist richtig.

Zu A: Thyreotoxisches Koma (Koma Basedowicum): Hohe Pulsfrequenz, Herzrhythmusstörungen, Fieber, Hautrötung, Erbrechen, Durchfall, Verwirrtheit, Hypertonie, u. a.

Zu B: Urämisches Koma: Urinöser Geruch, Hypertonie, Anurie oder Oligurie, Erbrechen, Durchfall, Verwirrtheit, Polyneuropathie, gelb-fahle Hautfarbe (Cafe-au-lait)

Zu C: Hypoglykämisches Koma (Absinken der Blutzuckerkonzentration unter 40 mg/dl):Plötzliche Entwicklung, Heißhungergefühl, Muskelzittern, Krämpfe, Hyperreflexie, Tachykardie, Bewußtseinsstörungen, Nervosität, Desorientierung, Wutausbrüche, u. a.

Zu D: *Koma Diabeticum:* Herabgesetzter Muskeltonus, abgeschwächte oder fehlende Reflexe, Exsikkose-Zeichen, Kussmaul-Atmung

Zu E: Hepatisches Koma: Schläfrigkeit, Verwirrtheit, Verlangsamung, verwaschene Sprache, Flapping tremor (grobschlägiges Händezittern, sog. *Flattertremor*), Geruch nach roher Leber

391. Welche Erkrankungen können eine Embryopathie verursachen?

1. Medikamente
2. Toxoplasmose
3. Röteln
4. Lues

- ☐ A) Nur die Aussagen 1, 2 und 3 sind richtig
- ☐ B) Nur die Aussagen 1, 3 und 4 sind richtig
- ☐ C) Nur die Aussagen 2, 3 und 4 sind richtig
- ☐ D) Nur die Aussagen 3 und 4 sind richtig
- ☐ E) Alle Aussagen sind richtig

392. Ein 14jähriges Schulkind leidet an hohem Fieber, generalisierten Lymphknotenschwellungen und einer Angina mit flächenhaften Belägen. Erhöhte GOT und GPT Werte. Wie ist Ihre Verdachtsdiagnose?

- ☐ A) Diphtherie
- ☐ B) Infektiöse Mononukleose
- ☐ C) Scharlach
- ☐ D) Mumps
- ☐ E) Morbus Hodgkin

Antwort 391

▶ Die Lösung **E** ist richtig.

Ursachen Embryopathie (Entwicklungsstörung des Embryos): Infektionen (z. B. Listeriose, Lues, Toxoplasmose, Röteln, Zytomegalie, u. a.), Stoffwechselerkrankungen (z. B. Diabetes mellitus), Medikamente, Drogen, Genußmittel, Umweltgift, Strahlen, Sauerstoffmangel u. m.

Antwort 392

▶ Die Lösung **B** ist richtig.

• Bitte nicht vergessen, bei diesen MC-Fragen geht es nicht um eine Diagnose sondern um einen *Verdacht!*

Infektiöse Mononukleose = Pfeiffer-Drüsenfieber: Jugendliche sind am häufigsten betroffen, verursacht durch das Epstein-Barr-Virus. Symptomatik: 1. Katarrhalische Erscheinungen der Mandeln und des Rachens mit Fieber, 2. Lymphknotenschwellungen, 3. Häufig Milzschwellungen

Die erhöhten GOT- und GP-Werte sprechen für eine Mitbeteiligung der Leber (seltener, aber möglich)

Zu A: Diphtherie: Nicht abwaschbare grau-weiße Beläge (bluten beim Abstreifen, sog. *Pseudomembran*), süßlicher Geruch, keine generalisierte Lymphknotenschwellung

Zu C: Scharlach hat ein typisch aussehendes Exanthem (kleinfleckig), außerdem: Himbeerzunge, periorale Blässe, rotes Gesicht

Zu D: Mumps: Schwellung der Ohrspeicheldrüse

Zu E: Morbus Hodgkin: Bösartige Lymphknotenerkrankung (Lymphom) mit Leistungsminderung, Fieber, Nachtschweiß, Gewichtsverlust, evtl. Juckreiz und Lymphknotenschmerzen nach Alkoholgenuß

393. Ein 3-jähriges Kind hat nach dem Spielen plötzlich eine Scheinlähmung des linken Armes. Was könnte am ehesten die Ursache sein?

☐ A) Grünholzfraktur
☐ B) Streptokokkeninfekt
☐ C) Medianuslähmung
☐ D) Tetanus
☐ E) Poliomyelitis

394. Ein 14jähriges Kind, männlicher Patient, hat seit einigen Tagen hohes Fieber mit schwerem Krankheitsgefühl, blasse Schleimhäute und eine generalisierte Lymphknotenschwellung, Rhinitis, Tonsillennekrosen und Hauteinblutungen. Dazu kommt eine Splenomegalie. Welche Krankheit trifft auf dieses Bild am ehesten zu?

☐ A) Morbus Hodgkin
☐ B) Mononukleose
☐ C) Syphilis II
☐ D) Akute lymphatische Leukämie
☐ E) Meningitis

Antwort 393

▶ Die Lösung **A** ist richtig.

Die Kunst bei einigen MC-Fragen ist richtig zu raten.

Scheinlähmung z. B. eines Armes bedeutet, daß der Arm nerval in der Lage ist bewegt zu werden, aber aufgrund von z. B. Knochenbrüchen der Arm so fixiert wird, daß eine Lähmung scheinbar ist.

Zu A: Eine *Grünholzfraktur* ist ein traumatisch bedingter, unvollständiger Bruch bei Kindern. Bei erhaltener Knochenhaut (Periost) ist durch Einstauchung das kompakte Knochenmaterial (Substantia compacta) teilweise oder vollständig gebrochen (Wulstbruch).

Zu B: Ein Streptokokkeninfekt hat nichts mit einer Lähmung zu tun.

Zu C+D+E: Medianuslähmung, Tetanus und Poliomyelitis sind echte Lähmungen. Außerdem müßten Hinweise auf die betreffende Erkrankung gegeben sein.

Antwort 394

▶ Die Lösung **D** ist richtig.

Auf eine *akute lymphatische Leukämie* weisen die Hauteinblutungen (Thrombopenie durch Zellverdrängung) und die blassen Schleimhäute (Anämie durch Zellverdrängung) hin.

Fieber, Lymphknotenschwellung, Splenomegalie, Rhinitis und Tonsillitis sind auch typische Symptome einer Mononukleose (Pfeiffer-Drüsenfieber).

Zu A: Beim Morbus Hodgkin erscheint als typischer DD-Hinweis in MC-Fragen immer Juckreiz oder Alkoholschmerz.

Zu C: Bei Syphilis im Stadium II müßte typischerweise auf Hautveränderungen hingewiesen werden.

Zu E: Die oben genannten Symptome könnten auch bei einer Meningitis zu finden sein, es müßten jedoch auch meningitische Zeichen erwähnt werden (z. B. Kopfschmerzen, Nackensteifigkeit, Opisthotonus, Brudzinski-Zeichen u. a.).

395. Was trifft auf die Dupuytren-Kontraktur zu?

1. Knotige Schrumpfung der Palmaraponeurose (fächerförmige Sehnenplatte in der Hohlhand)
2. Beugekontraktur des 4. und 5. Fingers
3. Ellenbogenkontrakur
4. Kann aus dem Tennisellenbogen entstehen
5. Ulnarislähmung

- □ A) Nur die Aussagen 1, 2, 3 und 4 sind richtig
- □ B) Nur die Aussagen 1 und 2 sind richtig
- □ C) Nur die Aussagen 2, 3 und 5 sind richtig
- □ D) Nur die Aussagen 3 und 4 sind richtig
- □ E) Nur die Aussage 5 ist richtig

396. Ein 62jähriger Patient klagt über Wadenschmerzen und leichtes Fieber. Sie erheben folgenden Befund: Fußsohle und Waden sind schmerzhaft, das betroffene Bein ist geschwollen und überwärmt. Der Patient ist vor einer Woche wegen einer Hüftgelenksoperation entlassen worden. Wie ist Ihre Verdachtsdiagnose?

- □ A) Rechtsherzinsuffizienz
- □ B) Lungenembolie
- □ C) Tiefe Beinvenenthrombose
- □ D) Chronische periphere arterielle Verschlußkrankheit
- □ E) Akute periphere arterielle Verschlußkrankheit

Antwort 395

▶ Die Lösung **B** ist richtig.

Dupuytren-Kontraktur: Durch Schrumpfungs- und Verhärtungsprozesse im Bereich der flächenförmigen Sehnenplatte der Hohlhand (Palmaraponeurose) kommt es besonders am 4. und 5. Finger zur Bewegungseinschränkung, die Streckung im Gelenk ist nicht mehr möglich (häufig beide Hände).

Ursachen: Idiopathisch, Autoimmunerkrankung, rheumatische Erkrankung, Lebererkrankung, Alkoholkrankheit, Diabetes mellitus, Epilepsie. Häufig sind Männer betroffen

Zu 3: Ellenbogenkontrakur: Streckung im Ellenbogen nicht mehr möglich, meist als Folgeerscheinung von Verletzungen oder Entzündungen des Gelenkes

Zu 5: Ulnarislähmung: Führt zur Abschwächung von Palmar- und Ulnarflexion, sog. „Krallenhand“. Ursache meist Traumen im Ellenbogenbereich

Antwort 396

▶ Die Lösung **C** ist richtig.

Verdacht auf *tiefe Beinvenenthrombose*, Gefahr der Lungenembolie und der venösen Insuffizienz, **sofortige Überweisung ins Krankenhaus**. Symptomatik: Schmerzen nicht immer vorhanden (Spannungs- und Schweregefühl, evtl. Muskelkater), können sich beim Husten und Pressen verstärken und nehmen in der Horizontallage ab, Pulse vorhanden, Fuß warm und geschwollen mit Glanzhaut, allg. Entzündungszeichen (Fieber, BKS ↑, Leukozytose), evtl. Kollateralvenen (sog. *Warnvenen*) Homans-Zeichen (Wadenschmerz bei Dorsalflexion des Fußes), Payr-Zeichen (Fußsohlenschmerz bei Druck auf die Fußsohle), Mayr-Zeichen (Wadenkompressionsschmerz)

Ursache: Im wesentlichen Blutströmungsverlangsamung (Virchow Trias): postoperativ, langes Liegen, langes Sitzen oder Stehen, Herzinsuffizienz. Begünstigende Faktoren: Schwangerschaft, Kontrazeptiva, Nikotin, Übergewicht, weibliches Geschlecht

Zu A: Rechtsherzinsuffizienz: Venös gestauter Patient

Zu B: Lungenembolie: Dyspnoe, Tachypnoe, Brustschmerzen, Unruhe, Angst, gestaute Halsvenen, Husten, Schocksymptomatik, (kleinere Embolien können symptomlos oder atypisch verlaufen)

Zu D: Chronisch periphere arterielle Verschlußkrankheit: Claudicatio intermittens (Schaufensterkrankheit)

Zu E: Akute periphere arterielle Verschlußkrankheit: Embolie (6 mal „P“)

397. Ein 32jähriger männlicher Patient hat folgende Symptomatik: Krankheitsgefühl, Appetitlosigkeit, Übelkeit, Erbrechen, bierbrauner Urin. Welche Verdachtsdiagnose haben Sie?

☐ A) Pankreatitis
☐ B) Virus-Hepatitis
☐ C) Gallengangsverschluß
☐ D) Cholezystitis
☐ E) Pyelonephritis

398. Bei welchen der folgenden Krankheiten kann eine Angina auftreten?

1. Pfeiffersches Drüsenfieber
2. Scharlach
3. Diphtherie
4. AIDS
5. Leukämie

☐ A) Nur die Aussagen 1, 2, 4 und 5 sind richtig
☐ B) Nur die Aussagen 1, 2 und 3 sind richtig
☐ C) Nur die Aussagen 2, 4 und 5 sind richtig
☐ D) Nur die Aussagen 3, 4 und 5 sind richtig
☐ E) Alle Aussagen sind richtig

Antwort 397

▶ Die Lösung **B** ist richtig.

Ursachen *Hepatitis:* Hepatitis Virus (A,B,C,D,E), venöse Stauung, Alkohol, Gifte und Medikamente, andere Infektionskrankheiten (z. B. Gelbfieber, Rückfallfieber, Epstein-Barr-Virus, Brucellose, Echinokokkose)

Symptomatik: 1. Prodromalstadium mit grippalen Symptomen (Krankheitsgefühl, Mattigkeit, Fieber) oder/und gastrointestinalen Beschwerden (Übelkeit, Appetitlosigkeit, Durchfälle, evtl. Leberdruckschmerz; 2. Organstadium: $^2/_3$ verlaufen anikterisch, $^1/_3$ ikterisch (dunkelbrauner Urin, heller Stuhl, Juckreiz); Labor: GPT und GOT ↑ (Transaminasen), Bilirubin ↑, alkalische Phosphatase nur leicht erhöht, evtl. BSG ↑

Zu A: Pankreatitis: Zeigt ähnliche Symptome, aber stärkere Schmerzsymptomatik (heftige Oberbauchbeschwerden, in den Rücken ausstrahlend, Pankreasschonhaltung), schlimmstenfalls Schocksymptome mit hochrotem Kopf

Zu C: Gallengangsverschluß: Ähnliche Symptome wie bei Virus-Hepatitis, kolikartige Schmerzsymptomatik in Rücken und rechte Schulter

Zu D: Cholezystitis: Meist wird eine Gallenblasenentzündung durch Gallensteine hervorgerufen, ähnliche Symptomatik wie C, Murphy-Zeichen (Schmerz bei Palpation mit gleichzeitiger Einatmung), Mackenzie-Zeichen (schmerzhafte Überempfindlichkeit im Bereich der Head-Zone, 6. – 9. Brustwirbel paravertebral)

Zu E: Pyelonephritis: Zeigt Krankheitsgefühl mit Fieber, Kopfschmerz, Flankenschmerzen, klopfschmerzhafte Nierenlager und Miktionsstörungen

Antwort 398

▶ Die Lösung **E** ist richtig.

s. Ergänzung ✓

Zu 1: Pfeiffer-Drüsenfieber: Bei der Mononukleose kommt es zum Befall und Schwellung des lymphatischen Gewebe

Zu 2: Scharlach: Es kommt zu katarrhalischen Erscheinungen im Mund-Rachen-Bereich, häufig eine eitrige Angina (Meldepflicht bei Tod)

Zu 3: Diphtherie: Rachendiphtherie mit Angina diphtherica; sog. *Pseudomembran*, grau-weißlich-gelb, festsitzend, nicht abwischbar, fad-süßlicher Geruch (Meldepflicht bei Erkrankung und Tod)

Zu 4: Im Rahmen einer HIV-Infektion kann es ohne weiteres zu einer Entzündung der Mandeln kommen

Zu 5: Leukämie: Anfälligkeit für bakterielle Infekte, v.a. Entzündungen an den Schleimhäuten

399. Für welches Krankheitsbild gelten die Neuritis nervi optici und das Sehen von Doppelbildern als typische Symptome?

☐ A) Morbus Parkinson
☐ B) Glaukom
☐ C) Multiple Sklerose
☐ D) Meningitis
☐ E) Horner-Symptomenkomplex

400. Heiserkeit ist zu finden bei...?

1. Laryngitis
2. Bronchitis
3. Überbeanspruchung der Stimmbänder
4. Lähmung der Stimmbänder
5. Stimmlippenknötchen

☐ A) Nur die Aussagen 1, 2, 3 und 5 sind richtig
☐ B) Nur die Aussagen 1, 3, 4 und 5 sind richtig
☐ C) Nur die Aussagen 1, 3 und 5 sind richtig
☐ D) Nur die Aussagen 1 und 4 sind richtig
☐ E) Alle Aussagen sind richtig

Antwort 399

▶ Die Lösung **C** ist richtig.

Diese Frage ist nicht so schwer wie sie auf den ersten Blick erscheint.

Neuritis nervi optici = Daß es sich hier um eine Sehnervenentzündung handelt kann man unschwer erraten. Das Symptom *„Doppelbildersehen"* in MC-Fragen gibt immer den Verdacht auf MS. Jetzt muß man nur noch die anderen Krankheiten ausschließen.

Zu A: Morbus Parkinson-Trias: Rigor (Steifheit), Akinese (Bewegungsstarre) und Ruhetremor infolge Dopaminmangel

Zu B: Glaukom: Chronisch: Gesichtsfeldeinengung. Akut: Heftigste Schmerzen, Notfall

Zu D: Meningitis: Meningeale Symptome und Fieber

Zu E: Horner-Symptomenkomplex: 1. Miosis (Pupillenverengung) 2. Ptosis (Herabhängen des Oberlids) 3. Scheinbarer Enophthalmus (zurückgesunkener Augapfel)

Antwort 400

▶ Die Lösung **B** ist richtig.

Heiserkeit = Phonationsstörung der Stimmbänder mit Herabsetzung bzw. Fehlen der Lautbildung. Mögliche Ursachen: chronische und akute Kehlkopfentzündung, gutartige (Stimmlippenpolyp, Stimmlippenknötchen) und bösartige Kehlkopftumore, Strumabildung (Schilddrüsenkropf drückt auf Kehlkopf)

Zu 1: Laryngitis = Entzündung der Kehlkopfschleimhaut

Zu 2: Die Definition von Bronchitis ist eindeutig: Entzündung der Bronchialschleimhaut. Eine Bronchitis mag mit Heiserkeit einher gehen, aber korrekterweise muß es dann heißen: Bronchitis mit Laryngitis

Zu 4: Lähmung der Stimmbänder führt zur Dysphonation, am häufigsten durch die Rekurrensparese (Lähmung des Nervus recurrens)

Zu 5: Stimmlippenknötchen entstehen durch Überbelastung der Stimmbändern (Schreiknötchen, Sängerknötchen) und sind bei entsprechender Stimmschonung rückbildungsfähig

401. Ein junger Mann hat bei einem Sportfest plötzlich Atemnot und Schmerzen in der Brust. Die Untersuchung ergibt einen Blutdruck von 120/80, eine Pulsfrequenz von 100, einen hypersonoren Klopfschall und abgeschwächtes Atemgeräusch.

☐ A) Pleuritis exsudativa
☐ B) Angina pectoris-Anfall
☐ C) Lungenembolie
☐ D) Herzinfarkt
☐ E) Pneumothorax

402. Ein Brillenhämatom ist ein typisches Zeichen bei...?

☐ A) Meningitis
☐ B) Intrazerebrale Blutungen
☐ C) Exophthalmus
☐ D) Schädelbasisbruch
☐ E) Subarachnoidalblutung

403. Welche Vergiftung kann Doppelbilder hervorrufen?

☐ A) Tetanus
☐ B) Gasbrand
☐ C) Salmonellenenteritis
☐ D) Botulismus
☐ E) Typhus

Antwort 401
▶ Die Lösung **E** ist richtig.
Pneumothorax = Eindringen von Luft in den Pleuraspalt, dadurch Aufhebung des negativen intrapleuralen Druckes mit teilweisem oder komplettem Zusammenfall der Lunge.
Ursachen: 1. Spontanpneu: Platzen von Lungenbläschen, idiopathisch, häufig sind junge Männer während einer körperlichen Betätigung betroffen 2. Traumatisch 3. Durch einen Behandler verursacht (z. B. Akupunktur, Neuraltherapie u. a.)
Symptomatik: Dyspnoe, Schmerzen und Nachschleppen auf der betroffenen Seite, Hustenreiz. Auskultation: fehlendes Atemgeräusch. Perkussion: hypersonorer Klopfschall. Palpation: fehlender Stimmfremitus

Antwort 402
▶ Die Lösung **D** ist richtig.
Brillenhämatom = Einblutungen im Bereich der Ober- und Unterlider, beidseitig oder einseitig (Monokelhämatom), Auftreten v.a. bei Schädelbasisfrakturen
Zu B: Intrazerebrale Blutungen: Apoplexie, blutiger Insult
Zu C: Exophthalmus: Hat mir Blutungen nichts zu tun, sog. Glotzauge beim Morbus Basedow
Zu E: Subarachnoidalblutung: Einblutungen in den Subarachnoidalraum, meist durch Aneurysmen, keine Blutungen äußerlich sichtbar, plötzliche Symptomatik mit Hirndrucksteigerung

Antwort 403
▶ Die Lösung **D** ist richtig.
Ursachen *Doppeltsehen* (Diplopie): 1. Unregelmäßige Brechung im Auge (z. B. Linsenluxation) 2. Bei Augenmuskellähmungen und bei Vergiftungen (z. B. Botulismus, Multiple Sklerose, Strabismus = Schielen)
Zu A: Tetanus (Meldepflicht bei E+T): Toxine → ZNS. Leitsymptome: Trismus, Risus Sardonicus, Opisthotonus, bei vollem Bewußtsein
Zu B: Gasbrand (Meldepflicht bei E+T): Lokalinfektion, Gasbildung in der Wunde, Knistern, Gangrän, Sepsis, toxisches Herz-Kreislaufversagen
Zu C: Salmonellenteritis (Meldepflicht bei V+E+T): Übelkeit, Brechdurchfall, Koliken, Elektrolytentgleisung, Exsikkose
Zu E: Typhus (Meldepflicht bei V+E+T): Erbsenbreiartige Durchfälle, hohes Fieber, Benommenheit, relative Bradykardie, Leukopenie, Hauterscheinungen (Bauchroseolen)

s. Ergänzung

404. Ein 25-jähriger männlicher Patient berichtet in der Anamnese von Gewichtsabnahme, Durst und Polyurie nach einem viralen Infekt. Wie ist Ihre Verdachtsdiagnose?

- ☐ A) Rechtsherzinsuffizienz
- ☐ B) Diabetes mellitus
- ☐ C) Diabetes insipidus
- ☐ D) Niereninsuffizienz
- ☐ E) Chronischer Infekt

Antwort 404

▶ Die Lösung **B** ist richtig

Beim *Diabetes mellitus Typ I* treten (meist bei jugendlichen Menschen) Erstsymptome oft nach einem Infekt oder großen psychischen Belastungen auf: Gewichtsabnahme, Polyurie und infolgedessen sehr starker Durst (erhöhter Glukosegehalt im Blut führt zur Überschreitung der Glukoseschwelle von 180 mg /dl in den Tubuli mit Folge eines überhöhten Wasserverlustes). Eine Erstmanifestation kann sich auch in einem hyperglykämischen Koma zeigen.

Zu A: Rechtsherzinsuffizienz: Venös gestauter Mensch mit Nykturie

Zu B: Diabetes mellitus: Die Aussagen „junger Patient" und „viraler Infekt" lassen an die Zuckerkrankheit denken

Zu C: Diabetes insipidus: Auch Polyurie und starker Durst, verursacht durch ADH-Mangel (zentraler Diabetes insipidus) oder durch fehlendes Ansprechen der ADH-Rezeptoren in den Tubuli (renaler Diabetes insipidus). Um den Verdacht auf Diabetes insipidus zu lenken, müßten Hinweise auf hirnorganische Veränderungen erfolgen.

Zu D: Niereninsuffizienz kann in der polyurischen Phase verstärkte Harnausscheidung mit Durst aufweisen, jedoch fehlen in diesem Fallbeispiel Hinweise auf ein Nierenleiden

405. Ein übergewichtiger, 50-jähriger Mann mit starken Krampfadern und einem klar umrissenen Ulkus am medialen Knöchel hat Fieber und Frösteln. Die Haut am Unterschenkel ist rot, glänzend glatt, ödematös und warm. Die Hautveränderung ist scharf abgegrenzt. Was vermuten Sie?

☐ A) Erysipel
☐ B) Oberflächliche Venenentzündung
☐ C) Thrombose einer tiefliegenden Unterschenkelvene
☐ D) Akuter arterieller Verschluß
☐ E) Erythema nodosum (Knotenrose)

406. Was kann Sehstörungen hervorrufen?

1. Überdosierung von Herzglykosiden
2. Multiple Sklerose
3. Methanolvergiftung
4. Entzündungen der Iris
5. Muskelrelaxantien

☐ A) Nur die Aussagen 1, 2, 3 und 4 sind richtig
☐ B) Nur die Aussagen 1, 2 und 3 sind richtig
☐ C) Nur die Aussagen 1 und 2 sind richtig
☐ D) Nur die Aussage 1 ist richtig
☐ E) Alle Aussagen sind richtig

Antwort 405

▶ Die Lösung **A** ist richtig.

Das Zauberwort für diese MC-Frage ist „scharf abgegrenzt“. Bei diesem Fallbeispiel handelt es sich um einen Patienten mit postthrombotischem Syndrom (chronisch venöse Insuffizienz), der sich durch seine offene Hautwunde (Ulkus cruris) eine Hautinfektion zugezogen hat.

Erysipel = Wundrose; akute Entzündung der Lederhaut meist durch betahämolysierende Streptokokken; Eindringen der Erreger über Hautverletzungen. Symptomatik: hohes Fieber, schmerzhafte, ödematös gerötete Schwellung, die scharf abgegrenzt ist, BKS ↑. Komplikationen: am Bein Elephantiasis, im Gesicht Sinusthrombose

Zu B: Oberflächliche Venenentzündung = Thrombophlebitis, mit akuten Entzündungszeichen, keine Schwellung im Gegensatz zur tiefen Beinvenenthrombose

Zu C: Thrombose einer tiefliegenden Unterschenkelvene = Phlebothrombose; oft symptomlos (Erstmanifestation Lungenembolie), schwere Beine mit Spannungsgefühl, Überwärmung, Glanzhaut, Schwellung, Fieber oder subfebrile Temperaturen, Homans-Zeichen, Payr-Zeichen u. a.

Zu D: Akuter arterieller Verschluß = Embolie; peitschenhiebähnlicher Schmerz, Bein kalt und blaß, pulslos, Mißempfindung, Bewegungsunfähigkeit

Zu E: Erythema nodosum (Knotenrose): Akute Entzündung der Subkutis mit Granulombildung, allergische Reaktion der Haut bei vielen chronischen Erkrankungen (Bechterew, Crohn, Sarkoidose)

Antwort 406

▶ Die Lösung **E** ist richtig.

Zu 1: Digitalisintoxikation (Vergiftung mit Herzglykosiden) führt zu Sehstörungen (Wolken und Gelbsehen), gastrointestinale Beschwerden und Herzrhythmusstörungen (v.a. Bradykardie, aber auch Kammerflimmern)

Zu 2: Bei MS manifestieren sich meist die ersten Veränderungen der Schwannschen Zellen an den Hirnnerven: Nervus opticus → Schleiersehen, Nervus oculomotorius → Sehen von Doppelbilder, Nervus abducens → Gesichtsfeldbeeinträchtigung, Nervus ophthalmicus → retrobulbäre Neuritis, Nervus vestibulocochlearis → vertikaler Nystagmus mit Übelkeit und Erbrechen

Zu 3: Methanolvergiftung führt zu Kopfschmerz, Übelkeit und Sehstörungen bis zur Erblindung

Zu 4: Entzündung der Iris = Regenbogenhautentzündung; meist rheumatisch bedingt; kann zu Sehstörungen führen.

Zu 5: Muskelrelaxantien = Muskelentspannungsmittel; durch Hemmung der Impulsübertragung an den motorischen Endplatten; Seh- und Konzentrationsstörungen als Nebenwirkung; es wird empfohlen kein Auto zu fahren.

15. Gesetze

407. Was stimmt für den Heilpraktiker?

1. Der HP muß die Berufsbezeichnung „Heilpraktiker“ führen
2. Der HP darf auch eine Zweitpraxis führen
3. Der HP muß nicht die Berufsbezeichnung „Heilpraktiker“ führen.
4. Der HP muß keinen festen Praxissitz haben
5. Der HP darf röntgen

☐ A) Nur die Aussagen 1 und 2 sind richtig
☐ B) Nur die Aussagen 1, 2 und 5 sind richtig
☐ C) Nur die Aussagen 1, 2 und 4 sind richtig
☐ D) Nur die Aussagen 3 und 5 sind richtig
☐ E) Nur die Aussage 3 ist richtig

408. Welche homöopathische Zubereitungen darf der HP verordnen?

1. Opium ab D 4
2. Opium ab D 6
3. Papaver somniferum (Schlafmohn) ab D 4
4. Papaver somniferum ab D 6
5. Verschreibungspflichtige Substanzen ab D4

☐ A) Nur die Aussagen 1 und 4 sind richtig
☐ B) Nur die Aussagen 1, 4 und 5 sind richtig
☐ C) Nur die Aussagen 2, 3 und 5 sind richtig
☐ D) Nur die Aussagen 2, 4 und 5 sind richtig
☐ E) Nur die Aussagen 2 und 4 sind richtig

Antwort 407

▶ Die Lösung **A** ist richtig.
Zu 1+3: Heilpraktikergesetz §1 Abs. 3: „... führt die Berufsbezeichnung Heilpraktiker“
Zu 2+4: Heilpraktikergesetz §3: Der HP muß einen festen Praxissitz aufweisen. Dieser darf auch nur für seine Berufstätigkeit genutzt werden. HP dürfen eine angemeldete Zweitpraxis unterhalten und falls nötig, bei ihren Patienten Hausbesuche durchführen.
Zu 5: Heilpraktiker, die ihre Berechtigung zur Ausübung der Heilkunde ohne Bestallung nach dem 1. 1. 1988 erhalten haben, erhalten keine Erlaubnis mehr zum Röntgen.

Antwort 408

▶ Die Lösung **C** ist richtig
Bereits die Verordnung eines Betäubungsmittel wird strafrechtlich verfolgt. Homöopathisch darf nur **Opium ab D6** und **Papaver somniferum ab D4** verschrieben werden. Verschreibungspflichtige Arzneimittel werden **ab D4** ausgegeben.

neu s. Ergänzungsheft

409. Ein Ausscheider ist nach dem BSG eine Person, die Krankheitserreger…

1. …ausscheidet, ohne dabei krank zu sein
2. …ausscheidet, ohne dabei krankheitsverdächtig zu sein
3. …während der Krankheit ausscheidet
4. …während der Inkubationszeit ausscheidet

☐ A) Nur die Aussagen 1, 2 und 3 sind richtig
☐ B) Nur die Aussagen 1 und 2 sind richtig
☐ C) Nur die Aussagen 1, 2 und 4 sind richtig
☐ D) Nur die Aussage 2 ist richtig
☐ E) Alle Aussagen sind richtig

410. Wie versorgen Sie Ihren Praxismüll, in diesem Fall vereitertes, blutiges Verbandsmaterial?

☐ A) In das nächste Krankenhaus zu Verbrennung
☐ B) Gesichert in den Hausmüll
☐ C) In den Hausmüll nach thermischer Desinfektion
☐ D) Sondermüll
☐ E) Ungesichert in den Hausmüll

Antwort 409

▶ Die Lösung **B** ist richtig.

§ 2 des BSG muß auch auswendig gewußt werden, mindestens den Inhalt sollte man sinngemäß wissen

1. Krank ist eine Person, die an einer übertragbaren Krankheit erkrankt ist.
2. Krankheitsverdächtig ist eine Person, bei der Erscheinungen bestehen, welche das Vorliegen einer bestimmten übertragbaren Krankheit vermuten lassen.
3. Ansteckungsverdächtig ist eine Person, von der anzunehmen ist, daß sie Erreger einer übertragbaren Krankheit (Krankheitserreger) aufgenommen hat, ohne krank, krankheitsverdächtig oder Ausscheider zu sein.
4. Ausscheider ist eine Person, die Krankheitserreger ausscheidet, ohne krank oder krankheitsverdächtig zu sein.
5. Ausscheidungsverdächtig ist eine Person, von der anzunehmen ist, daß sie Krankheitserreger ausscheidet, ohne krank oder krankheitsverdächtig zu sein.

Antwort 410

▶ Die Lösung **B** ist richtig.

Aus Gründen der Infektionsverhütung müssen bestimmte Abfälle (alles, was mit Blut, Sekreten und Exkreten behaftet ist) gesondert entsorgt werden. Sie dürfen nur gesichert (z. B. in Einweg-Sammelbehälter) dem Hausmüll zugegeben werden. Sind Gegenstände mit Erregern meldepflichtiger Krankheiten verseucht, oder muß man davon ausgehen, so sind diese vorher thermisch zu desinfizieren (darf der HP aber nicht, da Behandlungsverbot). Körperteile oder Organabfälle müssen aus ethischen Gründen in einer Klinikmüllverbrennungsanlage entsorgt werden.

411. Was darf der Heilpraktiker nicht?

1. Verschreibungspflichtige Medikamente verordnen
2. Apothekenpflichtige Medikamente verordnen
3. Geburtshilfe leisten
4. Arbeitsunfähigkeitsbescheinigungen ausstellen
5. Leichenschau durchführen

☐ A) Nur die Aussagen 1, 2 und 3 sind richtig
☐ B) Nur die Aussagen 1, 2, 3 und 5 sind richtig
☐ C) Nur die Aussagen 1, 3 und 5 sind richtig
☐ D) Nur die Aussagen 2, 3 und 5 sind richtig
☐ E) Alle Aussagen sind richtig

412. Was beinhaltet die Sorgfaltspflicht des Heilpraktikers?

1. Das Wirtschaftlichkeitsgebot
2. Verpflichtung zur Dokumentation der wichtigsten Daten einer Krankenbehandlung
3. Die Anwendung solcher Therapien, die in seine Kompetenz fallen
4. Die Pflicht, den Wohnsitz in Praxisnähe zu haben
5. Fortbildungspflicht

☐ A) Nur die Aussagen 1, 2, 4 und 5 sind richtig
☐ B) Nur die Aussagen 2, 3 und 5 sind richtig
☐ C) Nur die Aussagen 3, 4 und 5 sind richtig
☐ D) Nur die Aussagen 3 und 5 sind richtig
☐ E) Alle Aussagen sind richtig

Kommentar

s. Ergänzung

Antwort 411

▶ Die Lösung **C** ist richtig.

Auch die **Verbote** müssen **auswendig gelernt** werden, wichtig vor allem für die **mündliche Überprüfung**.

Ein HP darf **nicht**: Im BSG genannte Krankheiten behandeln, Geschlechtskrankheiten behandeln bzw. Geschlechtsorgane untersuchen, Impfungen vornehmen, Geburtshilfe leisten (außer im Notfall), Zähne behandeln, Untersuchungen und Blutproben bei strafbaren Handlungen vornehmen, verschreibungspflichtige Arzneimittel verordnen, Betäubungsmittel verabreichen bzw. verschreiben, Kuren oder Medikation nach der Reichsversicherungsordnung (RVO) verordnen, Leichenschein ausstellen, die Heilkunde im Umherziehen ausüben, Heilungsversprechen abgeben, röntgen, mit Erregern arbeiten, Genforschung betreiben, fahrlässig handeln (Sorgfaltspflicht).

Zu 4: Arbeitsunfähigkeitsbescheinigungen werden von der gesetzlichen Krankenkasse nicht anerkannt, sind aber nicht grundsätzlich verboten

Antwort 412

▶ Die Lösung **B** ist richtig.

Wichtigste Pflichten des HP: Sorgfaltspflicht, Dokumentationspflicht, Fortbildungspflicht, Schweigepflicht (nicht im Gerichtsfall), Haftpflicht, Behandlungspflicht nur im Notfall.

413. Beihilfefähige Aufwendungen für die Leistungen eines Heilpraktikers...

1. ...gibt es nicht
2. ...sind in den Beihilfevorschriften des Bundes (BhV) vom 10.7.95 geregelt
3. ...betroffen sind Beamte, Richter und Versorgungsempfänger des Bundes
4. ...betroffen sind alle Personen, die in einer gesetzlichen Krankenkasse sind

☐ A) Nur die Aussage 1 ist richtig
☐ B) Nur die Aussagen 2 und 3 sind richtig
☐ C) Nur die Aussagen 2 und 4 sind richtig
☐ D) Nur die Aussagen 3 und 4 sind richtig
☐ E) Nur die Aussage 2 ist richtig

414. Das BSG unterscheidet folgende Personen:

1. Personen, die krank sind
2. Personen, die krankheitsverdächtig sind
3. Personen, die Ausscheider sind
4. Personen die ausscheidungsverdächtig sind
5. Personen, die ansteckungsverdächtig sind

☐ A) Nur die Aussage 1 ist richtig
☐ B) Nur die Aussagen 1 und 2 sind richtig
☐ C) Nur die Aussagen 1, 2, 3 und 4 sind richtig
☐ D) Nur die Aussagen 1 und 5 sind richtig
☐ E) Alle Aussage sind richtig

415. Welches Gesetz regelt die Ausübung der Heilkunde?

☐ A) Bundesseuchengesetz
☐ B) Sozialgesetze
☐ C) Heilpraktikergesetz
☐ D) Berufsverordnung der Heilpraktiker
☐ E) Gesundheitsamt, zusammen mit der unteren Verwaltungsbehörde

Antwort 413
▶ Die Lösung **B** ist richtig.
Beihilfefähigkeit für die Inanspruchnahme von Heilpraktikern sind in den Beihilfevorschriften (BhV) vom 10.07.95 geregelt. Die Beihilfevorschriften gelten zunächst nur für Beamte, Richter und Versorgungsempfänger des Bundes.

Antwort 414
▶ Die Lösung **E** ist richtig.
Im BSG §2 werden Personen definiert, die krank, krankheitsverdächtig, ansteckungsverdächtig, Ausscheider und ausscheidungsverdächtig sind. **Auswendig lernen!**
1. Krank ist eine Person, die an einer übertragbaren Krankheit erkrankt ist.
2. Krankheitsverdächtig ist eine Person, bei der Erscheinungen bestehen, welche das Vorliegen einer bestimmten übertragbaren Krankheit vermuten lassen.
3. Ansteckungsverdächtig ist eine Person, von der anzunehmen ist, daß sie Erreger einer übertragbaren Krankheit (Krankheitserreger) aufgenommen hat, ohne krank, krankheitsverdächtig oder Ausscheider zu sein.
4. Ausscheider ist eine Person, die Krankheitserreger ausscheidet, ohne krank oder krankheitsverdächtig zu sein.
5. Ausscheidungsverdächtig ist eine Person, von der anzunehmen ist, daß sie Krankheitserreger ausscheidet, ohne krank oder krankheitsverdächtig zu sein.

Antwort 415
▶ Die Lösung **C** ist richtig.

416. Wohin muß eine meldepflichtige Infektionskrankheit gemeldet werden?

- ☐ A) An das Gesundheitsamt, das für den Wohnort des Betroffenen zuständig ist
- ☐ B) An das Gesundheitsamt, das für den Aufenthalt des Betroffenen zuständig ist
- ☐ C) An das Gesundheitsamt, das für den Niederlassungsort des HP zuständig ist
- ☐ D) An das Gesundheitsamt, das für den Wohnort des HP zuständig ist

neu s. Ergänzung

417. Welche Aussage ist richtig? Der HP darf…

- ☐ A) … keine Erreger von Infektionskrankheiten züchten.
- ☐ B) … nach eingehender fachlicher Ausbildung eine röntgenologische Einrichtung betreiben.
- ☐ C) … keine Vorträge an einer Volkshochschule halten
- ☐ D) … Blutuntersuchungen bei strafbaren Handlungen durchführen.
- ☐ E) … Geschlechtsorgane untersuchen, um Infektionskrankheiten auszuschließen

418. Was darf der Heilpraktiker?

1. HP darf Geburtshilfe entgeltlich leisten.
2. HP darf Geburtshilfe unentgeltlich leisten.
3. HP darf Geburtshilfe in Notfällen entgeltlich leisten
4. HP darf Geburtshilfe in Notfällen unentgeltlich leisten

- ☐ A) Nur die Aussagen 2, 3 und 4 sind richtig
- ☐ B) Nur die Aussagen 3 und 4 sind richtig
- ☐ C) Nur die Aussage 4 ist richtig
- ☐ D) Nur die Aussagen 1, 3 und 4 sind richtig
- ☐ E) Keine Aussage ist richtig

419. Was darf der HP auf sein Schild schreiben?

1. Heilpraktiker, Homöopathie
2. Heilpraktiker, Neuraltherapie und Akupunktur
3. Heilpraktiker, Psychotherapeut
4. Chiropraktiker
5. Homöopath

- ☐ A) Nur die Aussagen 1, 2, 3 und 4 sind richtig
- ☐ B) Nur die Aussagen 1, 2 und 3 sind richtig
- ☐ C) Nur die Aussagen 1 und 2 sind richtig
- ☐ D) Nur die Aussagen 1 und 4 sind richtig
- ☐ E) Alle Aussagen sind richtig

Antwort 416
▶ Die Lösung **B** ist richtig.
BSG § 5: Die Meldung ist dem für den Aufenthalt des Betroffenen zuständigen Gesundheitsamt unverzüglich, spätestens innerhalb 24 Stunden nach erlangter Kenntnis zu erstatten.

Antwort 417
▶ Die Lösung **A** ist richtig.
Ein HP darf **nicht**: Im BSG genannte Krankheiten behandeln, Geschlechtskrankheiten behandeln bzw. Geschlechtsorgane untersuchen, Impfungen vornehmen, Geburtshilfe leisten (außer im Notfall), Zähne behandeln, Untersuchungen und Blutproben bei strafbaren Handlungen vornehmen, verschreibungspflichtige Arzneimittel verordnen, Betäubungsmittel verabreichen bzw. verschreiben, Kuren oder Medikation nach der Reichsversicherungsordnung (RVO) verordnen, Leichenschein ausstellen, die Heilkunde im Umherziehen ausüben, Heilungsversprechen abgeben, röntgen, mit Erregern arbeiten, Genforschung betreiben, fahrlässig handeln (Sorgfaltspflicht).

Antwort 418
▶ Die Lösung **C** ist richtig.
Das Hebammengesetz regelt, was Geburtshilfe ist und wer sie leisten darf. Der HP darf keine Geburtshilfe leisten, außer im Notfall (er muß im Rahmen seiner Möglichkeiten behandeln).

Antwort 419
▶ Die Lösung **C** ist richtig.
Die Bezeichnung HEILPRAKTIKER (oder Heilpraktikerin) ist zwingend (Heilpraktikergesetz § 1 Abs. 3), er darf zusätzlich drei Therapiearten benennen. Es ist keine andere therapeutische Bezeichnung als Heilpraktiker erlaubt (z. B. Psychotherapeut oder Homöopath).

420. Wann darf der HP Herzglykoside verordnen?

- ☐ A) Ab der Urtinktur
- ☐ B) Ab D 4
- ☐ C) Ab D 6
- ☐ D) Ab D 8
- ☐ E) Gar nicht

421. Darf der Heilpraktiker selbst hergestellte Medikamente verabreichen?

- ☐ A) Ja
- ☐ B) Nein
- ☐ C) Nach Absprache mit dem Apotheker
- ☐ D) Nach Absprache mit dem Gesundheitsamt
- ☐ E) Welche Mittel verabreicht werden dürfen, steht in der Roten Liste

422. Darf ein HP im Rahmen einer Krebsvorsorgeuntersuchung die Prostata untersuchen?

- ☐ A) Ja
- ☐ B) Nein
- ☐ C) Ja, wenn der Patient vom gleichen Geschlecht ist
- ☐ D) Ja, wenn Erlaubnis vom Arzt
- ☐ E) Ja, im Notfall

423. Was darf ein Heilpraktiker?

1. Atteste und Bescheinigungen ausstellen
2. Verordnung von verkehrs- und verschreibefähigen Betäubungsmitteln in D2–Potenz
3. Beratung zur Kariesprophylaxe
4. Untersuchung der weiblichen Brust
5. Injektionen geben

- ☐ A) Nur die Aussagen 1, 2, 3 und 4 sind richtig
- ☐ B) Nur die Aussagen 1, 3, 4 und 5 sind richtig
- ☐ C) Nur die Aussagen 1, 4 und 5 sind richtig
- ☐ D) Nur die Aussagen 4 und 5 sind richtig
- ☐ E) Alle Aussagen sind richtig

Kommentar

Antwort 420

▶ Die Lösung **B** ist richtig.

Herzglykoside sind verschreibungspflichtige Medikamente und dürfen vom **HP nicht verordnet** werden, außer in einer homöopathischen Potenz ab D4.

Antwort 421

▶ Die Lösung **B** ist richtig.

Ein HP darf Medikamente nur zum Eigengebrauch herstellen.

Zu E: In der Roten Liste kann nachgeschlagen werden, welches Medikament verschreibungspflichtig ist (Abkürzung „Rp")

Antwort 422 A

▶ Die Lösung ~~B~~ ist richtig.

s. Ergänzung

Gesetz zur Bekämpfung der Geschlechtskrankheiten: Der HP darf die Geschlechtsorgane nicht untersuchen, und er darf keine Geschlechtskrankheiten behandeln.

Zu E: Es gibt keinen notfallähnlichen Zustand, der eine Untersuchung der Prostata notwendig macht.

Antwort 423

s. Ergänzung

▶ Die Lösung **B** ist richtig.

Zu 1: Atteste und Bescheinigungen können vom HP ausgestellt werden, wobei es fraglich ist, ob sie anerkannt werden. Jedoch ist die Ausstellung eines Totenscheins und das Vornehmen von Blutproben bei strafbaren Handlungen nicht erlaubt.

Zu 2: HP darf laut Betäubungsmittelgesetz keine Betäubungsmittel verschreiben, auch nicht homöopathisch, egal in welcher Potenz, mit Ausnahme von Opium ab D6 und Schlafmohn (Papaver somniferum) ab D4.

Zu 3: HP darf natürlich zur Kariesprophylaxe beraten, aber keine Prophylaxe durchführen.

Zu 4: Die weibliche Brust gehört nicht zu den primären Geschlechtsorganen, und darf daher, wenn Kenntnisse bestehen (Sorgfaltspflicht), untersucht werden.

Zu 5: Auch hier hat der HP die Sorgfaltspflicht, darf bei Kenntnis Injektionen geben

424. Was sind Ausscheider?

☐ A) Ausscheider ist eine Person, die Krankheitserreger ausscheidet und dabei krank oder krankheitsverdächtig ist

☐ B) Ausscheider ist eine Person, die an einer übertragbaren Krankheit erkrankt ist

☐ C) Ausscheider ist eine Person, die Krankheitserreger ausscheidet, ohne dabei krank oder krankheitsverdächtig zu sein

☐ D) Ausscheider ist eine Person, bei der Erscheinungen bestehen, welche das Vorliegen einer bestimmten übertragbaren Krankheit vermuten lassen

☐ E) Ausscheider ist eine Person, von der anzunehmen ist, daß sie Krankheitserreger ausscheidet, ohne dabei krank oder krankheitsverdächtig zu sein

425. Wann muß der HP bei meldepflichtigen Infektionen an das Gesundheitsamt melden?

☐ A) Innerhalb von 12 Stunden

☐ B) Frühestens innerhalb von 24 Stunden

☐ C) Spätestens innerhalb von 48 Stunden

☐ D) Innerhalb von einer Woche

☐ E) Keine der Angaben ist richtig.

426. Wer entscheidet über den HP-Antrag?

☐ A) Die obere Verwaltungsbehörde

☐ B) Die untere Verwaltungsbehörde

☐ C) Das Gesundheitsamt

☐ D) Die untere Verwaltungsbehörde im Benehmen mit dem Gesundheitsamt

☐ E) Der Oberbürgermeister

427. Folgende Infektionskrankheiten darf der Heilpraktiker nicht behandeln:

1. Hepatitis
2. Mononukleose (Pfeiffer-Drüsenfieber)
3. Influenza
4. Lyme-Borreliose
5. Impetigo contagiosa (Borkenflechte)

☐ A) Nur die Aussagen 1, 2 und 3 sind richtig

☐ B) Nur die Aussagen 1, 3 und 5 sind richtig

☐ C) Nur die Aussagen 2, 3 und 4 sind richtig

☐ D) Nur die Aussagen 3, 4 und 5 sind richtig

☐ E) Alle Aussagen sind richtig

Kommentar

Antwort 424

▶ Die Lösung **C** ist richtig.

Ausscheider ist eine Person, die Krankheitserreger ausscheidet, ohne krank oder krankheitsverdächtig zu sein.

Zu B: Definition von „krank" laut BSG

Zu D: Definition von „krankheitsverdächtig" laut BSG

Zu E: Definition von „ausscheidungsverdächtig" laut BSG

s. Ergänzung

Antwort 425

▶ Die Lösung **E** ist richtig.

- **Achtung, aufpassen!** § 5 des BSG ist eindeutig, dort steht „unverzüglich, spätestens innerhalb von 24 Stunden".

Die Meldung ist dem für den Aufenthalt des Betroffenen zuständigen Gesundheitsamt **unverzüglich**, spätestens innerhalb 24 Stunden nach erlangter Kenntnis zu erstatten

s. Ergänzung

Antwort 426

▶ Die Lösung **D** ist richtig.

Erste Durchführungsverordnung (1. DVO) zum Gesetz über die berufsmäßige Ausübung der Heilkunde ohne Bestallung (Heilpraktikergesetz): Über den Antrag entscheidet die unter Verwaltungsbehörde im Benehmen mit dem Gesundheitsamt.

Antwort 427

▶ Die Lösung **B** ist richtig

BSG § 30: Alle Infektionskrankheiten die im BSG §§ 3, 8 und 45 genannt werden, dürfen nur von Ärzten behandelt werden. **Behandlungsverbot für Heilpraktiker**, daher unbedingt **alle auswendig lernen!**

Zu 1: Hepatitis: Meldepflicht bei E+T

Zu 3: Influenza: Meldepflicht bei T

Zu 5: Borkenflechte: Keine Meldepflicht, aber Behandlungsverbot, da die Erkrankung im § 45 steht

Zu 2 + 4: Das Pfeiffer-Drüsenfieber und die Lyme-Borreliose dürfen mit behandelt werden.

- **Vorsicht:** Sorgfaltspflicht (Antibiotika-Therapie)

s. Ergänzung

neu s. Ergänzung

428. Wo ist Scharlach im Bundesseuchengesetz aufgeführt?

- ☐ A) Scharlach ist aufgeführt im BSG § 3 Abs. 1
- ☐ B) Scharlach ist aufgeführt im BSG § 3 Abs. 2
- ☐ C) Scharlach ist aufgeführt im BSG § 3 Abs. 3
- ☐ D) Scharlach ist im BSG gar nicht aufgeführt
- ☐ E) Scharlach ist aufgeführt im BSG § 45

Antwort 428

▶ Die Lösung **C** ist richtig.

• Folgende BSG-Paragraphen muß der Heilpraktiker-Anwärter zumindest sinngemäß wissen: §1, §2, §3, §4, §5, §8, §30 Abs. 1 und §45 Abs. 1

> Merksatz für die Infektionskrankheiten, die im Todesfall zu melden sind: **In** **K**enia **m**achen **K**inder **S**chabernack
> → **In**fluenza, **K**euchhusten, **M**asern, **K**indbettfieber (Puerperalsepsis) und **S**charlach

> Merksatz für die Infektionskrankheiten, die zusätzlich im § 45 erwähnt werden: **B**öse **K**rieger **mu**stern **r**ötliche **Win**deln → Borkenflechte (Impetigo contagiosa), Krätze, Mumps, Röteln und Windpocken

Läusebefall wird auch noch erwähnt. In MC-Fragen ist Läusebefall eine ungeklärte Streitfrage: Zwar gilt Behandlungsverbot für alle im Bundesseuchengesetz stehenden Erkrankungen (§ 30), aber auf der anderen Seite kann argumentiert werden, daß Läusebefall gar keine Krankheit darstellt. Es gibt diese unterschiedliche Auffassung auch auf der amtsärztlichen Seite.

16. Sonstiges

429. Wie sieht der Trägerstoff von homöopathischen Zubereitungen aus?

☐ A) Wasser
☐ B) Alkohol
☐ C) Äthanol
☐ D) Glyzerin
☐ E) Formaldehyd

430. Symptome eines Gebärmutterhalskarzinoms. Welche Aussage stimmt nicht?

☐ A) Kontaktblutungen
☐ B) Fleischwasserfarbener Ausfluß
☐ C) Keine direkten Frühsymptome
☐ D) Schmerzen erst nach Überschreiten der Organgrenzen
☐ E) Erythrozytenzylinder im Urin nachweisbar

431. Was sind sichere Todeszeichen?

1. Totenflecken
2. Atemstillstand
3. Pupillenstarre
4. Fehlender Carotispuls
5. Bewußtlosigkeit

☐ A) Nur die Aussage 1 ist richtig
☐ B) Nur die Aussagen 1, 2, 3 und 4 sind richtig
☐ C) Nur die Aussagen 1, 2 und 3 sind richtig
☐ D) Nur die Aussagen 1 und 3 sind richtig
☐ E) Alle Aussagen sind richtig

432. Welches sind die Grundlagen der Homöopathie?

1. Ähnlichkeitsprinzip
2. Testen am gesunden Menschen
3. Potenzierung
4. Gleichheitsprinzip

☐ A) Nur die Aussagen 1, 2 und 3 sind richtig
☐ B) Nur die Aussagen 1 und 2 sind richtig
☐ C) Nur die Aussagen 1 und 3 sind richtig
☐ D) Nur die Aussagen 2, 3 und 4 sind richtig
☐ E) Alle Aussagen sind richtig

Antwort 429

▶ Die Lösung **C** ist richtig.

Alkohol ist die Bezeichnung für alle genießbaren und ungenießbaren Alkoholgruppen. Äthanol ist der genießbare Alkohol.

Antwort 430

▶ Die Lösung **E** ist richtig.

Erythrozytenzylinder sind typisch für die Glomerulonephritis, Zylinder an sich sind beweisend für die Niere.

Symptomatik Gebärmutterhalskarzinom: Blutungen außerhalb der Menstruation oder nach der Menopause, verlängerte Menstruation, Kontaktblutungen, fleischwasserfarbener Ausfluß, evtl. wehenartige Schmerzen

Ursache: Unbekannt, diskutiert werden Papillomviren und die talghaltigen Absonderungen der männlichen Vorhautdrüsen (Smegma)

Antwort 431

▶ Die Lösung **A** ist richtig.

Sichere Todeszeichen werden für die Ausstellung des Totenscheins benötigt (der HP darf keinen Totenschein ausstellen, nur der Arzt): 1. Totenflecken; 2. Leichenstarre; 3 Fäulnis

Unsichere Todeszeichen sind: Herztöne nicht wahrnehmbar, keine erkennbare Atmung, Radialispuls nicht tastbar, Areflexie, Abkühlung besonders der Extremitäten, blasse Haut.

Unterscheidung zwischen klinischem Tod (Herzschlag, Pulse und Atmung fehlt) und biologischem Tod = Hirntod (Verlust aller zentralnervösen Funktionen, z. B. negativer Pupillenreflex).

Antwort 432

▶ Die Lösung **A** ist richtig.

Die sog. *drei Säulen der Homöopathie:* Das Ähnlichkeitsprinzip, die Arzneimittelprüfung am Gesunden und die Potenzierung.

433. Was raten Sie einer Patientin nach rechtsseitiger Brustamputation zur Vorbeugung eines Lymphödems am rechten Arm?

1. Regelmäßige krankengymnastische Übungen mit dem rechten Arm
2. Keine beengende Kleidung am Arm zu tragen
3. Den rechten Arm tiefer zu lagern zur Unterstützung des venösen Rückflusses
4. Den rechten Arm möglichst nicht zu bewegen

☐ A) Nur die Aussagen 1 und 2 sind richtig
☐ B) Nur die Aussagen 1 und 3 sind richtig
☐ C) Nur die Aussagen 1 und 4 sind richtig
☐ D) Nur die Aussagen 1, 2 und 4 sind richtig
☐ E) Alle Aussagen sind richtig

434. Was gilt für die gutartige Prostatahyperplasie?

1. Dysurie
2. Nykturie (häufig nächtliches Wasserlassen)
3. Evtl. Bildung einer Balkenblase
4. Begünstigt Infektionen der Blase und der oberen Harnwege
5. Begünstigt Steinbildung

☐ A) Nur die Aussagen 1 und 2 sind richtig
☐ B) Nur die Aussagen 1, 2 und 3 sind richtig
☐ C) Nur die Aussagen 1, 4 und 5 sind richtig
☐ D) Nur die Aussagen 2, 3 und 4 sind richtig
☐ E) Alle Aussagen sind richtig

Antwort 433

▶ Die Lösung **A** ist richtig.

Die axillären Lymphknoten werden bei der Mamma-Operation immer mit entfernt, so daß es meist zu einem (vorübergehenden) Lymphödem am betroffenen Arm kommt.

Vor allem krankengymnastische Übungen, Körperbewegungen, Sport und Lymphdrainage können den Lymphabfluß verbessern.

Antwort 434

s. Ergänzung

▶ Die Lösung **E** ist richtig.

• **Vorsicht:** Erkrankungen der Geschlechtsorgane darf der HP nicht behandeln und auch nicht untersuchen! Trotzdem werden hin und wieder Krankheiten des Genitaltraktes gefragt.

Eine gutartige Prostatahyperplasie (Vergrößerung der Prostata durch numerische Zunahme der Drüsenzellen) tritt häufig bei Männern über 50 Jahren auf.

Symptomatik: Stadium I: Pollakisurie, Nykturie, Harnentleerung erfolgt erst nach längerem Warten mit abgeschwächtem und verdünntem Strahl;

Stadium II: Restharnbildung durch Hypertrophie der Blasenmuskulatur, die nicht mehr vollständig kontraktionsfähig ist;

Stadium III: Totaler Harnverhalt, fortschreitende Niereninsuffizienz, Entwicklung einer Hydronephrose (Harnstauungsniere).

Zu 3: Balkenblase = Dilatation der Blase durch kompensatorische Hypertrophie der Blasenmuskulatur; die Blase ist jetzt nicht mehr ausreichend kontraktionsfähig

435. Für einen 12 Monate alten, gesunden Säugling trifft in der Regel folgendes zu:

1. ...ist ca. 90 cm groß
2. ...hat sein Geburtsgewicht ungefähr verdoppelt
3. ...sitzt frei seit mindestens 3 Monaten
4. ...steht kurze Zeit frei
5. ...spricht einzelne Worte

☐ A) Nur die Aussagen 1, 2, 3 und 4 sind richtig
☐ B) Nur die Aussagen 1, 3 und 5 sind richtig
☐ C) Nur die Aussagen 1, 4 und 5 sind richtig
☐ D) Nur die Aussagen 3, 4 und 5 sind richtig
☐ E) Alle Aussagen sind richtig

436. Bei einer längeren Fastenkur können Sie als Behandler mit folgendem rechnen:

1. Am Anfang mit langsamer, später mit schneller Gewichtsabnahme
2. Es kann zu depressiven Verstimmungen kommen
3. Die Gewichtsreduktion bleibt mindestens 2 Jahre erhalten
4. Auf eine nachfolgende Therapie zur Gewichtsstabilisierung kann verzichtet werden
5. Als Nebenwirkung können unter Umständen Gichtanfälle auftreten

☐ A) Nur die Aussagen 1 und 2 sind richtig
☐ B) Nur die Aussagen 2 und 5 sind richtig
☐ C) Nur die Aussagen 2 und 3 sind richtig
☐ D) Nur die Aussagen 1, 3 und 4 sind richtig
☐ E) Alle Aussagen sind richtig

437. Welche Erklärung der folgenden Begriffe ist falsch?

☐ A) Prävention = Vorbeugende Maßnahmen zur Erhaltung der Gesundheit
☐ B) Primäre Prävention = Ausschaltung von gesundheitsschädigenden Faktoren
☐ C) Sekundäre Prävention = Ausschaltung von Krankheiten durch Früherkennungsuntersuchungen
☐ D) Sekundäre Prävention = Verringerung von als gesundheitsschädlich angesehenen Lebensweisen
☐ E) Tertiäre Prävention = Begrenzung bzw. Ausgleich von Krankheitsfolgen

Antwort 435

▶ Die Lösung **D** ist richtig.

*Entwicklung eines Säuglings: Bis 3. Monat: stark strampeln, in Bauchlage den Kopf um 90 Grad heben, Fingerspiele, Gegenstand kurz halten und den Kopf in Geräuschrichtung drehen; Bis 6. Monat: Lageänderung, Zehen greifen, Spielzeug festhalten, vier verschiedene Laute von sich geben, Kontaktreaktion; Bis 9. Monat: krabbeln, hochziehen, sitzend spielen, Gegenstände werfen und etwas aufheben, Bekannte und Fremde unterscheiden; Bis 12 Monat: mit Hilfe laufen können, drei Wörter sprechen, auf Papier kritzeln

Zu 1: Durchschnittliche Größe bei Mädchen bis zum 12. Lebensmonat: ca. 70–80 cm, bis zum 24. Lebensmonat: ca. 80 - 90 cm, bis zum 36. Lebensmonat: ca. 90 - 100 cm. Bei Jungen verhält es sich ähnlich, sie sind evtl. ein paar cm größer.

Zu 2: Geburtsgewicht ca. 3 bis max. 4 kg, nach einem Jahr ungefähr 8 bis 11 kg; normal ist das Gewicht nach einem Jahr verdreifacht

*Informationen aus „Kursbuch Gesundheit“

Antwort 436

▶ Die Lösung **B** ist richtig.

Bei Nulldiät Abnahme täglich ca. 400 g. Da Wasser am schnellsten abgebaut wird, erfolgt am Anfang eine schnellere Gewichtsreduktion. Eine Fastenkur kann keine langfristige Gewichtsstabilität zeigen, daß hängt von den Essensgewohnheiten ab. Dauerhafte Therapien sind eine vollständige Umstellung der Essensgewohnheiten, diese sind dann auch langfristig erfolgreich. Fastenkuren (v.a. Nulldiäten) sollten mit Vorsicht und Vernunft und evtl. mit ärztl. Betreuung vorgenommen werden, da es zu einigen Komplikationen kommen kann (v.a. bei schon bestehenden chronischen Erkrankungen): Blutdruckabfall (Apoplex); Gichtanfälle durch Fettdepotabbau; Bildung von Nierensteinen, wenn nicht mindestens 3 Liter Wasser getrunken werden; Herzrhythmusstörungen durch Elektrolytmangel

Antwort 437

▶ Die Lösung **D** ist richtig

Prävention: → vorbeugende Maßnahmen; Primäre Prävention → Ausschaltung von als gesundheitsschädigend geltenden Faktoren (sog. *Risikofaktoren:* Rauchen, Alkohol, Adipositas, Bewegungsmangel, bestimmte berufliche Tätigkeiten); Sekundäre Prävention → frühestmögliche Diagnose und Therapie durch Früherkennung

Tertiäre Prävention: Begrenzung und Ausgleich von Krankheiten (z. B. Rehabilitation)

Zu D: Es handelt sich um *Primäre Prävention*

438. Was stimmt über die Trisomie 21?

- ☐ A) Es liegen 47 Chromosomen anstelle von 46 vor
- ☐ B) Diese Chromosomenabweichung wird auch das Klinefelter-Syndrom genannt
- ☐ C) Statt zwei X-Chromosomen kommt nur ein X-Chromosom vor
- ☐ D) Ursache ist ein zusätzliches Chromosom Nr. 23

Antwort 438

▶ Die Lösung **A** ist richtig.

Trisomie 21 = Mongolismus = Down-Syndrom

Das Chromosomenpaar Nr. 21 ist dreimal vorhanden, daher kommt es zu 47 Chromosomen, statt normal 46 Chromosomen (22 Paare Autosome und 1 Paar Gonosome = Geschlechtschromosome)

Zu B: Das Klinefelter-Syndrom hat auch eine Trisomie, das Chromosom Nr. 23 ist mindestens 3fach vorhanden (XXY): Hodenhypoplasie, mangelnde oder fehlende Spermiogenese, Gynäkomastie, IQ vermindert

Zu C: Eine Chromosomenabweichung mit nur einem X-Chromosom kommt beim Turnersyndrom (XO) vor: Minderwuchs, sexuelle Unterentwicklung (Amenorrhoe, fehlende Ausbildung der Geschlechtsorgane), häufig Organfehlbildung (z. B. angeborene Herzfehler, Flügelfell am Hals), normale geistige Entwicklung möglich

Stichwortverzeichnis – alphabetisch

Stichwortverzeichnis – nach Nummern

198 Harn, spezifisches Gewicht
199 Primärharn
200 Primärharn
201 Harn, Inhalt
202 Niere
203 Nierenhilus
204 Nierenperkussion
205 Primärharn
206 Henlesche Schleife
207 Pyelonephritis, akute
208 Niereninsuffizienz
209 Harn, Ketonkörper
210 Bakteriurie, signifikante
211 Pyelonephritis
212 Hämaturie
213 Harn, Leukozyten
214 Harn, Farbe
215 Zystitis
216 Pyelonephritis, akute
217 Glomerulonephritis
218 Syndrom, nephrotisches
219 Nervensystem, vegetatives
220 Eigenreflex, schwer auslösbarer
220 Jendrassik-Handgriff
221 Nervensystem, vegetatives
222 Liquor cerebrospinalis
223 Kleinhirn
224 Nervensystem, vegetatives
225 Hirnnerv
226 Hirnnerv
227 Hirntumor
228 Multiple Sklerose
229 Epilepsie
230 Horner-Syndrom
231 Morbus Parkinson
232 Multiple Sklerose
233 Alzheimer-Krankheit
234 Epilepsie
235 Lähmung, spastische
236 Syndrom, meningeales
237 Hirndrucksteigerung
238 Epilepsie, Grand Mal
239 Hormone
240 Nebenschilddrüse
241 Insulin
242 Wasserhaushalt, Regelung
243 Nebennierenrinde
244 Hypophysenhinterlappen
245 Wachstumshormon
246 Inselapparat, Pankreas
247 Schilddrüsenkarzinom
248 Hyperthyreose
249 Hypoparathyreoidismus
250 Struma
251 Hyperthyreose
252 Bluthochdruck, anfallsartiger
253 Schilddrüsenpalpation
254 Nebenschilddrüsenüberfunktion
255 Cushing-Syndrom
256 Conn-Syndrom
256 Koma Basedowicum
257 Schweißproduktion
258 Ohrenschmalz
259 Haut
260 Schweiß
261 Haut
262 Mittelohr
263 Tränenflüssigkeit
264 Eustachische Röhre
265 Iris
266 Augenkammer
267 Psoriasis vulgaris
268 Neurodermitis
269 Warze
270 Star, grüner
271 Melanom
272 Schallempfindungsschwerhörigkeit
273 Star, grüner
274 Gleichgewichtsstörungen
275 Star, grauer
276 Glaukom
277 Mastoiditis
278 Augenverletzung
279 Star, grauer
280 Tinnitus
281 Augenverletzung
282 Furunkel
283 Basaliom
284 Nesselsucht
285 Psoriasis
286 Glaukomanfall, akuter
287 Kontinua-Fieber
288 Inkubationszeit
289 Sterilisation
290 Autoklav
291 Sterilisation
292 Sterilisation
293 Flächendesinfektion
294 Epidemie
295 Virus
296 Sterilisation
297 Dampfdrucksterilisation
298 Diphtherie, Impfung
299 Mononukleose, Erreger
300 Soor, Erreger
301 Meningitis, bakterielle

302 **Diphtherie**
303 **Parotitis, epidemische**
304 **Tuberkulose**
305 **Hefepilze**
306 **Hepatitis A**
307 **Viren**
308 **Krätze, Infektionsweg**
309 **Durchfall mit Fieber**
310 **Shigellruhr**
311 **Durchfall mit hohem Fieber**
312 **Cholera**
313 **Lyme-Borreliose**
314 **Legionellose**
315 **Infektionsweg Mensch zu Mensch**
316 **Lues**
317 **Gonorrhö**
318 **Shigellruhr**
319 **Botulismus**
320 **Typhus abdominalis**
321 **Cholera**
322 **Immundefektsyndrom**
323 **Candida albicans**
324 **Typhus abdominalis**
325 **Hepatitis B**
326 **Masern**
327 **Gonorrhö**
328 **Tuberkulose**
329 **Tonsillitis**
330 **Infektionsweg Geschlechtsverkehr**
331 **Epilepsie**
332 **Kreislaufstillstand**
333 **Verbrennung**
334 **Schmerzen am Unterschenkel**
335 **Blutung, arterielle**
336 **Schädeltrauma**
337 **Verbrennung**
338 **Koma diabeticum**
339 **Notfall**
340 **Lungenembolie**
341 **Hitzschlag**
342 **Esmarch-Handgriff**
343 **HOPS**
344 **Schizophrenie**
345 **Depression, endogene**
346 **Suizidgefahr**
347 **Psychose**
348 **Autismus**
349 **Spinnenphobie**
350 **Bulimie**
351 **Neurose**
352 **Tod, plötzlicher**
353 **Herzneurose**
354 **Manie**
355 **Neurose**
356 **Schizophrenie**
357 **Manie**
358 **Psychose, exogene**
359 **psychosomatischer Formenkreis**
360 **Depression**
361 **Anorexia nervosa**
362 **Depression, endogene**
363 **Bauchschmerzen im rechten Oberbauch**
364 **Beinödem, einseitig**
365 **Bauchschmerzen im rechten Unterbauch**
366 **Dyspnoe mit schaumigem Auswurf**
367 **Kopfschmerzen, starke**
368 **Muskelsteifheit mit Gliederzittern**
369 **Schmerzen, retrosternale**
370 **Ikterus (DD)**
371 **Dämmerungszustand (DD)**
372 **Ikterus „ Ursache**
373 **Hautausschlag (DD)**
374 **Wadenschmerzen (DD)**
375 **Bauchkolik (DD)**
376 **Tremor (DD)**
377 **Hautausschlag, segmentaler**
378 **Kinderkrankheit (DD)**
379 **Bauchschmerzen, Oberbauch**
380 **Kopfschmerzen (DD)**
380 **Kopfschmerzen, morgendliche**
381 **Schmerzen am Bein**
382 **Schulterschmerz**
383 **Erbrechen, kaffeesatzhaltiges**
384 **Milzvergrößerung**
385 **Pruritus**
386 **Kehr-Zeichen**
387 **Rückenschmerzen (DD)**
388 **Bettlägerigkeit**
389 **Allgemeinbefinden, schlechtes**
390 **Koma (DD)**
391 **Embryopathie**
392 **Angina (DD)**
393 **Scheinlähmung**
394 **Lymphknotenschwellung, generalisierte**
395 **Dupuytren-Kontraktur**
396 **Wadenschmerzen (DD)**
397 **Harn, bierbrauner**
398 **Angina (DD)**
399 **Doppelbildersehen**
399 **Neuritis nervi optici**
400 **Heiserkeit (DD)**
401 **Atemgeräusch, abgeschwächtes (DD)**
402 **Brillenhämatom**
403 **Doppelbildersehen (DD)**
404 **Polyurie (DD)**
405 **Krampfadern**

406 **Sehstörungen (DD)**
407 **Heilpraktikergesetz**
408 **Betäubungsmittelgesetz**
409 **Bundesseuchengesetz, Ausscheider**
410 **Praxismüll**
411 **Heilpraktiker, darf nicht**
412 **Heilpraktiker, Sorgfaltspflicht**
413 **Heilpraktiker, Beihilfe**
414 **Bundesseuchengesetz, § 2**
415 **Heilkunde, Ausübung**
416 **Bundesseuchengesetz, § 5**
417 **Heilpraktiker, darf**
418 **Heilpraktiker, darf**
419 **Heilpraktiker, Schild**
420 **Arzneimittelgesetz**
421 **Heilpraktiker, Medikamente**
422 **Heilpraktiker, Krebsvorsorgeuntersuchung**
423 **Heilpraktiker, darf**
424 **Bundesseuchengesetz, Ausscheider**
425 **Bundesseuchengesetz, § 5**
426 **Heilpraktikerantrag**
427 **Heilpraktiker, Behandlungsverbot**
428 **Scharlach, Bundesseuchengesetz**
429 **Homöopathie, Trägerstoff**
430 **Gebärmutterhalskarzinom**
431 **Todeszeichen, sichere**
432 **Homöopathie, Grundlagen**
433 **Brustamputation**
434 **Prostatahyperplasie**
435 **Säugling**
436 **Fastenkur**
437 **Prävention**
438 **Trisomie 21**